一羽の鳥

２０１３年春～２０１６年夏

水野昭夫

22世紀アート

目次

1　追っかけてくるというのは間違いかな？

私は今、六十九歳。それも後、四週間で七十歳。その私を追っかけてくる鳥が一羽いる。〈追っかけてくる〉というのは間違いかな？

たまたま傍に居る、というだけのことなのかな？　それも、姿は見せず、声も出さず。だけど、はっきり私に語りかけてくる。

そう、見えも聞こえもしないのに、身動く姿、顔の表情、繊細な表現まで読める。しかも、言葉の中身の殆どが綺麗にわかるのだ。

膚が触れあうかのように感じられる時さえある。こちらから話しかけると答えが返り、会話もできる。なのに、それが誰なのかわからない。

というか、誰であるかを真剣に追求する気にならない。ちょっとは気になるのだが。

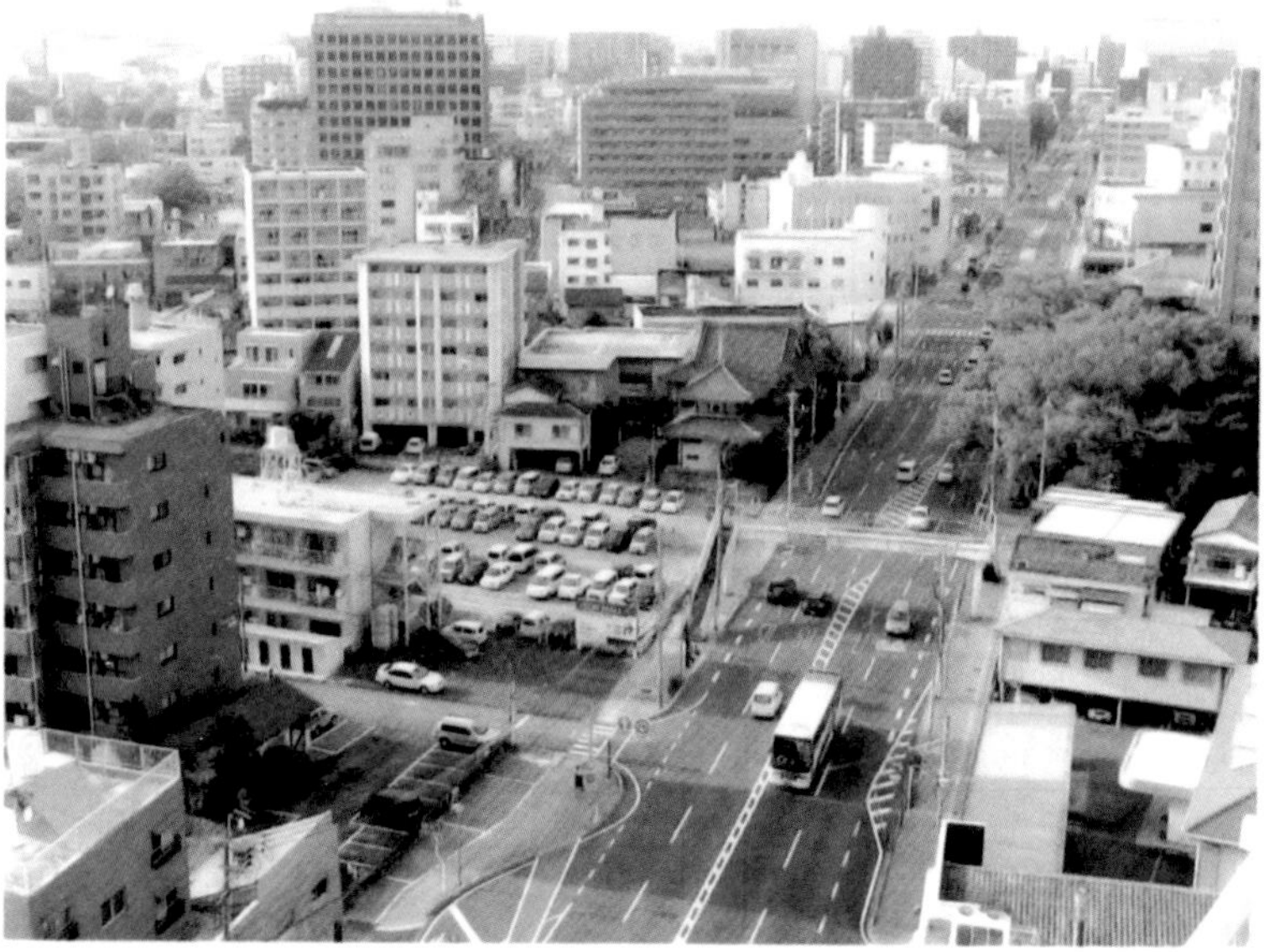

多分、十年前に死んだ彼女？

ある時、「あなたは私のことを女中と思ってるの！」と、きりりと叫んだ。私は答えられないで、黙り込んだのだった。

それから間も置かず、急性脳溢血であの世に去ってしまった彼女。

そう、中学時代からの同級生。結納まで交わして、結婚式の二週間前に取りやめてしまった彼女。

そう、しかも、彼女の旅立ちのスイッチを押したのは私だった。

私は引きこもりの少女の往診で、兵庫県の、ある患者さんの家にいた。そこに共通の友人から、彼女が危篤だという電話が入って、新幹線で駆けつけたのだった。

そう、この頃の携帯電話は大きくて重かった。今の五倍から六倍かな。ポケットには到底入らず、手にぶら下げて持つか、カバンに入れて運んでいた。

カバンに詰め込んだのは新幹線に座り込んで、京都駅に近づいてからだったかな？　この方角に五重の塔が見えるかな？　などと探したりしながら。

東京駅からＪＲ中央線で新宿まで。新宿から小田急線に飛び乗る。病院に辿り着くと、彼女は集中治療室の中。酸素ボンベと点滴チューブに繋がれ、深い眠りの中だった。

お兄さんとお姉さんのお二人が宮崎から駆けつけておられた。私と目が合うと、この二人が疲れた重い表情で近づいてみえて、

「水野さん。貴方は医者じゃが。助かっても植物人間じゃやなあ?」と口を揃えて言われる。

ベッドの前に晒された大脳のＣＴ像は真っ白。広範囲の脳出血を示し、回復は不能と解釈できた。

「そうですね」と私は答えた。

すると、「点滴も酸素も止めるように、主治医と交渉してくれませんか?」と依頼されたのだった。

その翌日、静かに彼女は旅立った。怒っている顔ではない。睨んでいる顔でもない。どことなく許してくれている、おおらかで優しい表情で。

2　混雑する羽田空港で

この前の朝は、混雑する羽田空港で声かけされた。空港の中だったのだから、屋根裏あたりも自由に飛べるということなのだろう。窓ガラスでも、分厚いコンクリート壁でも気軽に通り抜けられるのかもしれない。鳥は、蝙蝠のようなせっかちな飛び方ではなく、ゆったりと羽ばたいて、両方の羽を脇に重ねてから話しかけてきた。

「あなたは何処でも見つけられるの。また靴紐が抜けたの？」と優しい声で。

「こんな大勢の中で靴紐を結び直す人って、滅多に居ない。探そうと思ったら簡単！」と、けたけた笑いながら。

ふざけ声と言ったほうが良いのかな。喉を震わせるような。

靴紐が「よく抜けるわねえ」と言っているのだが、

「ちゃんと靴紐も結べないの?!」と叱っている声ではない。私には、

「相変わらず、どっか、お世話のかかる人なのね」と、優しく世話してくれる声に聞こえる。

この鳥が現れ始めてから、もう二年を超えるのかな？

私は靴紐を結び直す度に、「どうして、この右靴の紐だけ抜けるんだろう？……　左と全く同じ結び方をしているのに！」と、ちょっとだけ苛つきながら考える。

すると、この鳥が現れて、「またなの？」という顔で見下ろしているのだ。しかもニコニコ顔で。

そんなことが続くと、「もしかしたら靴紐が抜けるのは、この鳥の悪戯かな」と考えてしまう。

長めの嘴で、ちょいと靴紐を咥えてグイッと引っ張って、結びを緩める姿を想像したりしながら。

だけど、それは「まさか」で終わって、それ以上は追及されない。

この前は、夕暮れ時だった。赤く焼けた空をバックに悠然と飛びながら、永い間、話してくれた。

「早く来て欲しいけど、我慢する。

今、あなたは大淀川河畔から県庁裏の若草病院辺りまで、精神障害者や身体障害者や老人やお一人さんが生活するための、自立支援アパートを拡充しているんでしょ？

病院や老人ホームや障害者施設などのように〈おこがましい管理、行き過ぎた管理をしない。各々が自由な、自分なりの生活のできる支援村〉って触れ込みで。

その中心はフェニックスホテル跡の如月大空館なのかな？

〈こんな所には入りたくない、こんな所には入れたくない〉という、病院や保護施設や老人介護施設への長期収容を非難するキャッチフレーズ。あのパンフレットはなかなか面白い。

写真もあなたが撮ったやつなんだね。

そう、最近は朝日新聞に広告をかなり頻繁に出してるわね。この支援村の中に様々な科目のクリニックを作ってもらうの？

歩ける範囲にできると、村全体が一つの大きな治療の機能を持つことになる。歩いて回れる総合病院みたいな村かな？

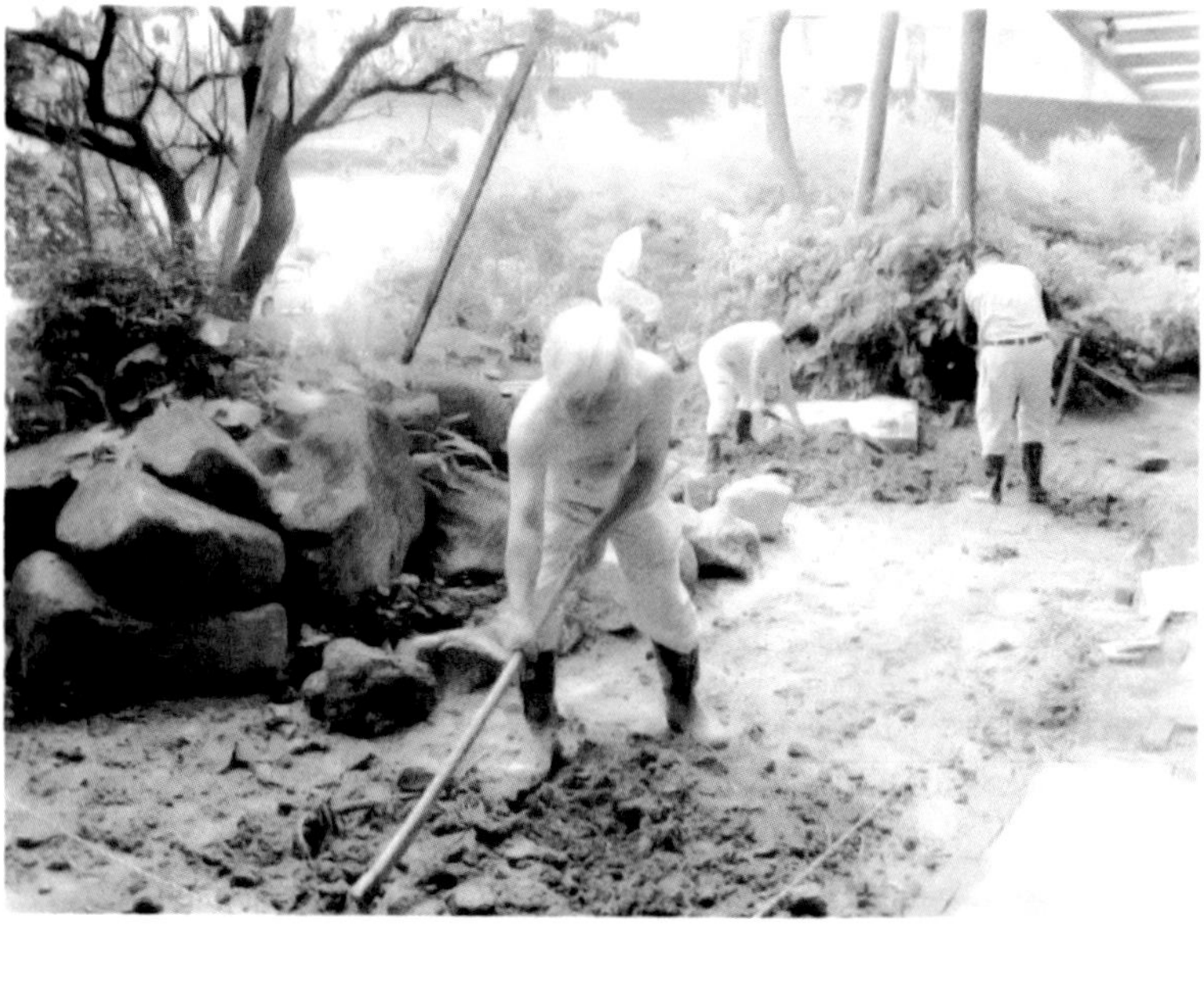

しかも全体が、自分で選ぶことのできる治療村となるのね。それが良い。〈過剰な医療はして欲しくないと、拒否できる〉っていうのが良いな。余計なお世話は人権侵害だよ。責任は自分で取れば良いんだ。

〈あなた達には責任を取る能力がないから私達が管理してやってんの！〉なんていう、〈一人一人の生きる意思を軽視した、おこがましい管理型対応施設〉では駄目。

あなたの言うとおり！」

そして、表情をくるっと変えて、「あなたはしかも、ホタルの池も作ってるんだねえ……」と、日常の細かなことまで観察できているらしい。

「雨靴履いて頑張ってるのね。時々、スコップを立てて、腰を撫でてる汗びっしょりの姿、あれはなかなか絵になる。

ちっちゃい体で、よくやるわ。ちょいと寒い日でも、スコップを持つだけで体は活動する。そして、汗やおしっこが多く出ることになるんだ。我慢していたおしっこのために、あなたがトイレに駆け込む姿は、これもまた絵になる！

何時までも止めないから、強引に休憩させるために神様が考え付いた手段が、膀胱の受容能力を少なくするということなの。齢を取るほど頻度が増えるでしょう？　神様にはあなたも負けるわね。

そうそう、この前は立ちションベンしてたねえ。西側の竹林に向けて。周りを見回しながらというのが、あなたら・し・い・けど！」

と、口を大空に向けて上げながらケタケタ笑った。そして、

「そう、時には軍手を忘れて、爪の間に入ってしまった泥を、目を細めて取っているわね。軍手を忘れたから今日は止めておこうと思ったのに、またやってしまった、というボヤキ声の顔がよく判るわよ。良いお爺ちゃん！

蛍に挑戦し始めてからもう五年目かな？

今年こそ光り始めるかなあ。精一杯頑張りなさい！」

と、大きな声で続けて、何時の間にか飛び去っていく。


ある時はお姉さんみたいに説教口調になる。何時だったかの説教は長かった。

秋だったのかな？　これも夕暮れ時、白い三日月がだんだん色づいていく時間帯だった。宵の明星がお月さまに寄り添ってキラキラと輝いていた。

「お金は全然持ってなかったくせに、人や運に恵まれて、ここまでやって来れたんだから！　中途半端の

ままでは来させないわよ。三人のパパが居られなかったら、あなたは何にもできてなかったでしょうよ！」

と、両方の頬を膨らまして睨んで、三人のパパ一人一人の詳細な解説を続けたのだった。

「数年前に廃園されてしまった宮崎県立精神病院・富養園の元事務長、田中広智さんが第一のパパ。

青二才医者のあなたが、近間院長と大勢の前で議論を始め、声がだんだん大きくなって喧嘩になる。どっちとも感情家。

あなたは『それでも院長か?!』などとまで怒鳴り始めるの。近間院長は頭に柔軟性は乏しいけど、狡い人ではなかったのね。あなたの罵声に素直に反応してしまう。

すると、『お二人とも、まあまあ』と言って、田中広智・ターサンがおおらかに鎮めてくださるの。

まあ、ターさんが居られなかったらバトルは拡大して殴り合いが始まるような雰囲気の時もあったなあ。

あなたはこの富養園には三年も居なくて、二つの民間病院を渡り歩くんだ。

そうそう、この富養園にただ一人だけ居た心理療法士が、あなたの四人の子供を産んでくれることになる女性、松子さんね。

学生時代からの共産党活動家、赤旗祭りの時には大コーラスの式台に立ってタクトを振るという具合に目立った人。そうそう、結婚した前の年の青島海水浴場での赤旗祭りのコーラスの指揮者が彼女だったんだ。あなたは自民党も嫌いだったけど、共産党も嫌いだったんだよね。しかし結婚を決める時のあなたには、そんなのどうでも良かったんだ。

今、医療法人如月会には六人の心理療法士がいるけど、あの当時の富養園には彼女一人しかいなかった。昭和の四十年代から五十年代の精神科病院は全国、そんなものだったんかな？　患者を隔離して家族や社会の安全と平和を保つことが主なる目的で、患者さん本人の治療への努力は二の次の問題だったんだ。

二つ目の民間病院もやめることになったのが三十一歳の時か。

労働組合を作って歩いているという噂から、雇ってくれる病院がなくなって、十九床の小さな若草医院を開業することになるのね。

この時の銀行からの借入金交渉も全部、田中のターサン。

土地や家は借り物だったから、二千六百万円の借り入れで済んだのだったかな？　だけどあなたは銀行に頭を下げることすらできなかった。

看護婦さん達の勤務表作成、診療所としての許認可権を持った頭の固い形式主義保健所職員との交渉……などなど。ターサンは軽くこなしてくれたんだったでしょ。まあ、片手でというか、口先一つでと言うか。

冗談交じりのお遊び気分でと言って良いかな。

お風呂や手洗いや階段の構造のことなど、診療所の建築構造を巡る役人の形式主義ガタガタを、ターサンが適当に小理屈を並べて押し切る。最後に『ちょいと一杯やりませんか』と親指と人差し指で杯を口に持っていく振りを装って言ったら、いとも簡単に全てが片付いていたんだった。

驚きだったねえ、あれは。ビール一杯の賄賂だな。

そう、西橘通の飲み屋の渡り歩きも、このパパに教えてもらったんだったでしょ？　そのためにあなたはアルコール性膵炎になるんだけど、彼が居なければ今のあなたは無いと言って良いね。

しかも、アルコール性膵炎はお酒と脂物を控えるというだけで乗り切れた。一病息災という言葉はあなたのために有るのかな。

食事療法をちゃんとできたから長生きできてるんだなあ。

そうそう今、大空館の蛍池工事のコンクリート作業をしてくださっている黒木さん夫婦は、飲み屋でのターサンの紹介だったでしょ？」

3　二人目のパパ…少年鑑別所の所長・ターサン

鳥は羽ばたいて、クックと笑いながら続けていく。

「二番目のパパが、少年鑑別所・所長の川口幸夫さん。この方は飲み屋じゃなくて、裁判所や県庁や新聞社などを連れ回してくださった。ネクタイ無しの普段着の、スリッパ履きのままのあなたを、あの、べらんめー口調で。

そう、『今度はおばちゃんを紹介するよ』と言って、女性裁判官を紹介してくれたりされたでしょう？　そんな時のあなた達はまるで裏町のお兄ちゃん達！　ネクタイと背広姿でしかお目にかからない向こう側の方々はどんな気分だったろう。

精神病院協会批判の貴方が宮日新聞の連載記事を書けたのも、川口さんの口利きだったんだよね。

そうか、このお二人との繋がりは、あなたが富養園を辞めて二軒の民間精神科病院を渡り歩いて若草医院を開業する前後までのことなんだ。

二十七歳から三十五歳頃にかけての同時間帯のパパ達なんだねえ。このパパ達の一方でも欠けていたら今のあなたは無い。運に恵まれて贅沢な人！

この二番目のパパはやがて佐賀、福岡のほうに転勤して行かれたけど、あなたの初めての出版『診察室から……より良い医療、より良い宮崎』の素敵な巻頭言も書いてくださっているわねえ。ちょっと読んでみよう」

と、次の文章を読み始めた。単調ながら、奥のある声で。

・・・・・・・・・・・・・・・・・・・・

ひとつの道程

川口　幸夫

「身を刺すような寒気が時折押し寄せて今、さざんかの季節。もうすぐ椿が分厚い花弁を開くであろう。

五十年九月一日、当院は開院した。そして三か月。どうにか目的に向って進んでいくことはできそうである。

しかし目的地までの道程は未だ見当もつかない。さしあたり歩いた跡だけ、しっかり見つめて迷わないようにしようと思う。」

これは一九七五年（昭和五十）十二月十四日発行の「若草」第一号の若草医院院長・水野昭夫氏のあいさつであり、彼の宣言の冒頭文である。

私はこの病院機関誌を福岡県の勤務地で受けとり、深い感動をもって読み続けた。

一九七八年十二月十四日の本日。まさに三年の歳月。私はそのたびそのたびの感動と心のふるえを味わいながら機関誌の続報をいただいてきた。思えば第一号誌「若草医院の誕生」の《出合い》という章で私を引きあいに出している。以下再び氏の文章を拝借する。

「合うべき時にあうべき人とめぐりあえる。……これは幸なり。

二十九歳。生誕したばかりの長男を身辺に帯《たずさ》えながら、筆者はまだ進むべき道をもたなかった。

職場には俗物が溢れていた。割った心で話せず、社会の約束ごとでしか交流できない。その中にはイチャツキと虚勢しかないのである。そんな中で筆者は片意地になりながら窒息しそうであった。筆者がＫ氏と出会えたのはまさにそういう時期であった。

Ｋ氏と出会えたのは、などと書いたが、酒が呑み交わせたのは忘年会か送別会の席の程度。話と言えば独特なべらんめえ講釈《しゃく》をきかされ、時々答えを強要されてはしどろもどろに答えるといった程度であった。」

この出会いは一九七二年三月。回想すればすでに六年前。田中、三木、福田、大平氏と内閣は四度も交代している。

水野氏の文章を更に続けよう。ごかんべんください。当時私は宮崎少年鑑別所所長でした。

「筆者は週一回の非常勤職員としてＫ氏の職場に出かけて行き、そういう機会をえたのであるが、その週一回が筆者にとっては大砂漠の中の緑したたるオアシスのように思われた。

三十の齢、筆者は高下病院へ奉職することとなったが、この年まで週に一回ずつ、Ｋ氏拝顔に行くことができたのであった。

それまで筆者は嫌な奴とは全く交流することができなかった。

べらんめえで、どこにでも首を突っ込んでいかれるＫ氏の尻をついて歩いていて、筆者のそういった防衛壁が少しずつ融けていったようである。Ｋ氏は四十九年三月この地を去って行かれた」

わずか二年の宮崎での生活。私としては汗顔の至りの賞賛をいただいている。

昭和四年生まれの私は当時四十三歳。二十九歳の熟練した精神科医・水野昭夫氏に極めて低額の報酬で来所いただき、非行青少年の身体面、精神面の診断、治療に当たってもらっていたわけです。

そうです。この週一回の正式の出会い。わずかな機会ながらも貴重な時間を共に過ごした非公式、私的な出会い。当時二十九歳の彼。三十歳の彼。どうして忘れることができよう。彼は更に続ける。

「Ｋ氏はこの地を去られる時、筆者に宮崎日日新聞へ連載記事を書く機会を作ってくださった。筆者はたどたどしく『精神科診療の窓口から』と称して、月曜日一回の連載を始めた。精神病とはどんなものであるか。精神病院の現状はどうであり、いかなる改革が必要であるかということを書こうとした」

そこに災難が発生した。精神病院業界の反応であるが、この経過は省略しよう。ああ私の愛する宮崎県の金星ともいうべき精神医学徒・水野昭夫氏の精神疾患に対する哲学的考察を解しえず妨害する人たち。

水野昭夫――彼は生まれつきの精神療法家である。

一九三五年のはじめに、フリーダ・フロム・ライヒマンはナチスドイツを去った。

彼女はユダヤ人であるが、自宅の壁に印（ユダヤ人であることを標示する記号）を発見してアメリカにさびしく渡った。彼女は「普通異常者といわれる人について、本当に異常なものは何もないと考えられる。そのようにみえるものは、ちょっとした精神病理の歴史的発達があきらかにされたならば、論理的に了解可能となるかもしれないことを知っていた人」（デクスター・バラード）である。知る人ぞ知るである。

フリーダ・フロム・ライヒマンは語る。「精神障害をもった人と、もたない人々との情緒的・精神的経験と表現のしかたの違いは、量的なものにすぎず、質的ではないということである。」

彼女は人間的にも魅力的な婦人であったが、実践的な精神医学徒としても正当であった。

ライヒマンは内面的精神療法を追求した。彼女の追求は「精神科医と精神科の患者という二人の人間が、患者の人生のやっかいな局面を一緒に理解し、そうした局面やかくれたその原因を患者の悟りにまでもたらし、彼の生活上の難問を、除去はできないにしても軽減してやるという目標のもとに、会話、身振りおよび態度による交流（コミュニケーション）をすることである。」

新進気鋭でかつ練達者である水野氏は、現代の精神療法家としていかなる理論構築・立場をとるかは知らない。知らないのは私の不勉強のせいであるが、幸い私は彼の精神構造を知っている。それだから残念な事態になったのである。

彼は宮日の連載を短期でやめた。ライヒマン女史はドイツを去ることになるが……。続けて彼は書く。

「男として何たる屈辱であったろう。その時〈やはり開業せねばなるまい〉と考えたのである。

K氏は転任先から〈北九州へこないか、城野の医療刑務所というところへ押しこんでやろう〉と言ってくださった。

筆者はコンクリートの壁の中で本を読んでいき、受刑者と接し、論理の遊びをすることへの魅力も強力に感じていた。しかしニタニタ笑っているK氏はすすめながら、〈ソレデイイノ？〉と目の奥から言っていたのだ。」

矯正施設（少年鑑別所・少年院・婦人補導院・各種刑務所）では精神科医＝正統派の＝が喉から手が出るほど欲しい。水野氏が心の奥底から欲しかった。

しかし、宮崎県はナチスドイツであってはいけない。ライヒマン女史のように追放させてはいけない。海外にシップ・ドクターとして旅し、精神に傷手を受け苦悩のどん底にある犯罪者・非行少年をも知っている水野氏を、いまこそ新生日向の里の「太陽と緑の国」、宮崎の野に置くべきである。
若草医院は更に発展するときく。よき家族よき医療職員に恵まれた水野昭夫氏よ。私の愛する宮崎で「あなたなり」の精神科医療に精進してください。病院経営をしてください。

第一号で水野松子氏も書いている。「私達の目標は、より良い医療、より良い宮崎である。現在のところ経済的にかなり困難であるが、くじけることなく突き進んでいきたい。職員にも苦労をかけるであろうが、共に進んでいきたい。」

世の中、一見、性悪人間に満ちているようにみえる。「性悪人間が、雨にうたれ風にまかれて生きていくあいだに、あっというような〝虹〟を見せるのである（山田太一）。」

私は三十年間、矯正施設に勤務して、いわゆる性悪人間を数千人、数万人みてきた。しかし、私は絶望しない男である。悲観主義者でない。水野昭夫氏は長年心理学を勉強してきている私にとっても最も大事で最も教えてほしい関係領域の理論家であり、実践家である。

私の愛する宮崎の地で大いに活躍し、大いに発展し、大胆に積極的に意欲的に発言し、行動して欲しい。誰にも遠慮しないで欲しい。

あなたほど優しく自省心のある男はいないからである。

4　三番目のパパ

読み上げると、しばらく空中を羽ばたいて、鶴のようにゆったりと帰ってきた。そして、同じ口調で第三のパパのことを続ける。

「三番目はあなたの高校時代の恩師・山田孝夫先生のお兄さん。宮崎銀行の元重役ね。先生達に反旗を翻してばかりいた高校時代のあなたは、山田孝夫先生を随分と困らせたんだった。体操の時間にあなたはトレパンを履かずに、通学ズボンのままだった。みんな真っ白なトレパンなのに、大勢の中であなた一人だけが黒ズボン。

当然のこと先生は怒るわよね。もう高齢だったんだけど、かんかんに怒って、大きな声で『水野！　運動場一周』と命令されたんだ。

そこで、あなたは広い運動場を一周するんだけど、それが、ゆっくりゆっくり歩いての一周だったの。〈先生から『走って一周』とは言われなかった〉と、わざと走らずにゆっくりゆっくり歩いて抵抗したのね。

あの一歩一歩は誰の目にも驚きよ。完璧に先生をバカにした行動というかな？

『はい、一周しました』と、先生を見上げた時のあなたの目。

『これでご満足ですか？』と待ち据えられている表情。

先生も怖かったんだ。まあ、ナイフを突きつけられた、殺人行為に近い行動と言って良いかな？

当然のこと先生は烈火のごとく怒ったのだろうけど、言葉も出ずじまい。あきれ果てた先生は、あなたを無視することになる。そして、通信簿の体育の点数を毎学期、五点法の一点にする。

しかし、あなたは点数などどうでも良かったのね。

毎朝、高校北門に立って遅刻を監督する先生達をも、わざわざ馬鹿にしたことがあるね？　管理主義の馬鹿たん先生と言いたかったのかな？

北門の前を流れる年見川の橋の欄干に腰を下ろして、わざわざ時間を過ごし、時計を確認して、『はい、遅刻です』なんてやったんだ。

まあ、生徒会の全体総会で、演説したこともあるね。『僕達は、先生達に利用される生き方はしたくない』と言って。

しかも、ピエロなんて、使い慣れない言葉を使って。

『先生達は勉強だ、運動だ、社会奉仕だと言って僕達をけしかけ、枠に嵌めようとする。しかし、それは僕達のためにするのではなくて、自分達のため。如何に優秀な教師であるかとアピールするため、つまり自分達の昇進のためにしているのです。

有名大学への進学率が上がったり、野球やバスケットで優勝したりすると、自分達の努力の成果だとアピールする。つまり、僕達は先生達に利用されているピエロなんです』

と続けたんだ。ピエロという言葉を、なんとなく得意げに使っているように聞いたんだったけど。

あの生徒会全体集会のお話は、柏木さんか松脇さんと話し合って発言したんだったでしょう?

詩人の柏木さんだったか、定期テストで常時一番の松脇さん。どちらかが、あなたの発言の後、短い応援発言をしてくれたんだったなあ。

しかし、あなたから頼まれたから仕方なしの応援といった雰囲気だった。あなたの方が勢いがあったんだけど、生徒会全体から見ると、完全に浮いた発言。

大勢は戸惑わされただけだったかな。殆ど理解されなくて、そのまま引き継がれもせずに終わってしまったんだけど、面白かった。

あれは高校二年の冬だったのかな？　三年生集団からも沈黙のままだったなあ。まあ、あんなことをする子はめったに居ないのかなあ？

そうだ、命令する大人への反抗は中学三年生の時に学校全員の前に派手に晒されたんだった。これも文章を読んでみよう。

一九九一年に日本評論社から出版した『家族が開く……登校拒否、非行の往診家族療法』という本の第5章、〈学校も変わらなければ〉の中の文章。

これもこのまま読んでみるね」

・・・・・・・・・・・・・・・・・・・

芥川龍之介の「河童」への共感

中学二年の時だったか、三年の時だったか、はっきりしませんが、この頃に読んだ芥川龍之介の「河童」という短編小説に大いに同感した時のことを、私は今でもよく憶えています。

これは、「河童」の世界では生まれる時に必ず父親が母親のおなかに耳をくっつけて、「おまえはこの世に産まれてきたいか？　生まれてきたくないか？」と質問して、「産まれてきたいという子供の意思」を確認するのだというのです。

もし、「いや、僕は産まれたくない」と答えたとしたら、産婆さんがガラスの管を母親のおなかにブスッと突っ込む。すると、今まで大きかったおなかが見る間にしぼんでしまった、というのです。少しこわい話なのですが、中学三年前後の私はこの話をおおいに気にいっていたのでした。

多分それは、このころの私が「疲れていた、というか、人間世界の窮屈さを身に染みて感じはじめていた」からなのだろうと思います。これはちょうど第一章の川上晃の「僕はまるで絵の中を行き来しているような、そんな感覚でした」と述べていた現実感覚の希薄になる体験と似ているのですが、川上晃の体験と私の体験とのあいだには共通する部分が多いのでしょう。

・・・・・・・・・・・・・・・・

ここで島は、「川上晃のことは原本を読んでね。詳しく知りたいなら」と、軽く短く付け加えて、続けていった。

・・・・・・・・・・・・・・・・

私の父親は、中学の英語の教師をしていました。中学時代の私はよく父親から小言を言われていたのでした。優しさのない人間ではけっしてなかったと思うのですが、父親の私への小言は、

「今日も、おまえの学校から電話がかかってきたよ。また先生を怒らせたらしいじゃないか。どうして俺に何度も恥をかかせるんだ。俺はもう学校に勤められなくなるじゃないか！」と、そんな具合のものでした。

同僚の教師からの度重なる電話は随分とこたえたのでしょうが、私は、

「それならやめればいいじゃない！　僕は自分のしていることが間違っているとは思っていないんだから。お父さんが恥をかかないようにと、自分の生き方を我慢しようなんて絶対しないよ！」と返していたものです。

中学から高校にかけての私は、先生から殴られたり、廊下に立たされたりしたことは数限りなくあります。で、どれがどの時のことだったかはっきり思い出せませんが、全校生徒の前で、教頭からハデに殴られたのは、中学三年の冬でした。

朝の全校朝礼の時で、教頭が指揮する「天突き体操」を私だけしなかったというのが、殴られた理由です。

全校朝礼ではいつも校長が訓話を述べるのですが、この日は校長が居なくて教頭が校長代行をしたのでしょう。教頭は多分、訓話を終えてから体操をさせようとしたのです。

この「天突き体操」というものは「はじめ下半身を中腰におとして、両手で天を突くような格好で勢いよく伸ばしながら背伸びする」というものです。中学三年生の私は、そんな幼稚っぽい不様な格好をすることなど恥ずかしくて、できなかったのです。

このとき私は級長をしていました。級長は全校朝礼では、そのクラスの整列している列の先頭に立たされるのです。つまりそのクラスの模範になって行動しなければならない立場なのです。

その私が一人だけ教頭の指揮する「天突き体操」をしない。

教頭は烈火のごとく怒って

「おい、おまえ、体操しろ！」と怒鳴ります。

私はそれでもできませんでした。というより、命令されたからなおのことできなかったのです。すると教頭は朝礼台から飛び下りてきて、大声でどなりながら私をぶん殴ったのでした。

そして、「あとでお前は職員室に来い！」と言って、再び大声でわめきました。


職員室に行くと教頭はいきなり大勢の先生がいる前で、

「謝れ！」と怒鳴ります。私は、

「謝らなければいけないことはなにもしていません」と答えました。

すると、私の言葉が終わるか終わらぬかのうちに、教頭の平手が右から左から飛んできました。

中学三年生ともあろうものが情けないことに、つい、私は涙を流してしまったのですが、それでも最後まで謝りませんでした。

すると、教頭は虫けらでも追い出すように、「出ていっても良い」と言い放ったのです。


私が職員室を出て数メートル歩いていると若い先生が追っかけてきて、

「水野、おまえもバカじゃねえ。あんな時にはすみませんと言って、あとは舌を出しておけば良いとよ（＝良いんだよ）」と言ってくれました。しかし、この言葉は大人の世界への不快感をさらに深めることになってしまいました。つまり、慰めてもらえたことは少し嬉しかったけれど、「そんな狡いことなど俺はしない」、「そんな薄汚い人間などにならない」と、こんな先生が駆けつけて来てくれたことを、むしろ不愉快に思ったのでした。

そんなことがあったりして、私のこの頃の心の中には、「どうして俺はこの世に生まれさせられたのだろう」などと考え始めていて、「河童の国の話」は私の心を捉えていたのだと思います。

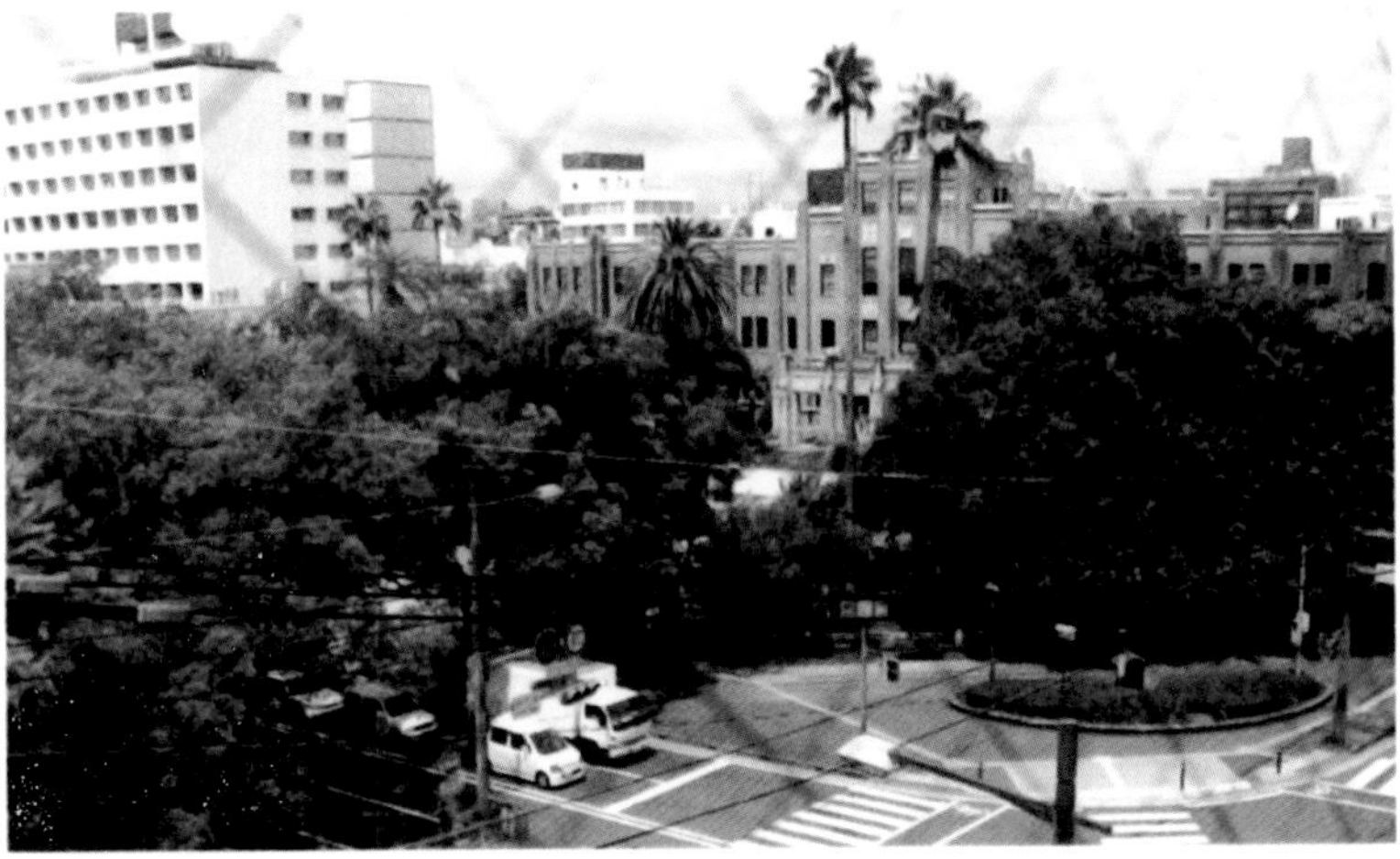

・・・・・・・・・・・・・・・・・・・・

鳥は私の方にちょっとだけ顔を向けて続ける。

「なかなか良い文章。だけど、朝礼の先頭に立っていて、教頭の指示に従わないあなたは並みじゃないわね。

そう、あの頃の一学年は六クラスだったんだから、級長であるあなたは、サブロク十八列の朝礼の先頭だったんだ。そこで一人だけ突っ立ったまま、教頭の指示を無視したのだから、教頭が怒るのは当たり前。殴るのは可笑しいけど。

管理する大人への反抗は今の様々な行動に繋がっているんだけど、高校時代に、大いにお世話になったのが山田孝雄先生。お正月過ぎに、先生もこちらに来られたよ。

一九八〇年、若草医院が若草病院に発展していく時の第三のパパがこの孝雄先生のお兄さんなのね。宮崎銀行で、頭取のすぐ下の位まで登りつめておられた方。

そう、あなたはこの方々の母上、お祖母ちゃんを九十九歳の最後まで往診して看取ってくれたのね。病院ではなくて、家で最後までという、在宅医療の根幹精神の実践だった。雨の日も、風の日も、日曜でも祭日でも駆けつけるあなたは、一族から感謝されたんだ。

そこにオイルショック不況で倒産した、宮崎で四番目に大きかった県庁裏のレックスホテルを買う話が持ち上がった。庭の真ん中にはプールがあって、屋上はビアガーデン。県庁マンや、県警本部や裁判所や税務署などの職員たちにとって、真夏の夜は格好の休憩場だったんだ。

倒産して、所有者は兼松江商に代わっていたんだけど、三億五千万円で買うことになるのね。改装費に二億円、運転資金に一億円、合計六億五千万円を要して。

しかしあなたは、自由に使える現金なんて一銭も持ってなかった。第一のパパ、田中のターサンすら、初めのうちは『ちょいと走り過ぎじゃないのかなあ?』という顔だったでしょ?

そこで、この第三のパパが助っ人になってくださって、開業五年目にして、小さな十九床の医院が百六十四床の病院に発展していくことになるんだ。

これが未だに、医療法人如月会の仕事の中核なんだよね。

そうそう、あなたのお父さんはこの大借金に猛反対。『一億円を超える借金なんて考えられない』と言って、様々な妨害工作をされたのね。

大分県津久見市で蜜柑問屋をしていたあなたの従兄、高橋幹夫さんを使って、銀行にお金を貸さないように動くとか、具体的な反対行動をされたんだ。

ところが第三のパパは、

『あなたなら必ず成功するから、是非やりなさい。私が応援させていただきます』と励ましてくださったのね。

三十数年前の話だから、六億五千万円は今の三十億円から五十億円かな？

この三人のパパが居られなかったら今のあなたは無い。県庁所在地・宮崎市のど真ん中に四千坪を超す敷地。郊外に十七ヘクタールの運動場・作業場を備えることができて、精神科医療の改革に取り組む仕事に邁進して来れたのは、この三人のパパ達のオ・カ・ゲ。

この人達はあなたを天の上から見下ろしておられるよ。

中途半端なままのあなたなら、三人とも許されないなあ。皆で力を込めて、門を開かないように押し続けられると思う。

私も山田孝雄先生と一緒になって、テ・ツ・ダ・ウ・ヨ！」

と、笑顔の口から大声で叫んで、羽を広げて雲の中に消えてしまった。

夕焼けに真っ赤に染まっていた空は薄らぎ、三日月の明かりの濃さが増し、雲間に輝く星数が増え、チカチカと煌めき始めていた。

5　自治労の顧問弁護士・織田と高下病院の高下真樹を相手にした裁判

一番初めにこの鳥の声が聞こえたのは、東京・日比谷の桜共同法律事務所を出た後だった。日比谷公園の高い木の上からだったのかな？

まるで元気の良いカラスのように、高い声で。コブシの花が咲き始めていたから、三月だったのかな？　水仙の白い花も残っていたような気がする。

静かな空には飛ぶ鳥の姿は見えなかったし、鳴き声もどこからも響かなかったのだが、私の耳にはちゃんと聞こえたのだ。しかもそのことを不自然なこと、あり得ないことと考えもしなかったことが面白い。

この日は、二〇一〇年十二月から始まった〈性格障害弁護士からの攻撃を受けた裁判〉の答弁のための話し合いを済ませて帰るところだった。ということは、多分、二〇一一年の三月だったのだろう。

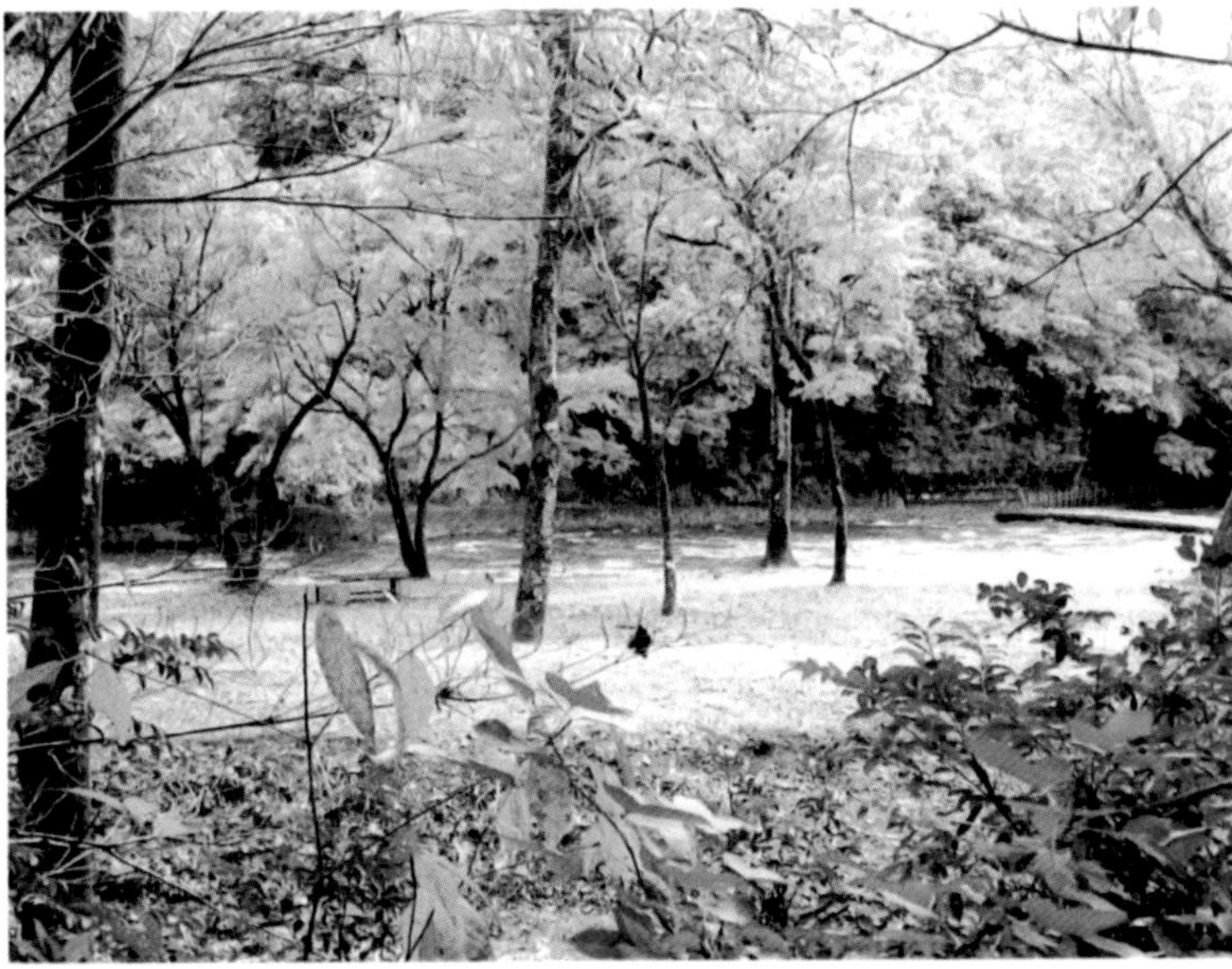

鳥は私に向かって、次のように始めた。

「バカバカしい裁判！　この世にはとんでもない弁護士先生が居るのね。禿頭の織田弁護士って、宮崎だからやっていけるのかしら。自治労の顧問弁護士っていうことだけど、社会党が崩壊してきた筈だわ。

福島瑞穂さんは宮崎県出身なんでしょう？　高校の生徒会長みたいな、誠実そうなあの顔を思うと可哀想。そのうち社民党は姿を消すわ！

福島瑞穂さん、あなたの三男坊や溺愛の一人娘と同じ、宮崎大宮高校出身なのね。可哀想。しかし、このレベルの争いをして、厳格であるべき法律の世界を汚すような奴が社民党の母体である自治労の顧問弁護士ではねえ。恥！

顧問弁護士を早く下ろさなきゃ、瑞穂さんが可哀想。

この小太りの、残った髪の毛は数えられそうな南瓜のような頭。目付きは何時もおどおどと不安定で、思春期の餓鬼レベルかな。

このクソ弁護士の父親はお寺のお坊さんなの。顔はお坊さんそのものでしょ？　ちょっと難しい面を持った厳しい親だったんだけど、お寺を継がない息子との間にいろいろな悶着があったのね。

医者にも弁護士にも坊主にも、精神を病んでいる人は結構居るということだよね。しかし、人を守るための裁判制度がこんな形で悪用され、汚されるなんて！　許せないこと！　思う存分頑張って！」

私は、耳を傾けながら、まるで昔から側にいる友達の気分で、あまり不自然さを感じずに聞いていた。するとマスコミ批判が続々と続いた。

「それにこの裁判で、宮崎県精神医療審査会という行政機構がいかに杜撰な状況であるかという実態を明らかにできるわね。

ソノマンマ県知事さんで、軽薄マスコミはバカ騒ぎだったけど、マスコミの軽薄さの象徴かな。この精神医療審査会の状況の実態を読めないというか、〈一瞥しようとする動きすら始めていない〉という事態は。マスコミの大恥。行政には大事なことが一杯あるのに、売れそうなニュースを追っかけるだけのお粗末。こんな審査会が平然と活動していて誰も騒がないでいるなんて、宮崎県のマスコミの大きな恥なんだなあ。

現状の社会機構の中の最悪はマスコミかな。事実が読めなくて、〈本来の改革への先導ができない〉ということは、結果として、〈悪いことを進めるための先導役を務めること〉になってしまっているんだからね。

宮崎のマスコミのリーダーシップを取れる立場にいるのは宮日ね。東京を中心に転勤を繰り返させられる全国紙やＮＨＫの記者たちには、地方版はお飾りなんだから。

ＮＨＫや朝日、読売、毎日、日経では中央集権の現在の社会体制を超える力にはなれないんだなあ。どころか、国家に〈国民支配のための道具として利用されて息を繋いでいる〉だけなんだ。

つまり、マスコミは国家にとっては〈国民を都合のよいように動かすための便利な道具〉なんだな。

相撲や野球やノドジマンや漫才などで国民を喜ばせ、ご機嫌をとらせておき、先ずは〈なるべく大勢の国民の目を向けさせる〉舞台を準備させる。そしてこの舞台を使って、〈殺人や傷害の事件の報道や、役人の昇進や人事異動、春と秋の叙勲などなど〉、国家権力の威力を見せ付ける。

こうして、〈国民支配のための活動〉が進められるというわけね。

そう、新聞やテレビやラジオは便利な掲示板舞台。つまり、マスコミという道具を利用することで国家権力は国民を支配し易くなっているんだ。

マスコミと国家権力とは持ちつ持たれつ、二人三脚。つまり、マスコミは〈国家を監視しているふりで、国民を騙してる〉んだな。同じ太鼓を叩いて、美味い食べ合いをしているのね。

そう、〈宮崎という一地方の行政の実態を読もうとする心構えは極めて希薄〉と言ってよいのね。

ぺーぺーの若い記者で、奥深く見る目を持った真面目な奴が偶々初任地として宮崎にやってきたとする。

そして、匂いを嗅ぎつけて、真面目に深く追及し、取材しようと試みたとする。

しかし、それは、

〈遠からず、上から潰されるのが落ち〉なんだなあ。

各種業界の経営者団体が〈小狡く陰湿な役人管理利用組織〉を作っていて、そこから生まれる力でマスコミは黙らざるをえなくなる事態が訪れるというのが殆どの流れなの。

そこで、この〈精神科医療の不正を正すための審査会が完璧に悪用されているという実態は調べようともされない〉となるんだ。この事件の場合の経営者団体というのは精神病院協会なんだけど。

上から押しつぶされる危険性は、地元紙であれば全国紙よりも軽いはずなんだがなあ。ところが、だらしない宮日では駄目みたいね。

特に精神科医療の世界は闇に包まれて公になりにくいから、マスコミの目にも届き難いのだろうけど、直接担当している行政官には〈目の前で行われていることの実態〉は確実に具体的に見えて、摑めている筈でしょう?

実際の行動、その目的、そのためにひそひそ話の行われる場所、それらは日時から個人名に至るまで具体的にわかっているの。

県庁の周りの飲み屋から西橘通の派手な飲み屋街まで。その中での〈人と人との繋がりの流れ〉は確実に目の前に曝されているのだから。

ここぞ、ひそひそ話をしている双方には、心の底では〈恥の観念・罪の観念・バレた時の様々な危険への不安〉等々がドロドロと渦巻いているわけね。

もちろんそれは、初めのうちだけだけどね。

だから、それをお互いに隠し合わせなければならない。

そこで、「これからキャバレーにでも出かけますか」、「麻雀でも始めますか」という具合に、お酒や女性や博打遊びとなるの。

それができない人、大勢でのイチャつき行為が嫌な人は、パチンコや、やけ酒……という経過ね。

若い行政官には〈この事実が県民にばれたらどうしよう〉、〈「俺は知らなかった」で通せることではないぞ〉、〈まさに共犯者だという事実が曝されるんだ〉などと、心の片隅で様々な不安が〈広く、強く、深く〉渦巻く。しかし、それは初めのうちだけ。上司からうまい具合に教育され、夜の街は日常茶飯事となってしまうの。

憂さ晴らしの様々な芸を憶え、心を腐らしていくこととなるんだな。

『適当に対処して、表面だけうまく振る舞っておれば、先ずは事無く過ぎる』という時の流れの本流に逆らわないという教育。

この悪い教育への一番強いエネルギー供給源は「春三月の人事異動」かな。つまり、〈出世街道の行方への腹汚い計算と期待〉。

それは〈金銭の絡む、底深く恥知らずの願望〉。鳥や猿やライオン等々、食べ物争いをしている動物たちそのものの行動なんだなあ。

例えば自衛隊の存在自体が憲法違反だということは多くの国民に分かっている。

戦争を放棄する憲法を作らせたアメリカが、出来上がったばかりの昭和二十四、五年前後までには自衛隊を作らせる方向へ急遽逆転しているのね。

アメリカとしては、朝鮮の南北戦争で〈自分の国の兵隊がみじめな死に至るという状況の中で、日本人だけがのんびり平和を満喫している〉なんて許せなかったのね。

そこで、共産圏の兵力への〈対抗戦力として日本の軍事力を高めさせる〉となるの！

つまり〈太平洋戦争で苦労させられたこのチビ国の国民をぬくぬくさせるために、自分の国の国民を犠牲にするなんてとんでもないこと〉となったの！


そこで、我が国はまさに手前勝手なアメリカのわがままに逆らえず、〈自衛隊という名前でごまかした軍隊を持つことになる〉んだなあ。

アメリカへの追随外交はその後も反省もなく現在に至っているの。隷属外交を恥じもせず、平然としているなんて、情けなさすぎる。男じゃないなあ。


言わば役人は〈優秀な誤魔化し能力を持たなければやっていけない〉ということね。

そう、そこで、真面目な線の細い人ほど、アルコール中毒になったり、ギャンブル依存症になったりして人格を汚し、落ちぶれてしまうのね。

小狡い人だけがぬくぬくと生き残る。

この状況を温存してくれている「悪徳官僚の管理者クラス」は、お酒はタダで、麻雀でもご褒美の振り込みをたっぷり貰えるとなって、〈隠すこと、騙すことへの罪悪感〉は遠くに追いやって居られるんだなあ。

つまり、役人が〈事実を隠してマスコミの耳に届けない〉ということは、心を腐らし切っているということね。

一方から見ると、マスコミの人材の中に〈この人達に口を開かせるだけの「取材能力」が乏しい〉と言えるのだけど、心を腐らさなければ県庁マンの仕事を続けるなんてできはしないと言って良いかな。

そうそう、〈心の中にウジ虫が湧く〉んだわ。

すると、夜の街に逃げて自分を誤魔化すしかなくなるということ。

こうして、多くの役人が〈お金をちらつかせる実業界の経営者達〉に頭が上がらなくなる。その結果、ウジ虫は体中に蔓延する。医者や弁護士などの肩書きを持った人には適当に頭を下げて威張らせておけば、美味しいお酒が飲め、麻雀の掛け金で懐が膨らむというわけ。

あるいは、ベンツやルノーやワーゲンやボルボなどの外車を手に入れて、他の人間たちと一線を引いた特別世界に入った気分になる。

こうして、自分を誤魔化して、曖昧な心のままで現状を飲み込むのね。」

鳥は一息飲んで続けた。お酒や現状を飲む演技をしたのかな？　そして続ける。

「杜撰な審査で、保護入院は不適当という結論が出され、原告の山下医師は若草病院を退院させられるのね。そしてその足で、高下病院に入院させられる。その結果、山下夫婦は離婚に至り、家族は崩壊していくわけね。

織田バカタン弁護士は、若草病院から高下病院に転院する時の〈引っ越し手伝いをする〉のね。しかも、それを〈着替えや身の回りの品々の運び出しのために、自分の妻まで連れていった〉と裁判の陳述書の中にまで記載して自慢しているんだから、これは呆れるね。小学生並みの弁護士だねえ。

〈本来であれば、山下医師の奥さんがすべきことを私の妻がしたんだと、自慢する〉なんてとんでもなく恥ずかしい。

司法試験に合格するには『恥の感情』はマイナス採点されないのかな？　まさにこのことが山下夫婦の離婚を早める誘因になって、山下医師の認知症状は更に進行することになるんだけど。

精神医療審査会の大勢の審査委員の各々に〈織田弁護士と高下病院とが組んで、精神医療審査会を動かしたという実態〉は確実に見えている筈なのに！

しかもその後もう一例、保護入院不適当という審査をして、あなたを苛めてるんでしょ？　まさに、傍若無人。恥ずかしさの限界を超えてるな。

紋付袴を身に付けて、泥棒や殺人を繰り返し続ける〈悪道行為の群団〉が闊歩していると表現して良いのかな？

審査員一人一人の意見を聞いて取材して、全体像を整理するくらいの記者を育てたいなあ！」

……と、鳥はまるで大空の中を囀《さえず》りまくるヒバリのように喋り続ける。

「これが宮崎県の精神科医療行政の実態であるという事実を、日本中の人に知っていただきたい。だけど、往診家族療法という仕事を続けながらの裁判の被告は大変だね。仰々しい舞台の主役をさせられる訳だからねえ。

勝てば官軍、負ければ賊軍。しかし、あなたが必ず勝つんだから、頑張って！」

と、優しい太い声で叫ぶと、力を込めて空高く飛び去って行った。

6　性格障害弁護士（織田）との和解で終わった裁判

鳥が言うように、この裁判の原告は内科の医者なのだが、性格障害弁護士・織田良寛に利用された被害者と言える。

織田弁護士は、三年ほど前に私から攻撃をうけた「過去の事件での恨み」を晴らそうと、良いチャンスとばかりに山下医師を焚き付け、その裁判を私の攻撃のための道具、憂さ晴らしの祭りとして利用しようとしているのだ。

絵に描いたような軽薄弁護士なのだが、この三年前の事件のことを少し説明しておこう。

きさらぎ大空館の道路を挟んだ北側に如月おおぞら別館という四階建ての建物がある。現在は一階が小戸・橘地区地域包括支援センター、裏側に若草病院や若草クリニックの患者さんたちのための木工作業所や喫茶室などを作っていて、二階から上は二十四室の自立支援アパートとなっている。

これは二〇〇六年十月に銀行から依頼されて買収したものなのだが、それまでは宮崎グランドホテルという名の中規模のホテルだった。

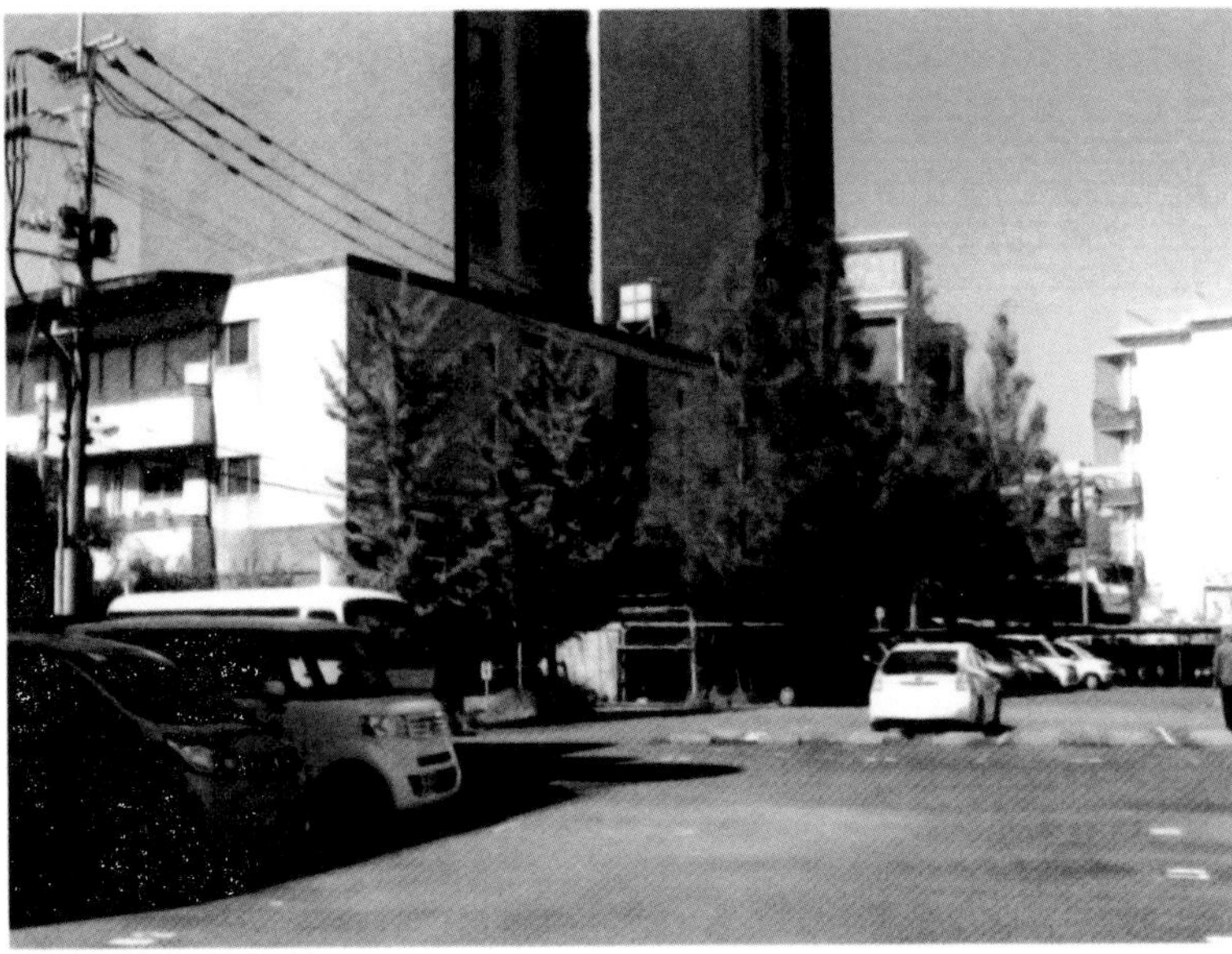

きさらぎ大空館の前身はフェニックスホテル。宮崎で一、二を争う一流ホテルだったのだが、この十一階建てのフェニックスホテルが建ったのが、一九六四年。

新婚旅行を中心として、全国から客を集める宮崎観光全盛時代の始まりだったのだが、それまではグランドホテルから大淀川が見下ろせ、風情があった。結婚式場、料亭、温泉なども備えていて、繁盛したホテルだったのだ。

宮崎グランドホテルは、フェニックスホテルができ、大淀川の景色が遮断されてしまったのだが、その後もそれなりの客が来ていた。会議室も大小いくつか有って、食事も美味しいというので、宮崎県自治労は頻繁にここを利用していたのだ。そういうわけで、フェニックスホテルが倒産した後も、どうにか息を繋いでいた。

大空館の駐車場はしばしばここの客に無断駐車されて迷惑を受けていた。

私はそこで、〈無断駐車はチェーンロックします。その開錠費用及び営業妨害行為に対して十万円の損害賠償を請求します〉という大きな看板を建てた。

その効果が結構あるかに見えたが、看板を無視して駐車して来た者が二人いて、私は看板どおり、罰金請求を実行した。

その二人から実際に開錠にあたって十万円取ったのだ。すると時間を置かずに、三人目の無断駐車事件が起こる。

これが宮崎県自治労顧問弁護士・織田との繋がりの始まりなのだが、どうやらその前の二人の無断駐車も自治労の関係者だったらしい。

三人目の無断駐車事件のことを具体的に話そう。私の診察室に自治労の幹部が三人でやってきて、次々に米つきバッタのように頭を下げたのだ。

ところが、頭は下げるものの、三人とも平然とした顔。

「本人がなぜ来ないの？」という私の質問に、

「今、彼は忙しいものですから」というだけの形式的な返事。

しかも三人が同じ顔で互いの目を見ながらの、形だけのお詫び言葉。そこで私の怒りが爆発して、

「本人が来なければお詫びじゃないぞ。十万円払わなければ開錠しない」と追い返すことになった。

ところがこの三人はさほど困った顔ではなかったのだ。そう、翌日には、禿げ頭の織田弁護士がしゃしゃり出て来たのだ。どうやら「待ってました」と言わんばかりの顔で。

そこで私には全体の構図が見えてきた。

「罰金十万円なんて高すぎるから、裁判すると言って脅せば払わずに済みますよ。車は私が取り返してやりましょう。絶対、本人には行かせないでください」と、織田が指導して生まれた構図と。

そこで、怒りは更に爆発することになり、私は、

「泥棒の弁護をするとんでもない悪徳弁護士」と、罵倒する文章を、施錠した車の周りに赤い大きな文字で張り巡らすことになったのだ。勿論、織田の名前には特別の大きなマークを付けて。

そして、裁判に至る。


ところがこの裁判は和解で終わることになった。それは、法廷で初めて見る無断駐車の張本人の顔を見て、可哀想になってしまったから。

まだ二十代前半の青年で、その表情は「本当は、僕はお詫びに行きたかったんです、だけど周りから『行くな』と言われていたものですから行けなかったんです」という経過をはっきりと表現していたのだ。

しかも、法廷の本番で、織田弁護士をちょいと罵倒する偶然のチャンスに巡り合えたのも和解への大きな力だったかな?

彼は証言台に立つ私に近づいてきて、つい間違ってではあるのだが、私の文書を台から落としてしまったのだ。そこで、私は平然とした顔で、しかし法廷の全員に聞こえるような大きな声で、

「拾ってください」と指示のできる、愉快なチャンスが貰えたのだ。

彼は頭を下げて拾って、また頭を下げた。それだけで、私は充分だったのだ。

7　完全勝利に至る裁判

山下医師は内科の開業医なのだが、飲酒の上、家族や職員への暴言・暴力を繰り返すなどの病的行為があり、入院が必要となっていた。

私が関係を持ち始める前に入退院を繰り返していた高下病院の診断名は、うつ病及びアルコール嗜癖となっているが、私の診断は早発性認知症である。

妻や子供たちの状況を見て保護入院させたのだが、この入院が不法入院であると主張して、その損害補償

として〈千万円を請求する〉という損害賠償事件。これは織田が焚き付けた裁判なのだが、最高裁判所まで争うことになる。

結果は、以下のように私の完勝に終わるのだが。

二〇一二年二月十日の判決　宮崎地方裁判所平成二十二年（ワ）第九二号　慰謝料請求事件

原告の請求を棄却する。

二〇一二年八月三十一日　福岡高等裁判所宮崎支部　平成二十二年（ワ）第九二号

本件控訴を棄却する。

二〇一二年十二月二十日　最高裁判所第一小法廷

裁判官全員一致の意見で、本件上告を棄却する。

私は本裁判の他に宮崎県弁護士会（会長　松田幸子）に〈織田良寛が、弁護士の仕事を逸脱している〉として、懲戒処分を申請した。これも、

二〇一二年八月三十日

戒告する。

と懲戒書が出され、朝日新聞、宮崎日日新聞の二紙が報道してくれた。

戒告だけでも弁護士としての大きな恥なのだそうだ。しかし、私はこの戒告では軽すぎると考えた。裁判制度を汚すこの行為は「弁護士免許剝奪程度の犯罪行為」と考えて、日本弁護士会の懲戒委員会に審査を求めている。審査開始通知書を二〇一二年十一月六日に貰っているから、その結論が楽しみだ。

しかしこの裁判で面白いのは、第二審である控訴審から突如出現した高下病院・二代目院長の高下真樹の軽薄ぶりである。

高下真樹の提出した意見書を初めて目にしたのが、二〇一二年の五月前後だったろうか？　多分、織田弁護士が真樹に成りすまして書いたものなのだろうと、軽い気分で読み始めたのだが、どうやら真樹自身が自分で書いたものに違いないと読めてきた。そこで俄然、この意見書への反論を書きたくなって意見書の提出となった。

この意見書も顔合わせがてら、桜共同法律事務所に届けてきたのだが、「大学卒業が一年遅れた男とは聞いていたが、こんなにも低レベルの男だったのか」などと考えていた。

「若いころに共産党活動をしていた親父は、結構深みのある議論ができていたのになあ」と振り返ったりしていると、鳥がまたしても囀り始めた。

かなり演技っぽく叫んでみたり、睨んでみたり。それも長々と。

よく耳を傾けてみると、どうやら鳥は今届けてきた文章をそのまま読んでいるらしい。

これも、日比谷公園の中で。雨上がりで、初夏緑をたっぷりと纏った大木の上からゆったりと聞こえてきたのだ。

初めは、高下真樹に成りすまし、小学生の甘えん坊みたいな語り口で、ふざけて始める。

「私は厚生労働省医道審議会医師分科会精神保健指定医資格審査委員会の部会員でーす。全国から集められた二十四名の部会員は、医学と法学からの、選りすぐられたメンバーなのでーす。私は宮崎大学医学部精神科の非常勤講師をしていまーす」と。

まるで「漫才師のように」と表現したほうが良いような、完璧な茶化し口調で。

鳥は「選りすぐられたメンバーなどと自分のことを言うなんて恥知らずの馬鹿なんじゃないの！」と言い

たかったのだろう。

そして瞬間、息を澄ますと、私になりすまして続けた。

急に低い声で囁くように始めたかと思うと、羽をばたつかせて、怒鳴り声や蔑み声になる。

直接、高下真樹に向かって、茶化しの柔声で話しかけたりなど、自由自在の一人芝居。


「こんなことを、恥ずかし気もなく言う人の品格および学識を疑いまーす。

こんな人達が精神科医療行政の中枢を支配していて、とんでもない人たちの集団が出来上がっている。その結果、わが国の精神科医療改革のスピードがとんでもなく遅くなっているのでーす。

それに、製薬会社が主催する薬売りのための講演会の座長は時々教授、時々あなたみたいですね？

薬売り講演会の座長をすれば結構の報酬があるのでしょ？　税務申告してるの？　報酬を貰うという行為は〈薬屋さんが利益を上げるための協力をしました〉と認めているということなんだなあ。

薬屋さんの利益の一部を貰うのだが、それが恥ずかしくないんだ？　まるで幼稚で、お父さんが生きていたら恥ずかしくなって、顔を赤らめながらポケットからハンカチを出されるのじゃないのかなー？

それにあなたが非常勤講師を務めているという宮崎大学医学部精神科は脳電気ショック処置を悠然と行って恥じてないところだよね。

脳細胞を百ボルトの電気で焼き殺して、記憶したり、考えたり、怒ったりする機能を破壊する。そしたら、過激な恨みや失望などの感情が無くなるから、自殺や周りのものへの激しい攻撃がなくなる。つまり、患者さんはまさに生ける屍にされるわけだ。

それで、周りのものは楽になる。精神科病院の中でのことで表現すると、職員は楽になるんだ。病院内で自殺や暴力が行われれば、病院としての管理責任を問われるわけだからねえ。

症状の激しい一人の患者さんに振り回されると、他の患者さん達に目を向ける余裕がなくなる。だから電気ショックを使わないと仕方がないんだと手前勝手な理屈が幅を利かしているんだなあ。

つまり、自分達の防衛のために患者さんへの人権侵害、犯罪行為をして平然としているわけだ。

それで恥ずかしくないの？　診療報酬規程の中で合法的手段として国が認めているのは事実だよ。しかし、それでは『白衣の凶悪犯罪人集団』なんだなあ。

勿論、国が一番悪いんだけど、実行しているあなた達が直接の犯罪人なんだぜえ」

これらの演技は今提出して来た文章そのものを踏まえているのだが、それから突然声を私に変えて、続けた。

「私は二十八歳から三十歳になる前後、お父さんと親しくなって、一年間だけあなたの病院の副院長の役を務めさせていただいたのでした。

精神保健指定医の資格も、お父さんの推薦証明で貰えたと記憶しています。八王子医療刑務所と兵庫県立光風寮と宮崎県立富養園とお宅の勤務期間の合計が漸く五年に達していたのでしょう。

お父さんは日本精神病院協会の副会長まで務められ、宮崎県では県当局を牛耳る権勢を持っておられたのでした。私はお父さんの口利きで、〈新設される宮崎県精神保健センターの初代所長になりたいなあ〉と、軽々しく甘えた期待をも持っていて、お父さんを頼ってもいたのですよ。

お父さんからかなりの評価も貰えていたなあ。これは僕の錯覚、誤解と思いますか？

どうやら、そうじゃないみたいですよ。たまたま数日前、富養園時代の元同僚と東京の学会の席で雑談したんだけど、〈お父さんと僕の話〉に及んだのでした。

彼によると、お父さんは僕のことをかなり買ってくださっていたみたいですよ。もっとも、初めのうちはということでしょうがね。

そう、私がこの副院長時代に住ませていただいた家は真樹さん達が育った家だったのじゃないのかなあ。私の長男も次男もここで育ったんです。今、建物は壊されて空地、駐車場になっているようですね。

この家こそが、お父さんが初めて開業された建物だったのかな。共産党の活動をされていたお父さんは、レッドパージで熊本から宮崎に追われるようにやってきて、一念発起、開業されたのがここと聞いています。板張りの客間は元診察室だったらしくて、私はこの広い客間に腰を下ろし、お父さんの当時の心意気を想像させていただいていたものです。病院拡大のために、ここから現在地に移転されたのでしょうが、庭も広くて、子供たちとキャッチボールやバドミントンなど楽しんでいたものです。

副院長として、一年しかいなかったのですが、この間に職員会長などもさせていただいたのでした。

半年後あたりに労働組合ができたのですが、労働組合が突っ走って病院機能が混乱しないようにと、幹部数名をこの副院長宅に呼んだことがあります。

ところが、この家の道路向かいに公安調査庁があって、その出入りを数名の男性職員が監視していたらしいのです。

その流れもあってか、〈水野は労働組合を支援している〉となって、翌年の三月には退職することになったのでした。

次に井上病院に勤務したのですが、ここにも同じ共産党系列の労働組合が生まれました。そこで、〈水野は宮崎中の精神病院に労働組合を作って動いている〉という噂が拡がり、雇うところがなくなったのです。

共産党のことで言うと、私自身は資本主義との対決姿勢を基本においている政党ということから嫌いでした。ところが、私の妻は結婚する前は目立った共産党活動家だったのです。そこで、頭の軽い人たちの中には、そんな誤解が生まれたのでしょう。

そんな流れで、糊口を潤すために開業せざるを得なくなったのです。結果としては面白い人生が送れることになったので、感謝すべきなのかな？

日本精神病院協会と行政機関とは様々な悪意に満ちた取引の歴史を重ねてきていますね。これは以下にあなたが提出している〈宇都宮病院事件や大和川事件などの資料〉の中にも歴然と記載されているのです。この意見書にまさにこの二つの資料を添付されたあなたはどう考えているのかな？　自分に都合のよいようにしか読めないのかな？

全国各県に精神保健福祉協議会なるものが設けられていますが、その副会長は殆どの県で、日本精神病院協会のその県の会長です。そして、精神保健福祉協議会の会長は副会長に頭が上がらない。

形だけ会長で、副会長に顎で使われているというのが実態なのです。勿論、会長がだらしないということなんだけど。つまり、〈精神医療行政の実権は日本精神病院協会側が握っている〉ということなのです。今少しずつ崩れつつあるようですが。

例えば、この山下事件での宮崎県の精神医療審査会の構成委員にしても、日本精神病院協会が人選の実権を握っているでしょう？　そして、山下氏の審査に引き続き私が保護入院させた岩城氏に対しても、保護入院不適当との結論が下りるのですが、二例ともいかにも杜撰な、形だけの審査ですね。

初めから〈水野を蹴落とすため〉の目的ありきの審査。本道を外れたとんでもない審査。その結果、〈保護入院による治療が進められなかった〉ことから、二例とも不幸な経過を辿ることになるのです。

県の当局に問い合わせた情報から推測して、〈日本精神病院協会からの意向を組んだ悪意〉は確認できそうな気がします。まさに審査という厳格であるべき行政機構が、平然と悪用されているのです。

戸惑うことなく」。

鳥に代わって、ちょっと付け足して整理しておこう。

織田弁護士は高下病院と組んで、「水野おろし」をしようと企む。その時に、「保護入院は適当でないという審査を宮崎県精神医療審査会から勝ち取る」という手法をとったということなのである。

杜撰な審査が期待通りに行われて、織田弁護士は裁判での絶対的に有利な資料と考え、お粗末で腹黒いお腹の中で、しめしめと幼稚に考えていたのだろう。

「保護入院が不適当という審査結論」が出たのは、この三十数年の間にこの二例だけなのである。しかも〈立て続けに、私・水野の例だけ〉という事実に明白な「悪意の存在」が証明されていると言える。

8　精神科医療審査会の実態を確認するための質問状

そのことを恥ずかしげもなく実行できたという事実は実に重い。しかもそのことを傍観しているだけの県当局の担当職員達。

そして、マスコミの取材意欲〜取材能力の〈言葉にできないほどの「底深い低さ」〉。

そこで二〇一二年三月七日、私は県知事宛に、次の質問状を出した。行政訴訟を起こすための準備みたいなものなのだが、お金や時間に余裕がないから、やめることになるのかな？　徹底的にしたくなるかな？

ちょいと時間を取るが、全体を客観的なものにするために、これも読んでいただこう。

宮崎県に於ける精神科医療審査会の実態を確認するための質問状

〈二人の患者さんの治療を妨害されたことを中心として〉

（一）　はじめに

私は二〇一〇年三月まで医療法人如月会の理事長をしていました。現在の理事長は長男の水野謙太郎です。現在、私はこの医療法人の経営する若草病院、及び若草クリニックで、一人の精神科医として働きながら、株式会社健康医療開発の社長をしています。

この四月には六十九歳という高齢を迎えますが、精神科医療改革のために更に十年ほどは頑張るつもりです。

この質問状の目的は〈若草病院における二〇〇九年から二〇一一年までの二例の審査〉の実態を確認することです。極めて杜撰な審査であったと私は考えていますが、二例ともその後の経過が「杜撰さを如実に証明」しているのです。つまり患者さん本人、その家族、治療者である私達の病院に大きな被害を残したのです。

(二)　第一の例

第一例の患者さんは山下氏です。審査会の「保護入院が不当である」との結論のために、私は二〇〇九年一月十六日、不本意ながら退院処置を取りました。退院させられた山下氏は自宅に帰らず、〈織田弁護士とその奥さんに付き添われて、そのまま高下病院に入院〉となったのでした。

そして私は、この織田弁護士を代理人とした〈千万円の損害賠償訴訟〉を起こされることになりました。私は被告として代理人・織田弁護士から二年間に亘って責められ続けたのです。

自治労の顧問弁護士を務める、このとんでもない弁護士の文章には呆れ返りましたが、幸い先月の二月十六日、私の全面勝訴で終わりました。先方は控訴しているようですが、まず負けはないでしょう。

この事件の一番の被害者は原告に祭り上げられた患者さん山下氏です。彼は若草病院退院後〈そのまま高下病院に入院〉となったのですが、様々なトラブルを起こし、やがて夫婦は離婚に至って、家族はバラバラになってしまうのです。

この二月にも患者さんは家族の一人にチョコレートを送ってきたりしているようですから、本当は離婚したくはなかったのでしょう。

二〇〇八年十二月、織田弁護士に唆されて山下氏は退院要求をしてきました。それまでは任意入院だったのですが、私は家族療法を継続して治療を続けるために保護入院の処置をとったのです。

審査会は家族や一年以上に亘って治療に取り組んでいる私達の意見を聞くこともなく、数時間の審査だけで保護入院不当と結論づけているのですが、初めから「結論ありき」ではなかったのかな、という推測を強く感じています。

この杜撰な審査の背景には次の二つの問題点があります。

①審査委員である弁護士と〈退院請求の援助者となっている弁護士・織田〉との間に生まれる、弁護士同士の「卑劣な、なれ合い」関係。

②若草病院のスーパー救急病棟の実現を阻もうとする審査委員医師の低劣な悪意(昨年八月に実現した若草病院のスーパー救急病棟は九州で三番目のものです)。

織田弁護士といえども、この杜撰な審査での結論がなければ〈「千万円の損害賠償訴訟」を引き起こす愚〉には至らなかったでしょう。この訴訟での大きな問題は代理人・織田弁護士の動きです。

彼は〈山下さんの人権を守るために動いているのではなくて、「織田自身の過去の水野への恨み」を晴らすために山下さんを利用している〉だけなのです。

このことは宮崎県弁護士会懲戒委員会に申し出てあり、議論して頂いている最中です。裁判の経過を知るための資料、判決文、最近提出した宮崎県弁護士会懲戒委員会への反論書などを同封しますので、よろしく判断してください。

織田弁護士に、その違法行為の手段として、〈審査会の杜撰な結論が利用されている〉という事実が、「襟を正して欲しい」と主張する大きな論拠なのです。

（三）　第二の例

第二例は岩城氏です。この場合にも「保護入院が不当である」との結論で、退院させることになりました。岩城さんは横浜の患者さんで、家族は県の当局に電話で抗議されたようですが、記録に残ってはいないのでしょう。

岩城さんの治療のために私は横浜まで二〇〇九年から往診を繰り返していました。十年近くの経過を経た妄想型の統合失調症の患者さんです。大学を卒業したあと二、三箇所の職場を転々として一、二年間の就労はしているのですが、その後、仕事に行かなくなり、家にひきこもり、人との交流がなくなって十年くらい経過しているのです。

大学時代に陸上部にいたのですが、家から外に出るのはランニングの時だけ。食事も親の作ったものは食べなくて、自分で作り、家族との交流を持とうとしません。勿論、病院には行こうとしません。家族としては、成す術もなく時間が過ぎていっていたのですが、横浜市の市ヶ尾で開催された私の講演を聴かれたことが切っ掛けで往診することになり、初めて治療が始まったのです。

私は往診家族療法と称して月に一、二回訪問して会話を試みるのですが、会話は不成立。直ぐに逃げ出してしまうのです。例えば、次のような会話。

私　ご両親も、もうお年なんですから、仕事を始めましょうよ?

本人　はい。探してますよ?

私　だけど、十年近く仕事はしてないでしょう?

本人　無いからですよ。

私　あなたの希望に合うのがないからということですね?

本人　はい。

私　自分の希望の仕事がないのなら、自分がそれに合わせなくっちゃあ。

すると、ここで逃げ出してしまうのです。誇大妄想があって、現実に合わせることができないのです。〈幻聴と対話するような独語〉も見られます。病識がありませんから向精神薬の服用には応じません。そこで強制的に入院させて治療ということになり、保護入院という処置をとったのです。二〇一〇年九月十九日が若草病院への入院日です。

ところが彼は、保健所に電話して「不当入院である」と訴えるだけの能力は持っているのです。そこで閉鎖病棟内の電話を利用して要求し、審査会が開かれることになったのでした。私は慢性化した統合失調であることは〈どんな精神科医の目にも明らか〉と考えていましたから、「保護入院が不当である」との結果がでることなど、予想だにしていませんでした。

ただ、審査委員である精神保健指定医の態度や表情、言動は極めて不自然に感じられたのでした。審査を始める前の私と二人きりの対談のときに、名前も名乗らないのです。

「お名前は？」と私が聞くと、

「答えられません」という答え。私はびっくりして、

「おいおい、どこで働いてるの？　大学なの？」と聞くと、

「審査に客観性を欠くから答えられません」と表情を殺して口をつぐむのです。

この答え方には、まさにこの審査が〈感情的な領域で運営され、冷静なものではない〉という印象を強く持たされました。まさに客観性が欠けた審査であると自覚していて、その結果生まれた一連の言葉だったと考えて良いでしょう。もしかしたらこの医師は高下真樹氏そのものだったのかな？　ちょいと親父に似ているような気もしました。勿論こちらの頭の中身の方がうんと軽いのだけど。

二〇一一年一月二十七日が審査の開催日なのですが、一月三十一日に届いた「入院の継続は適当でありません」にはびっくりしました。

幸い、この患者さんは自立支援アパートである「きさらぎ大空館」で生活してくれ、今日に至っています。大きな問題も起こしてはいません。しかし、根本的な症状は全然改善されていないのです。

措置入院は〈自傷・他害の患者を対象として、社会治安を視野に入れたもの〉です。しかし、保護入院は〈治療に抵抗する患者さんを治療するための手段として〉必要とされているわけで、〈他人に害を加えないからそれでよい〉というものではないのです。ご両親は自然な親子の会話ができて、就労できるようになることを熱望されているのです。

彼は寒い風の日でも半袖で街の中を走り回っています。夜も昼も。人とかかわりを持とうとしない彼を「訪問看護とデイケアという手段で治療」しようとしているのですが、どうやら外を走り回るのは「人との関わりから逃げる手段」のようです。

食事時間には「きさらぎ大空館」にきちんと帰ってきますが、橘通や、空港や、駅前通りなど走り回っているのです。大方の方々が、姿を見ただけで身震いしたくなるような格好で。

大きな声で独り言を言ったり、けらけらと笑ったりしながらなのですが、これは幻聴と頭の中でやり取りしているのです。市街地を歩くこの姿は誰の目にも「患者さん」とわかるでしょう。

これを放置していて〈健全な精神科医療従事者〉ではありません。〈放置することが人権侵害である〉と言っても良いでしょう。

ランニングはするのですからスポーツは好きなのです。ところが、人との交流ができないからチームプレイのスポーツはできないのです。この完全な自閉状態を改善するためにもう一度入院させて薬物療法と集団適応訓練を行いたいのです。

そのためには保護入院しか実現の手段はないのですが、先ずは精神医療審査会が一年経た現在も杜撰な状態のままであるのかを確認しておきたいと思います。宮崎県精神保健福祉センター経由で患者さんに送られてきた文書をそのまま同封しますが、私としては〈病識が乏しい患者さんへの対応〉が完全に欠如した文章であると判断します。

こんな医師を審査委員に任命し続けるのであれば、私としては行政訴訟を起こしたいです。

（四）　精神医療審査会の実態を知るための質問

そこで以下の事項を質問させていただきます。

①この十年間の保護入院を巡って「患者さんからの訴え」があった回数。一年毎に整理して。よろしければ、なるべく具体的に。

②その中で、審査委員会を開くに至った回数。およびその時々の審査委員の名前。これも一年毎に整理して。

③その中で、「保護入院以外の入院形態に変えるように」と、保護入院を否定した審査を下した回数。一年毎に整理して。その時の審査委員の名前。

④この十年間の審査委員である弁護士や精神科医師の選出方法。

（五）　終わりに

一例目の患者さんの場合には、とんでもない結末を迎える結果になったことの責任を感じて欲しいものです。二例目の患者さんの場合には、現在、保護入院を急ぎたいのです。同じことにならないように、早急にご返事ください。ご家族は高齢で、治療を切望されて先送りのできない状況なのです。

スーパー救急病棟を実現するなど、医療法人如月会は精神科医療の改革に頑張っています。私は自立支援アパートを拡大して「なるべく管理しない精神科医療」「なるべく管理しない障害者福祉」を目指して、株式会社健康医療開発を運営していく予定です。

〈障害者や老人たちを人間らしく生活させる〉ためには〈管理を重視せざるを得ない病院や保護施設〉では駄目なのです。しかし、短期間の入院医療は必要です。

「三か月以内の退院を目指す」というスーパー救急病棟の理念は正しいものといえるでしょう。このシステムを中心にして精神科病院が二割か三割程度にまで縮小されれば、良い治療環境が生まれるでしょう。つまり廃止されて行く精神科病院の患者さんたちの住処が自立支援アパートなのです。

スーパー救急病棟は六〇％が非自発的入院と規定されています。つまり、「説得で治療の始められる患者さんはなるべく入院させるな」ということなのです。これも正解です。

自宅での家族関係が悪い患者さんの場合に〈無理やり入院させる〉よりも、自立支援アパートで生活させながら通院医療を続けていくほうが良い経過を辿れるのです。

添付書類その他

1　退院などの請求に係わる審査結果について（通知）　県知事　東国原英夫
　二〇〇九年一月十四日に送られてきた〈若草病院院長宛の文書〉
2　退院などの請求に係わる審査結果について（通知）　県知事　河野俊嗣
3　織田弁護士による裁判の経過を知るための資料、
　判決文、最近提出した宮崎県弁護士会懲戒委員会への反論書などを
4　電気ショックの恐怖再び（拙著　現代書館）
　管理医療の最悪は「電気ショック処置」です。電気ショックは東高西低と言われているのですが、宮崎大学医学部精神科で堂々とやっているのです。精神科医療が〈如何に障害者の人権を侵害しているか〉ということと、杜撰な審査との繋がりを理解していただくために。
5　自立支援アパートを推進するためのパンフレット
　昨年の夏「ビッグサイトで開催されたモダンホスピタルショウ」で使用したもの。
6　「診察室から　より良い医療　より良い宮崎」（拙著　鉱脈社から）
　精神病院協会の批判などを読んでいただき、審査委員の品格を理解していただくために。

7

「若草病院デイケア日誌」（拙著　日本評論社から）
精神科病院の八割は閉鎖できると、当院デイケアの開始時点から提案してきた事実。

9　高輪のマンションで、昼飯を食べながらの合同家族会

数日後、高輪のマンションでの仕事を終えて、私は三浦半島の付け根の金沢文庫に向かっていた。仕事というのが、関東地方から宮崎にやってきて、自立支援アパート・きさらぎ大空館やその周辺のアパートに住んでいる四人の子供たちの家族に集まっていただいたのだ。横浜に本拠地のある「月一の会」という様々な精神障害を抱えた家族の支援活動団体から紹介された家族が中心。静岡県の清水、埼玉県の川越などの遠方から来られた家族も居られた。

そう、先に不当な精神科医療審査会実態の中で挙げた岩城さんの御両親も見えていたのだった。

三家族は夫婦で、一家族だけは母親一人だけ。互いの状況を話し合い、勉強するための合同家族会と呼んで良いのかな？　朝の十時から始めて、昼飯を食べながら三時まで互いの思いを語り合って来たのだ。

話は結構弾んで、良い気分で品川駅に向かって急な坂道をとことこと降りて来た。金沢文庫に「五時には行く」と言っていたので、ちょいと早足で。

金沢文庫の家族は、もう七年近く往診家族療法を繰り返している。男三人兄弟の家族で、子供三人にそれ

それ問題がある。

不登校で中学三年の時から関わっている長男は立ち直り、今、大学三年生。今年は留年になってしまったのだが、アルバイトにも精出すなど、生活スタイルは様変わり。健康な青年期を送っていると言ってよさそうだ。

勿論、根深い家族の問題はまだまだ重く引きずっているのだが……。今日は次男の問題。半年ほど前の往診は三男の問題だった。

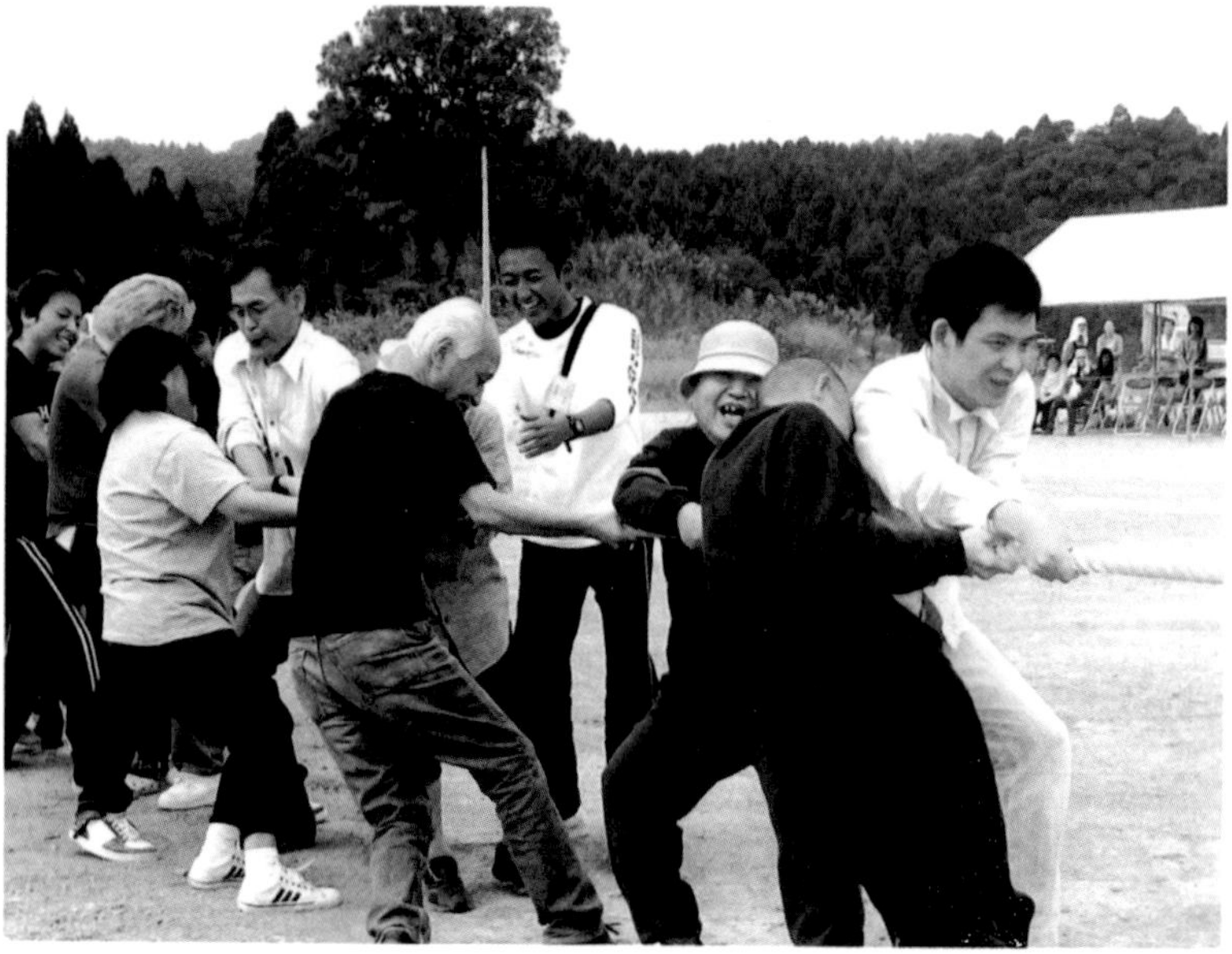

野球をしている三男は二人のお兄ちゃんを見ながら育って、視野は外向き、対人関係は一番自然である。現在中学二年なのだが、野球部の下級生への暴力事件などの問題行動で、部活をやめさせられる寸前まで追い込まれてしまっていたのだった。

今はそれを乗り越え、野球に励んでいる。この日の私と三兄弟の話の中でも笑いながらだが、半分本気で、「甲子園に出てプロ野球を目指す」とまで言っていた。

まさに賑やかな家庭的な会話が、往診の度に私の周りで展開される。ところが、そこに父親が帰ってくると途端に会話は中断され、三人は各々の部屋に帰っていってしまう。まるで、賑やかなバラエティ番組のテレビのスイッチがパチリと消されたみたいに、三兄弟と私との賑やかな談笑は消え去ってしまうのだ。

兄と弟に挟まれた次男は一見温和なのだが、内向的で、頑固。対人関係を避ける姿勢は一番根深いと言って良かろう。

この三人の子供達のそれぞれの症状は、父親と母親の間の問題に起因すると解釈してよいだろう。

具体的に言うと、母親は「夫がどれだけ給料を貰っているか」知らされていない。〈月々使った生活費の明細と翌月の予定経費明細を見せて、その額が銀行口座に振り込まれる〉という夫婦関係なのだ。

私はそれを知って、

「それでは夫婦じゃないな。まるでお妾さんだ。それで良いとは思ってないでしょう？　不満じゃないんですか？」と聞いたのだった。

それに対する答えは、

「今までずっと、このスタイルでやってきましたから。それに、こんな関係は私だけではないと考えていました」だった。

私は、

「それではいけない。ちゃんと不満を言い返せる関係にならないと。お母さんとお父さんは対等の関係でなければダメです。子供達は父・母の関係を見て育ってきたんです。この家の中の雰囲気が変わらないと、子供達も変わりませんよ」と対したのだった。

実は父親は婚外子だったのだ。姉が一人いて父親も同居していたのだが、父親が居るのは土曜・日曜だけだった。

「仕事が忙しくて、父親はそんなものと思い込んでいた」、「父親に別の家庭があると知ったのは中学の高学年になってからだった」と言う。

つまり、この祖父と父という父子関係の中で、〈男同士の健康な魂の交流が乏しかった〉、〈心から信頼できる親子関係が築けなかった〉。

そこで父親の中に、〈いつも構えて対処しなければならない祖父への硬さを生んでしまった〉ということなのだろう。

つまり、その祖父親の重圧を「三人の子たちの父親」は跳ね除けられなかった。その結果として、父親の人格の硬さは形成されたと判断して良いだろう。

つまり、自分の父親（祖父）に対する不満や複雑な感情を深く強く持ちながら、新しく自分が作った今の家庭の中でも、〈父親とそっくり同じことを三人の子供たちにもして来た〉と言える。

つまり、三人の子供の父親になっても、自分の父親を乗り越えられていないのだ。しかも子供三人は全て男。

今、この夫婦構造は少しずつ改善されつつあるように見える。父親と母親の二人で時々ウォーキングに出かけるなど。

しかし、見方によっては、〈変わったのは表面だけで、本質は何も変わっていない〉と言えるのかもしれない。

長男の場合には〈この家族と距離を置く〉ことを目的に、最終的には宮崎に連れて行くことになるのだが、中学三年の秋口から往診を始めたのだった。

子供部屋の二段ベッドに寝そべっている彼は、私の往診に対して、初めのうちは激しく抵抗していた。やがて心の内を話してくれるようになり、私の訪問を期待して待ってくれるようになった。そして、学校には時々出かけるようになり、地元の公立高校に合格もできた。

しかし入学式には出たものの登校せず、ベッドに寝そべったままの生活。そこで、「五月一杯様子を見て登校できないようなら、宮崎に行って生活を立て直そう」と提案して、連れて行くことになったのだ。

彼はこの家を離れただけで、ぐんぐんと元気になって伸びのびと活動し始めた。遊学舎と呼んでいるフリースクールの子供たちと楽しく談笑できるようになっていったのだ。そして、この年の高校卒業資格検定試験に合格してしまった。

高校一年生の年齢で卒業資格がもらえてしまったのだ。しかし十八歳になるまでは大学進学はできないということで、ほぼ三年間、宮崎に滞在して横浜に帰っていった。

そう、この長男は表現が旨い。彼は立ち直りがはっきりし始めた頃、「我が家は３Ｋです」と表現してくれたものだ。〈父は暗い〉のＫ、〈母は軽い〉のＫ、そして〈子供たちは苦しい〉のＫと。

彼が横浜の実家に帰った後も、母親からのメールによる状況報告などの形で長期に繋がっていて、私は家族の一員のような関係で続いている。

母親には未婚の姉との間に様々な葛藤がある。そのことも大きなテーマであり、むしろ母親の個人精神療法といった側面もある。

そう、最近入った母親からのメールに家族のいろいろのことが記載されているのだが、最後に長男のことで次のように付け足されていた。

〈この夏、奈良のおばあちゃんとビールを飲みながら四時まで話したそうです。その時、宮崎に行かなかったら両親のことも尊敬できなかった、宮崎に行ったことが自分を変えた、と話したそうです〉

奈良のおばあちゃんというのは父親の母のことである。奈良の住宅街の一角に一戸建ての家を構えていて、一人住まい。

次男坊の問題の時に往診して一度泊めていただいたことがあって、この時初めてお目にかかったのだが、揺らぎの無いどっしり・しっかりとしたお婆ちゃん。決してプライドを失わず、毅然とした自分を持っておられる。

多分、時々本妻の元に帰るご主人にも二人の子供へも〈遠慮や軽率な妥協〉はされてこなかったのだろう。

そう、ちょっと遡るが、長男が宮崎に行って間もなく、次男も三男も不登校となってしまう。そこで、二人とも宮崎にという案もあったのだが、経済的理由も考えて、私の方から〈母親と三人で母親の実家に行く〉ことを提案して、それが実行されたのだった。

母の実家とは和歌山県。私はこの母親の実家を二回訪問したのだったかな？ 三回だったかな？ 祖父も祖母も健在で、初めての夜はお酒を飲ませていただいて、昔話をたっぷり聞かせてもらったのだった。

祖母からの話はがっちりと記憶に残っている。それは、

「嫁入りの時が大変でしたよ。この坂を登るのに、草履では歩けずに、草履は手にもって、足袋のままで

歩きましたよ。道は舗装などしてなくて、木の根を頼りに登らなければならない所もあって、足袋でなければ歩けなかったんです」などという話。

川にはホタルが綺麗ということで、見に行くことになっていたのだが、二〇一三年の今、これは実現できていない。

そう、下の二人はここで約二年過ごして、横浜の家に帰ってきているのだ。

この母親の実家帰りには様々な大きな意味がある。母親の独身の姉は中国語の達者な専門職で、社会的にはかなり有能な人なのだが、家族の間では支配的過ぎる。妹の家族の細かなことにまで口出ししてくるのだ。そう、子供の対応の仕方にまで。

妹が二人の子供を連れて実家に帰ったことで、その争いが更に拡大された。

しかし、それは姉妹の争いを解決の方向に運ぶ上で、反って良い結果を生むに至る。母親が姉の意見に深く振り回されなくなったのだ。

更にと言うか、この里帰りの大きな意義は〈離婚覚悟で実行された〉ということであろう。

言葉にはされないものの、三人の子供たちにとって、母親のこの覚悟はしっかり感じ取られたようである。しかも、夫婦のウォーキングが始まるのはこの後なのだ。母親の実家を訪れた夫から提案されたということに大きな意味がある。

十八歳の次男は今年の三月に高校を卒業して、四月から予備校に通っている筈だった。ところが、全然登校していないことが判明した。そこで夕方五時に往診という約束をしたのだ。

そこで、高輪のマンションを出て品川駅に向かって坂道を下っていた。「今日の合同家族会は面白かったけど時間を取ったなあ。五時だからちょっと急ぐか」と考えながら。

すると、母親から電話があって、先方の都合で往診は六時半に変更となった。

そこで、東海道線を使わず、京浜東北線の各駅停車でのんびり向かってきた。横浜駅で乗り換える煩わしさを避けて。

10　34歳から36にかけて

それでも時間が余った。そこで、公園のベンチに腰掛け、時間を潰していた。

「ここの桜は綺麗だったなあ。あれは昨年だったか、一昨年だったか……」などと回想しながら。すると、何時の間にやってきたのか、鳥が二、三本の木の間を飛び回った上で、喋り始めた。

今日の往診のことは完全に無視して、先の話。織田弁護士と高下真樹医師との話の関連なのだが、古い文章を持ち出してきて、低音の、ちょっと真面目な顔で喋り始めた。

舞い上がり、バタバタと両方の羽を思いっきり叩いて、空気を震わせた上で。

「この『歩』なる冊子の文章、ちょっと活字にするには激しすぎるなあ。真樹さんレベルには許しがたいことかな？　怒るのは当然だよ！　暈すことなく、自分の父親と判るように、はっきりと固有名詞で書いてあるんだから。

だけど、面白い。あなたらしい、あなたの生のままの文章。そのまま読んでみるね」

と、すっきりした声で始めたのだった。

鳥の言う冊子『歩』は一九七七年から一九七九年にかけてのものである。私の年齢で言うと、三十四歳から三十六歳。

そうか、三十六歳は娘が生まれた年だ。


そう、葉子というこの娘は私と同じ未年生まれなのだ。そこで、娘が今年の九月で三十四歳で、二人の坊主の母親になっている。今年の八月一日で三歳になった洸太と、一月七日に生まれた俊太。

洸太は筋金入りのやんちゃ坊主。叱ると、わざと悪いことをする。じろっとこちらの目を睨んで、見ていることを確かめながら。

がんと叱ると、膝に抱きついてあまえて来るか、「じいちゃんは二階に行って！」と大声で叫ぶ。

私が、巫山戯《ふざけ》ながら兄ちゃんとばかりと遊んでいると、俊太も、「僕も相手にしてよ！」と要求声を頻発し始めた。


ちょっと、遠回りをしよう。この娘の上に三人の息子が居る。

私は二十八歳の時に結婚して、二十九歳の年で長男が生まれた。軽率な結婚だったとも思えるが、やむを得ない経過でもあったのかな？　頭の中で作られる理屈の姿ではなくて、この現実の上に生まれる現象が私の歴史を作っていく。

軽率なのだが、「子供が生まれたら離婚しよう」と考えていたから、格式ばった結婚式もしなかった。両家の家族が私の実家に集まって、食事会をしただけの結婚式。しかし、生まれてみると子供は可愛かった。

謙太郎という名前を付けたのだが、この名前はじっくり自分の考えを嵌め込んで決めたのだった。誰の意見にも耳を貸さないで。

自分が「謙虚な人間ではない」と認識していたから、先ずは謙虚の謙の字が選ばれた。太郎は〈謙虚だが、大きな心の男としての心意気を失うな〉という期待が込められて。

そして一番大きな事実だが、長男に相応しい順序表現だということで、満足して、迷わずに決めたのだ。

ということは、「子供が生まれたら離婚しよう」という考えは、イキナリではなくて、「もう一人か二人生まれてからにしよう」と、既に心の片隅で整理されていたということなのだろう。「一人っ子では可哀想だ」というのがあったのだったかな？

次の年に次男が生まれて、この子の名前は「裕助」となった。この「裕助」の「裕」には、余裕をもってという願いが込められている。それはまさに「謙虚」と同じく、自分自身に欠けたものとしての「裕」なのである。

「助」は〈人を助ける人間に〉ということなのだが、これにはもう一つ大きな意味がある。私の父親の父親、つまり私の祖父の「助市」の「助」への思いが込められているのだ。

この助市は私の尊敬する祖父である。助市の父親、つまり私の曽祖父は農業をしていたらしい。宮崎県の最南端、今の串間市本城が住所だったのだが、その祖先はどうやら四国の愛媛県辺りから流れて来たもののようだ。

私の姉から聞いただけの薄い知識なのだが、正確に調べようとしたこともない。どうやら、愛媛県で旅館の経営をしていたらしいのだが、多分、経営に行き詰まったのだろう。そこで、海を渡り、この南の果てに流れて来たもののようだ。そして、なけなしのお金で土地を手に入れて、食いつないでいたのだろうか？

この私の曽祖父は大酒飲みだったらしくて、友達の保証人倒れになって、家・屋敷・田畑を失ってしまう。私の父は、「潰れ屋敷の息子」と呼ばれていたらしい。

そこで、祖父夫婦は食い扶持を求めて、二人の息子を連れて大阪に出て警官になる。

私はこの祖父・助市の話を、祖母からよく聞かされていたものだ。助市は胃癌で早世、父の弟も戦争で衰弱して戦後まもなく早世。そこで、祖母は四十代後半の若さで、父と〈親一人・子一人の関係〉となってしまう。

私の中学時代以降は、都城に居住する私達と同居することになるのだが、終戦後の三、四年前後以外は串間市本城に一人で住んでいた。

ちょっと住まいと、私の父の職業について詳述しておこう。

都城は陸軍連隊のあった軍都。鹿児島県の鹿屋に航空隊があって、ここと連携しながら日本の最南端を治める国家体制の一角だったのだろう。川崎航空という戦闘機を作る工場は都城にあって、父はここに勤めて終戦を迎える。

ここに勤めた理由は兵役逃れ。弁護士になろうと大阪の法律の専門学校に行っていたのだが、戦争が始まる流れの中で、兵役を逃れるために、まず警察官になる。しかし、戦争の拡大を考えると、「都会よりも田舎の方が安全か」となったらしい。

そして、〈兵器工場も兵役を逃れられる〉ということから、川崎航空が選ばれることになる。私の母親の実家が都城で、そのことも大きな選択理由の一つでもあったのだろうが。

母は男四人、女四人の八人兄弟の四番目。〈兄弟が多い〉ということも、二人だけの兄弟で育ってきた父親にとっては嬉しいことだったものと想像される。

昭和十八年四月二日、私はここ都城で生まれるのだが、終戦の時に二歳と四か月。姉は四歳年上だから六歳だったことになる。

爆弾が落とされ、焼け野原になったこの都城は完璧な廃墟。私達は荷馬車に乗せられて都城市街地から郊外の高崎の親戚の家まで避難させられたのだが、この荷馬車に載せられている光景を覚えているような気がする。想像しただけのことを体験したかのように間違えている疑似記憶かもしれないのだが……。

食料も乏しく、父には仕事もないということで、私達の家族は日を置かず、祖母の住む串間市本城に逃れ、同居することになる。ここで父はまもなく、中学の英語教師の職にありつくのだが、それまでは海岸の砂浜で「塩炊き」をしていた。

海水を窯で乾燥させて塩を作る作業を「塩炊き」と呼んだのだが、父は従弟と一緒にこの仕事をしていた。やがて郵便局の職員になるこの従弟と父が塩炊きをしている海岸を見に行った時の記憶が鮮明に私の片隅に残っている。

多分、姉と母と三人一緒だったのだろうが、松林を抜けると、青々とした海原を背景に白い浜砂の中に四、五個の五右衛門風呂のような「塩炊き釜」が並んでいた。私は打ち寄せる波の景色に感動していたのだが、この父の従兄弟に見つけられ、後ろから目隠しされて嬉しい歓迎を受けたのだった。

素人の父、しかも体力の弱い父にとって、「塩炊き」でお金の稼げる仕事になるわけはなかったのだろうが、幾らかの足しにはなっていたのかな？

中学教師の職についてここに住んだのは、多分三年か四年間だったのだろう。私が小学三年生になる時、つまり昭和二十六年三月に都城に転居することになったのだから。

私達に勉強させるために、少しでも都会である都城への転勤を希望し、それが実現しての転居だったようだ。

都城に転居した後も、私達は盆や正月には家族全員で祖母の家に帰省していた。今は廃線になってしまったのだが、都城から蒸気機関車に乗って。汽笛の音、モクモクと吐く煙、時々目に入る煤煙。いろいろ懐かしい思い出がある。

山間を走っていた汽車が志布志湾に出ると、いきなりパアアっと開放的な広い海が見え始める。この光景が楽しみだった。崖の上から見下ろす海。高い波が砂浜や大きな岩に打ち寄せては白く砕ける華やかな光景。汽車が志布志を越えて宮崎県に入ると、海水浴場になっている高松の海岸の広い砂浜と、細くて長い松林の連なりが見え始める。多分、年に二回は確実に帰って、これらの景色を楽しんでいたのだった。歌をうたいたい気分になって。

六人の家族全員で帰っていたのだが、小学六年生の夏、私は一人だけで帰った。

「来年からは中学生。中学生になったらしっかり勉強するから、遊びに来るのは今年が最後だぞ」という決意だったのをはっきり覚えている。

この頃の私は「しっかり勉強して、東大に行くぞ」と考えていたのだ。そのために、「遊びに来るのは今年が最後だ」という意気込み。

そう、母の長兄の息子、私達の従兄弟頭が〈東大に三回落ちて京大へ行く〉という経過を辿るのだが、「東大に行く」はこの年齢の私の中で、常に意識させられる大きな課題となっていたのだ。

私達の〈親族の空間の中に醸し出される心理環境からの浸透〉と表現して良いのかな？

一人で祖母の家の玄関を開けた時の感動を覚えている。祖母が一人だけで棲んでいる家。小学二年生を終える三月まで六人の家族全員で生活していた家だったのだが、玄関の引き戸を開ける時の私はおどおどと緊張していた。

ドアを開け、祖母が犬を可愛がって遊んでいる姿を見てやっと安心したのだった。ポチという名前の可愛い子犬。

翌日は二人で、網を担いで川に出かけた。エビを狙って。

この地域では「ダクマ」と呼んでいるのだが、大きめの、足の長い川エビ。煮ても焼いても美味しい。真っ赤に色づいて、食べ心地も控えめで上品。

私が唐芋をかじって、それを川面に投げ込む。すると匂いを感じて、竹や柳の根っこに隠れていた「ダクマ」が、体をそうっとくねらせて現れる。そこを狙って網で捕まえるのだ。かなり明瞭な記憶として残っているから、多分何回か行ったのだろう。

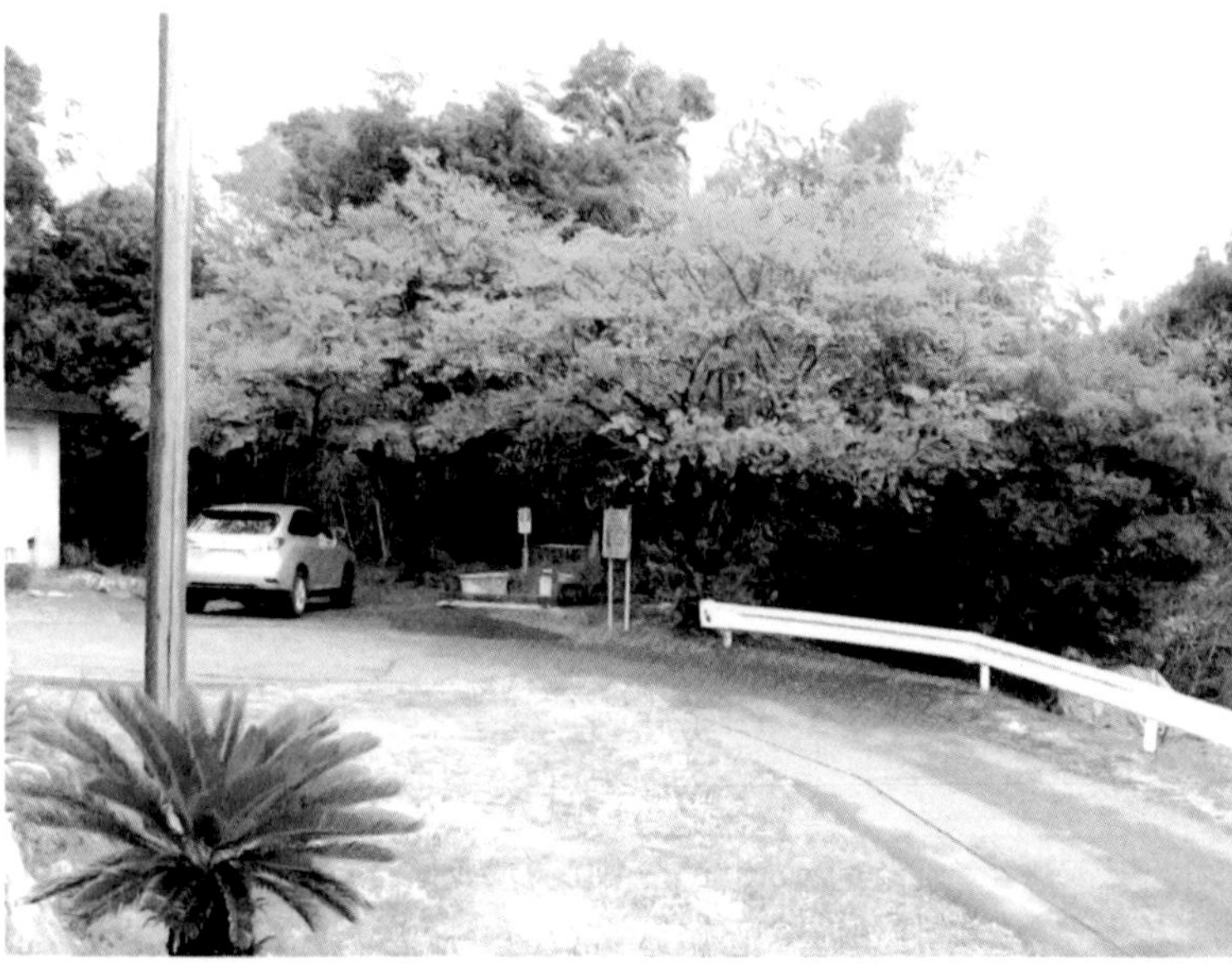

この時ではなかったのかもしれないが、祖母が〈自分の夫であった祖父について語ってくれた言葉〉は私の心の中にすっきりと残っている。それは、

「お前の爺ちゃんはねえ。大変な人だった。泥棒を捕まえて連れてきて、『飯を作れ！』と婆ちゃんに言うとよ（＝言うんだよ）。

それも『子供の分まで作れ！』と。泥棒の子供の弁当まで作らせられていた。だから婆ちゃんは早飯作りが上手くなった……」と。

細めた目の、遠くを思い出すような柔らかな表情と、暖かい口調。それらが、そのままの新鮮さで私の記憶に蘇る。

〈子供達に食べさせる物も無くて、盗みをする泥棒〉。捕まえたらそのまま警察に連れていくのが仕事なのに、自分の家に連れてくる。そして、食べさせた上に、子供達へのお土産まで持たせて帰す。早飯作りが上手くなったということは、「一度ではなかった、度々だった」ということなのだろう。

警察では出世しなかったのだろうが、祖母のこの語りかけは私の中では「嬉しく、誇らしい思い出」である。そこで、この「助市」の「助」の文字を次男に使ったのだ。

そうか、「お兄ちゃんを助けなさい」という期待もあったかな？

そろそろ離婚、と考えながら迷っていると三男が生まれた。この時が三十三歳かな。長男が三文字、次男が二文字だから三男は一文字ということで「学」となったのだが、「学」という一文字には、私自身は「実労働者ではなくて、学者になりたいという思いも大きかったので、三男坊は学者に」という想いが込められている。

しかし、重要なことは、この一文字が決心をつけさせてくれたということだ。それは〈3・2・1の次はゼロだ、離婚!〉と勢いづける力になったのだ。

離婚を決行したのは三十五歳の時。この決意には諸々の思いを跳ね除けるエネルギーが必要だったのだが、その「実現できた喜び」の上で愛し合って生まれた子供が初めての女の子、葉子だったというわけだ。

この名前の「葉」は、若草医院が若草病院に発展していくときに生まれた子供「若草の葉っぱの女の子」という意味である。

市民課の戸籍係の、

「離婚して一年以内に生まれた子供は父親の籍に入ることになっています」という言葉で、上の男の子三人は母親の子供。葉子一人だけが私の子供となっている。

それを決めるのに何の躊躇いもなかったのだ。

11　冊子『歩』のこと

話を元に戻そう。冊子『歩』は富養園での治療歴のある患者さん達、あるいはその関係者達が編集構成したもののようである。

私はただ原稿を提供しただけで、編集責任者と話などしたこともない。というより発行されていた場所すら知らないし、経費などを提供管理した中心人物の名前や概要すら、未だに知らない。

一昨年の十二月から発行している「大空館四季便り」の初夏号に「生きることのすばらしさ」と題した文章を「峰月」という筆名で寄せてくれている、大空館入居者・浜砂豊さんもこの冊子の同人だった。

彼の作品は、この『歩』の中にも峰月という名前で掲載されている。この浜砂さんに最近質問したのだが、私は今日現在、編集責任者の人物像を確認できていない。

顔を見たこともないのじゃないのかなあ？　患者さんだったのか、その関係者だったのか、精神科医療関係者だったのか、そのことすら判然としない。

鳥は、

「初めの文章は面白いよ。二十七歳頃の病院の思い出も良い。三十四歳の時には既に、精神科医療の改革に取り組む姿勢の全体像が固まっているんだ。今に繋がる姿勢が見える。ちょっと読んでみるわね」

と気軽く話しかけ、先生から指示された優等生が、教室の中で立ち上がって朗読する姿勢で、淡々と囀っていった。

上品な鶯のような口調で。

…………………………

〈精神科医としての今〉

まず初めにごあいさつ申し上げます。この文集には富養園退院者が多いようですが、私は昭和四十八年三月まで、約三年近く富養園に勤務していた医者です。

初め女子二病棟、それから男子二病棟が受け持ちでした。

思い出そうとすると、観音山からスケッチしたこと、大勢で文集「希望」の編集をデイルームでしたこと、森田虎サン先生の病棟と一緒になって、禁止になっていた富田の浜の海水浴へ患者さん達を連れて行ったこと、などなど。

近間園長が「海水浴は危険だから許可しない」というのを無視してやったのです。


そう、それから、今頃の季節だったのでしょうが、バケツをかかえて潮干狩などなど、楽しいことばかりです。人間というものは身勝手なものということなのでしょうか、都合の悪いことは皆、記憶の片隅へ追いやっていたようです。

『理解のできない空言を、病友は叫びながら足音荒く廊下を走る。風にゆらぐ木立のように』

『愛の語らいもせぬままに、隔離された小世界で、老い、息枯れるのを待つのだろうか。嫌だ、嫌だ、早く脱出することだ』

『病床に澄みわたりたる空はあれど、鉄格子の窓とりまきてあり』

『看護士さんの手荒い扱い。温かみのない冷ややかな目。いくら病人だからといって獣かなにかのように扱われたくない』

……などなどの文章に、忘れかけていた苦味と、今までの努力の足りなさをつくづくと思わされます。

かなり改善されたとはいうものの、精神科医療の遅れはまだまだのようです。一部屋に六人も七人もの患者さんが雑魚寝させられること。薬を大量に飲まされたり、何かというと保護室へぶちこまれたり。もうちょっとねばり強く話しあって説得指導したらよいのに、これらはそういう手間をはぶくためにする処置なのです。

作業療法ということで強制的に作業へかり出す。レクリエーション療法ということで嫌でたまらないのに踊りなどさせられる。患者にだって仕事を選ぶ権利はあるし、野球ならするけど踊りなんか恥ずかしくて嫌だと主張する権利はあるはずなのです。それを治療だからといって、個性を無視して強制するのは人権侵害と呼んでよいでしょう。

しかし精神科医としての今の私は、そんなことを言葉で言うだけでは何も変革はできないだろうと考えています。そこで二つの改革手段を考えているところです。

ひとつは市民運動です。これは今年の二月末に結成した『市民の健康を守る会』を通して実現していきたいと考えています。病院に対する苦情や要望のある方はどしどし意見を寄せてください。病院と交渉し、補償すべきは補償させ、改善すべきは改善させていきたいと考えています。

あとひとつは理想的な病院をひとつ作ることです。富養園の他に、県内には十八の民間病院がありますが、ここでは富養園よりかもっと悪い面がいろいろあって、多くの患者が苦しみ悩んでいます。民間病院は銭もうけを主な目的とするところが多いので、費用のかかる改善はなかなかしようとしません。県立富養園を管理するのは県の役人ですが、この人達は民間病院の経営者達になぜか頭があがらないので、富養園を民間病院よりか、かけ離れてよい病院にしようという努力はしないようです。だから『これこそが病院の理想像だ』と言えるような病院を作る必要があるのです。

すると他の病院も自然と改善しなければならなくなってきます。そのためには莫大な土地と銭が必要になってきますが、必ずや実現させたいと考えています。

以上の二つが今の私の目標です。もちろん私一人でできることではありませんが、捨石のつもりで頑張ろうと思います。さあ、あの先生にできるかな、と思いながらも一応の期待を寄せてみてください。

一九七七年五月十日

・・・・・・・・・・・・・・・・・・・・

しばらく羽をはばたかせて息を吸い込むと、じっと私の顔を見て、

「捨石さん！　これ三十六年前の文章よ。素晴らしい。今につながる宣言だわ」と、ふざけた声を出して、

またゆっくりと始めた。

「次のが、〈第一回の患者会に参加して〉という題のもの。半年後の秋ということだけど、ここ辺りから

がちょいと激しくなっていく。敵作りの本格的始まりなのかな？

T病院と、アルファベットにはしてあるものの、関係者達には『高下病院のTだ』と直ぐにわかるわけで

しょ？　だけど、こんな荒っぽいことはあなたしかしないことね。

日本人の中の一万分の一かな。簡単に敵を作ってしまう行為を始められるのは。読んでみるわよ」

と、前置きして優等生朗読をまた始めた。

・・・・・・・・・・・・・・・・・・・・

〈第一回の患者会に参加して〉

精神病患者への社会的偏見ということは言われ始めてから久しいが、まだまだ改善は進んでいない。いや、改善しようとする努力すら、まだまだ乏しいと言って良いのかもしれない。

去る九月、青島のKさんが死んだ。Kさんは十数年宮崎市のT病院へ入院していたが、入院中にある患者から洗濯板でなぐられて、右の人さし指を切断されてしまった。

二年前に退院して自動車の運転練習をしようとしたが、指がないと難しい。砂利運搬会社へ行ってみたがスコップを持つのにも不自由である。そこで損失した指の補償要求をすることになった。

我々市民の健康を守る会もその支援に乗り出したが、結果としてはKさんの失望を、かえって早めることになってしまった。T病院長はいっこうに誠意ある回答をよこさないばかりか、痺れをきらしたKさんに向かって愚弄する言葉をなげつけたのである。

そこで彼は、

『守る会も努力してはくれているようだが、T病院の権勢には勝てないではないか。若草病院も県庁の医務課の職員たちと同じようにT病院の支配下にあるのだ。

自分達精神病者は結局、社会的偏見の中から正当な保障要求すら認めてもらえない。これ以上要求をくりかえせば、またあの鉄格子のオリの中に入院させられるばかりだ』と、死の方を選ぶことになってしまった。

T病院長がKさんを殺したようなものだ。お金は貯め込んでいるようだが決してこの人は幸福な顔では死ねないだろうと思う。しかしそれにしても腹のたつのは、こんな人を宮崎県精神衛生協議会の副会長の位にまつりあげている人が大勢いるということだ。

この協議会が精神障害者の偏見の是正を訴えているのだということを聞けば、人はあきれかえるだろう。

ところで十一月三日、精神障害者患者会の初めての会合に出席させてもらった。人数は少なかったが有意義な会合であったと思う。社会的偏見を正すのに社会の力だけに頼っているようではいけない。先ず自らが自信をもって偏見に立ち向かわなければいけない。そうするのに一人一人では微力であるので団結が必要となってくるのである。

活発に述べられる意見をききながら、Kさんもこの席に出る機会があったのならもっと強い生き方ができただろうに、と考えた。

一人の力は弱い。しかし団結すると強大な力となる。一人が皆のためにという言葉を中心に据えながらこの会が発展することを祈る。

一九七八年二月

・・・・・・・・・・・・・・・・・・・・

咽が渇いてちょっと水飲みにでも行ったのか、暫く姿が見えなくなった。やがて帰ってくると、私をきりりと一瞥して、

「このT病院の院長ということは、真樹新院長のお父さんということでしょう？　そう、真樹さんは今度の裁判で、あなたをコテンパンにやっつけたかったのよ。

この文章は真樹さんも読んでいるの。彼が医者になったばかりの頃だったのかな？　お父さんの机の上にポンと投げ出してあったこの冊子を読んだのね。お父さんの恨みを晴らしてやりたいということかな？

まあ次の、翌年の春の『結婚』を続けてみるよ」と、また明るい優等生声で始めた。

・・・・・・・・・・・・・・・・・・・・

〈結婚〉

もうすぐ春である。日だまりのフキノトウはとうに伸びきっている。山桜も日南海岸では咲いているという。

こんこんと照る昼さがり、車の窓をあけると風はまだ冷たいが、青々と茂ったレンゲ草は今にも花をはじけ出しそうに見える。

二度目の歩の会では結婚のことが話題に上がった。適齢期になると結婚したい。結婚させたいとは誰でも思う。しかし、現実には結婚できずに過ごすことが多い。

井上マス子夫婦は精神障害者同士である。元気な男の子二人が会にも列席していたが、この夫婦の場合には結婚が、二人の子供が、よき精神の支えになっているようである。

夫婦の絆が精神病を理由に切れてしまう例を私たちは多く知っている。しかしこの井上夫婦の場合には一方が悪くなって入院するようなことになっても、一人が家庭をきりまわし、帰って来てくれるのをいつまでも待っていてくれる。それがまた、病気を治すための大きな勇気づけとなっているようである。

このような例を他にも幾組か知っている。

しかし多くの家族は〈連れ合いには精神障害者でない人を！〉と考えている。それはもし自分の子供が再悪化した時に、相手が精神障害者であったら面倒を見てはくれないだろう。

また、相手が悪化した場合に自分の子供が影響を受けて悪くなりはすまいか、ということのようである。

これはかなり矛盾した偏見であると言えるが、家族の身にあれば、わが身内かわいさということになろうか。

ある会員が「私も結婚する時には正常者と結婚したい。理由は再発した時の不安があるからだ、やはり相手を不幸にしたくないという気持ちがあるから、僕が入院しても生活力のある人と……」と発言していた。

精神障害者が正常者に比べて一般生活能力が劣るということは事実である。しかしそれがために結婚ができないということはないはずである。

結婚ほど、理屈どおりにいかないものはない。人間の生はやはり野に咲く花、空を飛ぶ鳥のように拘りのないものでなければならないだろう。

あまり結婚に打算が入りすぎてはいけない。自然な心で結婚できる時、その時が病気の癒えた時だと考えてもよいのかもしれない。精神障害者でなくとも結婚できずに一生を送る人もいる、ということも忘れるまい。

一九七八年三月

12 〈障害者も主張しよう。Hさん夫婦の場合を通じて〉

朗読のような雰囲気で喋って疲れたのか、鳥はじーっと私を見つめている。つい「何だい?」と声掛けしたくなるような雰囲気になる。

もしかして「私たちも自然な心で結婚できなかったのよね」と言ってるのかな?

多分そうに違いない……と考えようとしたら、勢いをつけて、最後のエネルギーを焚きつけるかのように、「続けるね、もう一つ」と囀り始めた。

・・・・・・・・・・・・・・・・・・・・

この正月三日、私はHさん夫婦の来訪をうけた。夫婦はW病院に入院中なのであるが、症状はほぼ軽快して、正月休みで外泊中のところであった。

Hさん夫婦の来訪の目的は、W病院から若草医院へ転院したい。しかし院長が許可してくれないので、どうにかならないか、というものであった。

精神病院の強制入院には、大きく分けて措置入院と保護入院の二つがある。前者は、家族その他が入院に反対しても、社会治安のために強制的に入院させるものであり、個人の治療よりも社会の安全が優先されている。

保護入院というのは、患者が入院拒否しても、家族が入院に同意して強制的に入院させる場合をいう。Hさん夫婦は強制入院ではなくて、自分の意志に基づく同意入院であった。

若草医院とW病院を比較すると、W病院が患者の自由意志を拘束することのできる病院であるのに対して、若草医院は入院も退院も患者の自由であり、先ず病院のどこにも鉄格子がないということにおいて、本質的に異なる。

Ｗ病院の場合には、患者の人権を鉄格子のなかに閉じこめることになるので、裁判所に対して入院の許可を申請しなければならない。

この時、患者の対社会的人権を代行する人として保護義務者が決められるのであるが、妻（あるいは夫）があれば妻（あるいは夫）、なければ親、子、兄弟、叔父叔母、市長などがこの順序で人選されることになる。つまり、病院に対する治療依頼者は、患者本人でなくて、保護義務者であるわけである。

若草医院は患者自身が入院を依頼してくるわけであり、裁判所の許可などは必要ない。そういう意味で、若草医院は狭い意味の精神病院ではないということもできる。

私はＦ園、Ｔ病院、Ｉ病院に勤務したあと、四年前からこの若草医院を運営してきている。この形式には、勿論短所もあるのであるが、数倍の長所を有していると胸をはって言うことができる。

短所の最たるところは、病識の乏しい患者さんに対して困難をきわめるということである。病識の乏しい入院初期には、家族と一緒に入院していただき、悪戦苦闘である。

もう少し入院した方がいいと説得するのに、患者さんの自己判断で早めに退院してしまい、再び病状が悪化し再入院になることもある。

しかし、それでも鉄格子の中に閉じこめて、無理矢理注射をうち、薬をのませるよりかよいと思う。そこには、自分の自由意志をふみにじられたことへのウラミ、クヤミが、大きくどす黒く残ってしまうからである。

交通事故、傷害、自殺などへの危険もいくらかある。しかし、それらの危険をのり越え、自分の病気を自分の意志で見つめていく時、初めて自分への責任感を自覚し、病気を超えていく力をうみ出していくことができるように思われる。

・・・・・・・・・・・・・・・・・・・・

鳥はつづけて言った。

「この文章は面白かった。もう一個だけHさん夫婦に関わる文章を読むわね。これも任意入院のことなんだ。W病院とは書いてあるけど、若久病院のことと判るわけだから、これも悪口と取る人がいるわけだけど。内容は許可」と。

・・・・・・・・・・・・・・・・・・・・

〈自分の意志で入退院を決めること〉

これがこの形式の病院の最大の長所ということができる。四年間の経験では、この形式の方が治療期間を閉鎖病院のほぼ三分の一に縮めることができる。しかし、閉鎖式の病院が、全く無用とは言わない。事実、若草医院と患者家族の努力ではどうにもならないで、富養園、緑の園、若久病院などへ依頼した患者は、四年間に十人ほどはいる。

しかし、それは病識の欠除したごく短期間だけで良いように思う。ところが、現実には、閉鎖の中に閉じこめられる必要性のない患者さんがわんさと閉じこめられたままなのである。

Hさん夫婦も、私の目には閉鎖が必要とは見えなかった。しかも、病気がまだ悪いと認識していて、若草医院でさらに治療を続けたいというわけである。

そこで、正月明けW病院のケースワーカーに、若草医院のケースワーカー国府氏を通して事情をきいてみることになった。

先方のケースワーカーの返事は、

「院長がダメというからダメ。保護義務者である兄弟もダメと言っている」ということであったらしい。法的には、先方には落度は全くない。しかし、これがケースワーカーの態度であり医者の態度であろうか。閉鎖の病院というものは、ただでさえ管理主義的になりやすい。看護婦の言うことに逆らうものは、すぐ男性看護師や医者のところへ呼び出される。そして、力を見せつけられ薬物増量、果ては保護室と称する独房送りにされる。

それが怖いから、病院職員の命令通りに動くようにならされてしまう。踊りがいかに恥ずかしいと思っていても踊らないといけない。おかしくなくても笑わないといけない。

私はこのW病院のケースワーカーも病院長も、閉鎖病院でのやり方に馴れっこになりすぎているのだと思う。「お前の兄貴がダメというからまだこの病院にオレ」と、自由意志を踏みにじられた患者の気持ちはいかばかりであろう。

「僕はちょっと開放の病院に行くのは早いと思うけどなあ、そう言うなら行ってごらん。もしダメならまた帰っておいで」と言う余裕が欲しいと思う。

Hさん夫婦は、病識を失って、症状が悪くなると手に負えないくらい悪いのかもしれない。だから、兄弟が「どうしても出してくれるな」と院長に頼んでいるのかもしれない。

もしそうであるとすれば、保護義務者としては適さないと言うことができよう。

病院職員、家族の理解を深める努力が大いに必要ということであろう。そして、それにも増して、患者の一人一人が、病院に対してもっともっと要求をつきつけるように、勇気を持ってほしい。

私たちはそのための協力を惜しまないつもりである。

一九七九年一月

・・・・・・・・・・・・・・・・

ここまで朗読のような風態で囀って、

「うん、これは良い」と、最後に独り言のように呟いて消えていった。

この文章の中の「ケースワーカー国府氏」も昨年の冬、あの世に旅立ってしまったらしい。私より五、六歳は若かったのだが。

時計を見ると約束の六時半を五分ばかり過ぎていた。

鳥に様々な昔話を思い返させられて、良い気分で何時もの坂道を登って行き、三人の坊主達と楽しい時間を持つことになった。

13　高下真樹医師の意見書への反論

鳥が読んでくれた、私の三十四歳から三十六歳にかけての頃の冊子『歩』の文章は私の心意気を伝えてくれて面白い。

しかし、この文章が高下真樹医師の控訴審での意見書に繋がっているという辺りが、この鳥だからこその意見と言える。

この真樹医師の意見書への私の反論の大まかな部分を転載しておこう。なるべく短く。

・・・・・・・・・・・・・・・・・・・・

〈第1項〉

この項目は「医療保護入院にするための診察をしたという事実」が、〈十二月二十二日のカルテに記載されていない〉という形式論に過ぎません。まさに揚げ足取りのお役所発想であり、臨床の仕事を真剣にしている人間の発言ではありません。

そんなことを議論するくらいなら、まともな仕事に時間を使いましょうよ。

〈第2項〉

長谷川式簡易スケールや頭部ＭＲＩ画像、頭部ＣＴ画像の検査をしていないこと。これも、完全な形式論です。これらの検査は症状の進行したものにしか役立たないのです。否定診断には使えません。

「これらの検査をすることは常識だ」というのは、「大勢がよくしている」というだけの一般論に過ぎません。「大勢がよくしている」ことは決して正しいことではありません。「赤信号みんなで渡れば怖くない」の例えそのものの面があります。

一九八六年ごろから始まった「ナン・スタディ」という六七八名の修道女の研究があります。老化と脳の関係を知るために〈死後には全員の脳の解剖までする〉という研究ですが、アルツハイマー病の証拠である老人斑と神経原線維変化が脳全体に広がり、病理的には最重度のアルツハイマーと診断される「シスター・バーネット」が精神的には完全に健全であったという。

そこで更に調べてみると、病変を認められた三分の一のシスター達が生前健全だったというのです。

この研究は現在も継続中で、修道院の門を二十歳代で潜った修道女たちの半世紀が記録されていて面白い結論が期待されます。どうやら、頭部ＭＲＩ画像、頭部ＣＴ画像では否定も肯定もできるものではなさそうなのです。

我が国では頭部ＭＲＩや頭部ＣＴは頻繁にとられています。高下氏の意見書では「常識」という言葉が使われていますが、それは診断や治療のための必要性ではなく、診療報酬を上げて儲けるためだけの常識のようです。

誠実な医者であれば、「高額ということ」と「放射線障害を避けたい」ということから最小限に抑えられるべき診療手段なのです。ところが、我が国では欧米諸国の約五倍の割合の検査実績があるようなのです。これは検査機械製作メーカーと悪徳医師の連携の結果と判断してよいでしょう。患者は犠牲にされ、それこそ、医療費高騰の原因の一つなのです。無駄な診療手段として今後抑えられていくべきでしょう。

高下氏の文章では、「儲けのためにしているのではない」という言い訳が〈「慢性硬膜下出血や脳腫瘍の危険もある」ではないか〉となっているのですが、見え透いたずる逃げの、次元の低い話です。その疑いのある患者さんだけにすればよいのです。

更に、頭部ＭＲＩや頭部ＣＴで脳の臓器破壊が証明されたとしても、今の医学では直接的な治療方法はないのです。つまり、治療に繋がる意味のある検査手段としての価値は極めて低いのです。

〈第３項〉

全体が私を批判するためだけに終わっています。全て悪意の解釈で、反論の価値がないとして無視します。

「往診して患者を連れて帰れば、その時点から直ちに医療保護入院が開始されたと見る」などというのは、批判のために偏りすぎた考えで、「現場を判ってない振りを装っている」のでしょう。

私達は可能な限り保護入院にはしたくないのです。しかし、本人が〈同意しないからといって、その場に放置して帰るような無責任〉はできないのです。「入院に同意しないと保護入院にしますよ」という言葉は恫喝ではなくて説明です。

全てが、自己に都合のよいように偏った議論ですから、反論の価値はありません。

〈第４項〉

前項に続いて、独善的文章です。この文書に自分で添付した宇都宮病院や大和川事件の資料をよく読んで欲しいものです。無責任な言葉遊び、あるいは完璧な読解力不足かな。

〈第５項〉

私が国家認定の専門医でも指導医でもないのは事実。それで何だと言いたいのだろう？　ここには「長谷川式の検査もしていないからレベルの低い医者だ」という結論が出てくる論理の経緯は見えない。「そんなことを言う医者こそレベルの低い医者だ」と思う。

〈第６項〉

そうですかねえ？　それは子供じみた都合の良い勝手な解釈でしょう。

〈第７項〉

この文章全体は、〈家族療法のことを全然理解していない〉ということを表明しています。脳細胞の老化、その結果としての機能低下は現在の医学では治療できません。

そこで、〈進行を抑えるのが最大の治療〉となるのです。衰えていく精神機能を刺激して、活発にすることには進行を抑える作用があるのです。認知症や進行し慢性化した統合失調症の治療では〈衰えた精神機能を活発にすることが最大の有効な治療〉となるのです。

私達は作業療法や音楽療法に力を入れていますが、人の精神に一番深く入っていけるのは長い歴史を共有している家族です。

親子、兄弟の力は絶大なのです。幼い頃の記憶、元気な頃の様々な体験、実現できない現在の様々な要求、それらを話し合い、感じあうチャンスを作り、精神を健康な方向に持っていく治療方法が家族療法なのです。

家族療法は認知症患者の精神機能活性化のために極めて有効な手段です。山下氏の認知症状は現在進行中ですが、離婚された家族のそれぞれに未だに深い関心が残っておられるようです。この三月、五月にもバレンタインデイや母の日の贈り物として、チョコレートなどを届けておられます。

先週、長女の方から入った情報ですが、「還暦なんだが、会いたい」という電話が入ったようです。「母親と兄は反対しているが私は会いたい」と、長女は私に言っているのですが、〈そう考えてくれる長女の存在〉は家族療法を進展させていく上で大きな力になるのです。

私の病院に入院中はほとんど欠かすことなく週一回の家族療法を続けていて、結構良い経過を辿っていたと思います。離婚に至るのは高下病院に移ってからです。

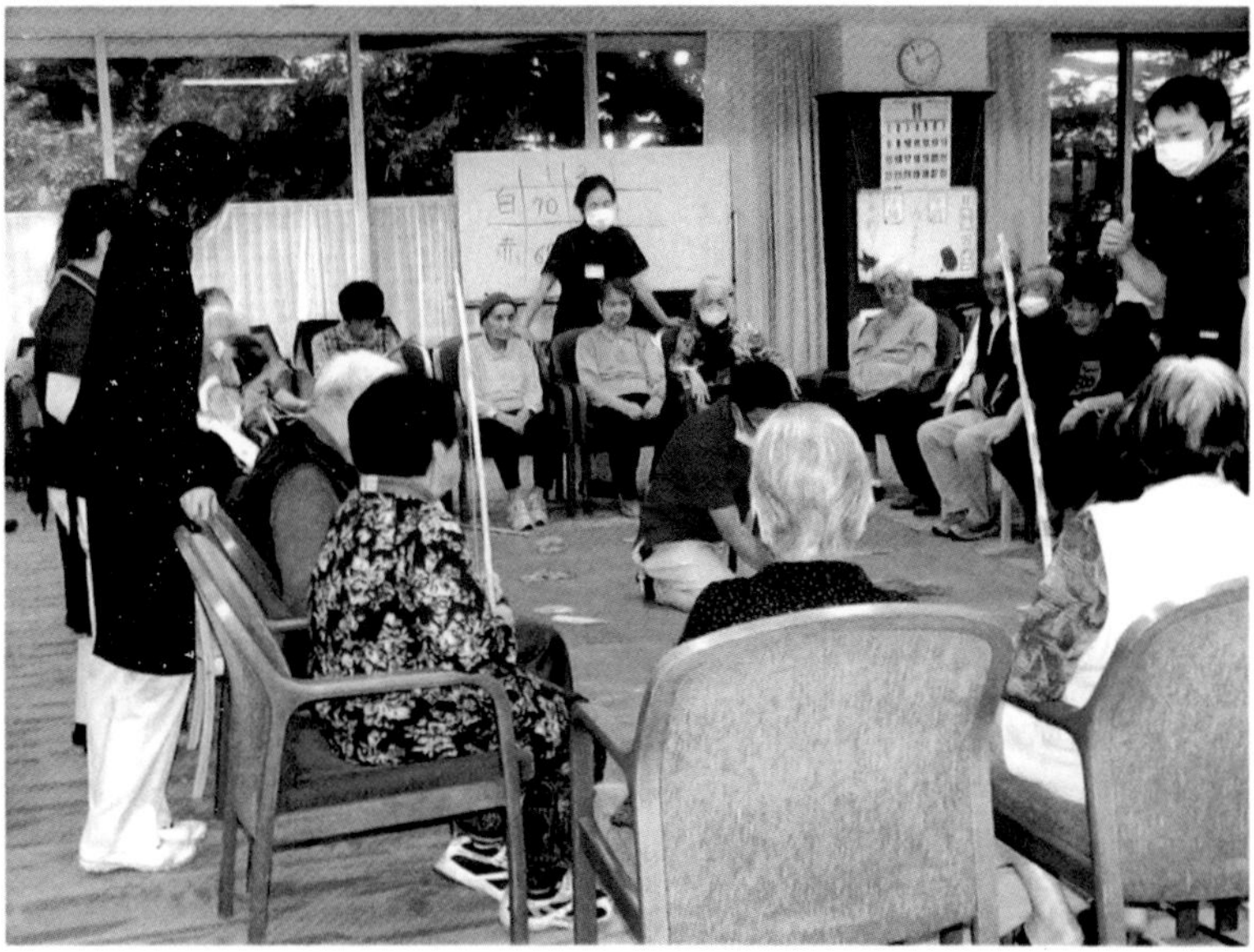
白
70
赤

〈第８項〉

往診家族療法はまさに一般的には普及していません。しかし〈家に引きこもり、社会との接点を失い人格の障害が発展していく患者〉達には極めて大切で有効な治療方法なのです。まだ診療報酬にも規定されていないのですが、私は二十年以上前から取り組んで全国を走り回っています。

拙著やホームページ、数回のテレビ出演、いくつかの雑誌の紹介などなどが皆に知っていただく窓口です。五年ほど前にはＮＨＫのラジオ深夜便で喋らせていただき、さらに大忙しとなっているのですが、「往診する精神科医がいるとは思わなかった」という声が今でも方々で聞かれます。

大人になる過程の思春期の子供たちを「外に出られないまま、家の中に放置する」のは、むしろ〈家族としての教育の役割を放棄している〉という意味で「虐待行為に当たる」と私は考えています。

つまり、〈親をはじめとする家族全体が病んでいる〉のです。

そこに手を貸すことはまさに精神科の仕事なのです。

それも理解できないで、「ソフトな方法を用いた座敷牢」だなどと批判するのは恥ずかしい話。批判のための批判としての結果かな？　「そもそも精神科医がするべきことではありません」という言葉が、ホームページを熟読してもらえれば、恥ずかしくなる筈です。読む力があればのことだけど。

診察室の中だけにいて、薬の処方箋と検査指示箋を出すことだけで忙しい医者は早くお蔵に入るべきなのです。

〈第９項〉

まさにこれからの我が国の精神科医療の改革を目指して頑張っていくつもりです。僕のホームページの中に精神科医療改革物語という本が載っけてありますから、どうぞ目を通してみてください。

・・・・・・・・・・・・・・・・・・

更に、「日本精神科病院協会の性質を問うための質問」という項目もある。長くなるがこれも掲載しておこう。

・・・・・・・・・・・・・・・・・・

日本精神病院協会の性質を問うための質問

我が国の精神科医療の八割くらいは民間精神科病院で占められてきました。その殆どが、日本精神病院協会に属してきたのですが、私には協会は民間病院の利益擁護団体にしか見えませんでした。

経済成長の時代には自民党と手を結び、厚生省を牛耳ってきました。経済団体や土建業団体と類似の動きをしてきていたのです。医師会や日本精神病院協会の全盛はこの時代をピークに、今や下り坂です。

数回の不況を経て財政赤字を重ねる中で、医療費の節減の必要性が叫ばれるようになりました。健康保険財政の逼迫は限界に達してきているのです。そこで、厚生労働省側は医師会や日本精神病院協会の言いなりには動けなくなってきてしまっているのです。

そして、財政健全化のために〈入院患者を減らして在宅医療を進めることで、財政赤字を減らそう〉という動きを強力に進めています。医療全般でその方向なのですが、精神科においては「スーパー救急病棟拡大政策」により、急速に精神科病床を減らそうとしているのです。


私達の若草病院は二〇一一年八月にこのスーパー救急病棟を実現しました。九州では三番目、まだ全国的にも五十病院は超えていないみたいです。

三か月以内に退院させることを基本的課題にしたこの〈スーパー救急病棟拡大策〉は精神科医療改革に大いに役立つでしょう。入院期間は可能な限り短くすべきなのです。

〈管理医療から在宅医療に切り替え、個人のその人なりの生き方を尊重すること〉は私達が追い求めてきた究極の目標でした。それが、財政逼迫という思わぬ方向から実現されつつあるのです。

しかしこの政策には、一つだけ大きな心配があります。〈三か月以内に退院させるという課題の実現〉のためには様々な工夫が必要なのです。看護師、心理療法士、社会福祉士などの人員を増やして肌理細やかな治療を進めること、薬物療法の工夫、などなど。

しかしそれにも限界があり、自立支援アパートの充実、訪問看護とデイケアによる支援の充実などが絶対的に必要です。これが無ければ〈病棟の六〇％の患者さんを三か月以内に退院させる〉という課題を実現できないでしょう。私たちはこれらの準備に二〇年以上の年月をかけてきたのです。

大きな心配というのは、以上の健全な手段の新設を実現できないために、脳電気ショック使用が増えるのではないかという懸念です。この脳電気ショックはＥＴＣ（＝電気痙攣療法）と呼ばれて、我が国の診療報酬の中で治療手段として認められています。しかしこれは完全な間違いなのです。

厚生労働省は数十年に亘って〈らい病（ハンセン病）の患者さんを「らい予防法」という間違った法律により強制隔離して人権の侵害をしてきていた〉のです。一九九六年、当時の厚生大臣菅さんが国民に深々と頭を下げて謝ったのですが、精神科医療の中では「脳組織を電気で破壊するという人権侵害」を平然とし続けているのです。舌の根の乾かない現在。

これはまさに〈国家のいい加減さの象徴〉と呼んで良いでしょう。電気ショックは治療などと呼べるものではなく、患者さんを〈管理しやすくするための犯罪そのものとしての処置〉に過ぎないのです。皮膚に火傷痕を残すほどの百ボルトの電気を繊細な脳に直接当てる、その結果、脳機能を破壊して「考える力」、「記憶する力」、「怒る感情」は抑えられてしまうのです。

これで暴力や自殺などの症状はなくなります。しかし、人間としての繊細な機能は殺がれ、「生ける屍」が残されるだけなのです。

これは完全な犯罪、「治療を装った犯罪」と言って良いでしょう。しかし、苦労している治療者側や家族にとってはこの手法で、〈管理が楽になり、退院させ易い〉のです。すると「三か月以内に退院させる」という目標の達成のために、〈安易に使われそう〉なのです。障害者の人権は簡単に踏みねじられ、葬られるのです。

脳電気ショックはイタリアでは禁止、フランスとドイツでは裁判所の許可が必要とされています。先進国で禁止されていないのはアメリカとイギリスと日本だけ。この三か国だけでは医師の裁量に任されているのです。我が国の小ずるい精神科医は自己正当化のためによく「欧米では盛んだ」と言っているようですが、それは完全な嘘。

この三か国の中ですら、良心的な医療者は治療手段から排除していて、安易な実行者は少数派なのです。〈精神障害者が蔑視され、邪魔者とされている国だけで禁止されていない〉と考えてよいのです。

私は法律上の禁止を実現したくてこの三十数年間、様々な運動をして来ました。しかし残念ながら、精神科医療の関係する諸々の学会の中ですら〈微動だにしていない〉、〈小さな声すら上がらない〉のです。

実際に脳電気ショックを実行している医者は全体の一〇%にも満たないようですが、禁止運動を進めようという人たちは極端に限られて、耳に届く声に至ってないのです。

この実態が我が国の精神科医療に携わっている医師、看護師、精神保健福祉士、心理療法士達の心の不健康さを象徴していると私は考えています。

〈人の批判はやめておこう。自分達がしなければ、それでいいんだ〉という姿勢は「狡さの産物でしかない」のです。

そこからは〈人間にとって真に大切な感情〉は失われ、精神科医療の世界には蛆虫が湧いてしまうことになるのです。

脳電気ショックのことは大きな心配ではあるのですが、この〈スーパー救急病棟拡大政策〉によって「在宅医療が進められていく」ことは良いことです。厚生労働省の改革姿勢は本腰で、病院側が貰える収入に表現されています。

簡略に説明しておきましょう。

一般病棟の収入　　　三十五万〜三十八万円前後

救急病棟の収入　　　五十二万円前後

スーパー救急病棟の収入　　　百五万円

つまり職員を増やして早く退院させる病棟を持つと、収入が二〜三倍に増えるのです。精神保健指定医、看護師等の増員のために経費も増えますが、経費は精々一・五倍増加で済みますから、収入は少なくとも五〇%は増えるのです。

つまり、スーパー救急病棟作りに挑戦できない病院はやがて倒産するという収入構造になっているのです。

そこで、高下真樹さんに以下の質問をします。

①高下病院はスーパー救急病棟作りの準備を進めていますか？

②私達は日本精神病院協会に加入して、精神科医療改革に一緒に取り組みたかったのです。

そこで何回か加入申し込みをしました。ところが拒否されましたね？

若草病院が今まで何回、加入申請をしてきたか調べてみてください。

③今年の四月にも申請していますが、拒否されました。その理由は何でしょう？

④宮崎大学医学部精神科では脳電気ショック使用が盛んなようですね？　高下病院でもしているのですか？

・・・・・・・・・・・・・・・・

以上の質問状を出して既に一年を超えようとしているが、返事は未だない。

しかしそれは予想通りのこと。答えは見えているから必要も無い。

14　往診家族療法のこと

今日は二〇一三年六月二十八日金曜日。週末の東京宿、高輪四丁目のマンションで目が覚めた。木曜から日曜までは宮崎を離れて、このマンションを基地にして全国を走り回る。第二土曜日の週は宮崎に残ることにしているのだが、仕事次第では木曜日にやってきて、土曜の夕方までに帰るということもある。第二土曜日の週だけ宮崎に残るというのには二つの理由がある。一つは自立支援アパートに住んでいる県外の人の家族が面会に来られる時のための待機ということ。

これは家族療法の一環として重要なので、月に一回だけ固定しているのだ。宮崎県内の家族であれば、月曜から木曜の間でも来易い。しかし県外者の場合にはその人たちの仕事の関係上、土曜・日曜の前後が便利となるのだから。

あと一つの理由は第二土曜日の夜に「てげてげ倶楽部」で開催されるコンサートに参加すること。

「テゲコン」と略称しているのだが、これも広く言うと、大空館という大きな家族のための家族療法の一つと考えていただいて良いのかな？

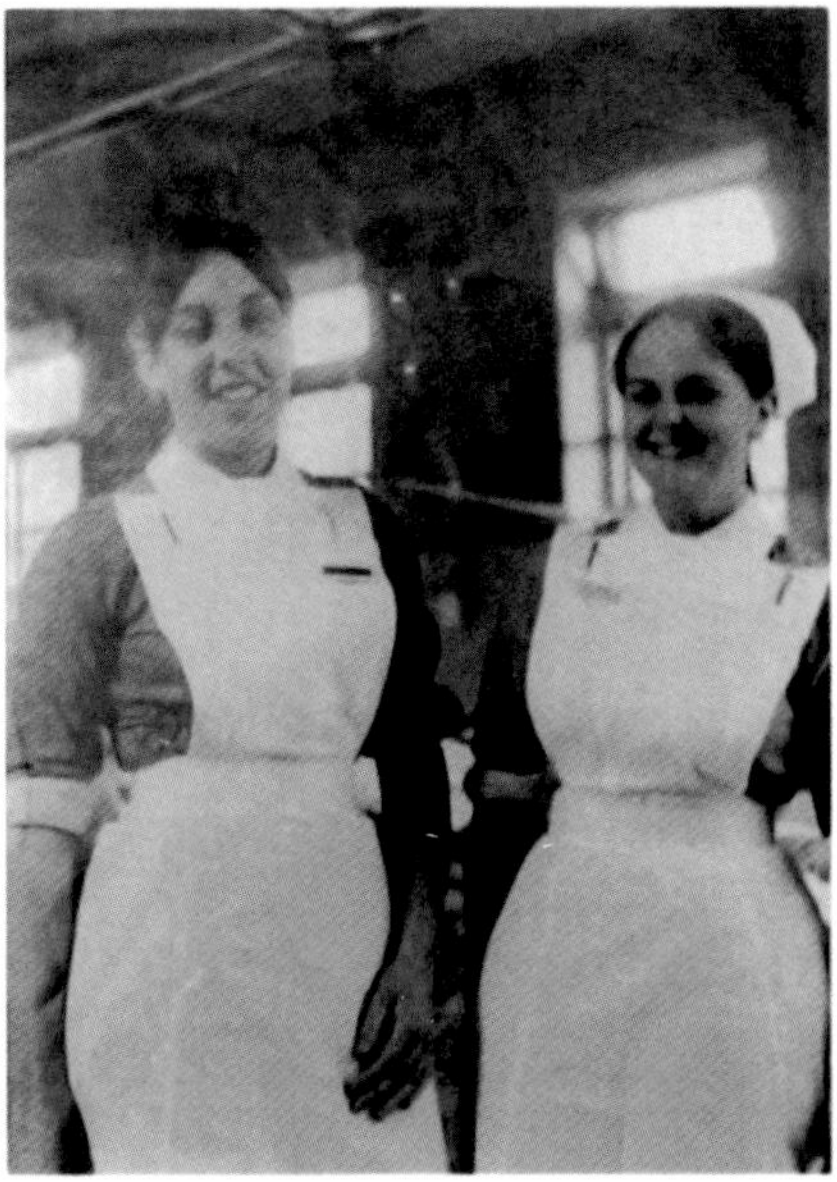

唱歌や歌謡曲や民謡、ジャズやシャンソンなどなど、各々が勝手に歌いまくる。〈「てげてげ倶楽部」は大きな家族の中の居間〉と考えていただいたらいいのかな？

カラオケが多いのだが、ギターやフルートや踊りまで飛び出すこともある。

私は決まってシューベルトを歌う。「水車小屋の娘」や「冬の旅」が中心なのだが、ちょいと荒っぽい男言葉に翻訳して。

ピアノは元患者さんの専属がいて、私の間違ったリズムにも適当に合わせてくれる。七時から始まるのだが、この時間に間に合うために六時には帰るように努めているのだ。

つまり月に三回から四回の週末、この港区高輪四丁目のマンションが私の宿となる。大阪経由、名古屋経由ということも屡《しばしば》ある。たまには大分経由、北九州経由ということもある。日数で計算すると宮崎が十八日で、宮崎以外が十二日かな。

その中での宿泊数は、このマンションが一番多い。ほぼ八割五分くらいがここかな?


昨夜が遅くて、時計を見るともう九時前。同居している姪っ子が珍しく朝飯を準備してくれていた。妹の長女であるこの子は池袋の近くのある精神科病院で看護師をしている。お膳の上に透明のビニールのサランラップをかけているのだが、多分、バタバタとラップをかけて出勤して行ったのだろう。

何時もは品川駅や五反田駅側のマーケットから、納豆巻きやお握りやチラシ寿司、ポテトサラダ、林檎や蜜柑などを買って帰る。味は悪くはないのだが、プラスチック容器に箸を突っ込んで、お腹に詰め込むのは何とも侘しい。

そこで、お皿に並べ直して食べたりもしてみたが、やはりその「並べ直す」という作業だけで侘しくなる。自分の体が人間ではなくて、機械か何か無機質な玩具であるかのような自分、皆からほっとかれた自分に思えて。

ところが、今朝は姪っ子の手作り朝飯でいい気分だった。そして、十年前に死んでしまった彼女の言葉、「あなたは私のことを女中か、下宿屋の小母さんと思ってるの?」を思い出していた。

そう、ここ高輪のマンションに移る前は、町田の彼女の家が東京での住まいだったのだ。彼女との結婚を破談にしたのが二十七歳。再会したのが四十五歳。

五十九歳の夏に死んだのだから、彼女の家で十四年過ごしたことになる。

初めは郊外の桜の綺麗な団地の中だった。二、三年後に、駅近のマンションを買って引っ越した。そう、この時にマンションを買ったのは彼女だった。食テーブルやベッドは私が買った。彼女の仕事場にも近くなったのだが、遅くまで往診に駆け回る私のためにこそ、駅側のマンションは嬉しいことだった。

彼女の何人かの友達とも親しくなって、食事会や麻雀卓を囲んだりもした。ドライブも楽しんだ。箱根や鎌倉、草津温泉へ泊まって、山越えしての佐久平。益子焼きを求めての筑波山周辺めぐり。

そう、ドイツやウイーンなどを巡るヨーロッパの気ままな旅も楽しんだのだった。

ドイツに住んでいた彼女の知り合いの車を借りてライン川沿いを、時間も行程も決めず思いつくままのドライブ。地図も持たずに、ホテルも外観を見ただけの思い付きで選んで。

しかし、よく喧嘩もした。渋谷駅で待ち合わせした時にも、行き違いがあって、彼女を怒らせたんだった。

「そっちじゃないよ。井の頭線側と言っただろう?!」と繰り返していたら、

「もう、あなたとは待ち合わせなんかしない！」と、腹の底からの怒り。……そこまで思い出すと、彼女の怒りの周りの記憶がちょっと拡がった。
しかし、悪い回想ではなくて、暖かくて懐かしい過去。そしてあの頃への回帰願望がほんわりと高まり、胸がジーンと静まる。

生まれて初めてした〈納豆混ぜ作業〉の時の彼女の言葉。バタバタと朝御飯を作っている彼女の横で足を投げ出し、新聞を拡げていると、
「納豆くらい混ぜなさい。お碗に入れて箸で混ぜてごらん。粘ついて、箸に粘り糸がイッパイ纏い付くようになるまで！」と、怒鳴るように押し付けられたのだった。
この言葉は、駅側の食堂で朝飯のための納豆定食を頼む度に思い出す。

水面の柔らかな波のように、記憶が次々に拡がっていって、やがて静かに消えていく。心の片隅に「ゴメンね」という言葉を浮かばせる時には、ちょっとだけ真剣な顔になっていたのかな。

十時過ぎには本所吾妻橋の患者さんの家に行く予定で、白銀猿町の都営浅草線高輪台駅に向かっていた。

すると、また鳥が現れた。まだお化粧もしていない、すっぴん声。そう、眠そうな、人の評価などお構いなしの、どーんと重い声。その分、部厚くて、心の奥までズーンと響く声で。

「ほら、船員保険病院よ。名前も〈せんぽ病院〉なんて愛称に変わって、建物も改装されているけど、四十四年前、あなたはここに入院していたの。一月ばかり」と、乗り掛かるように話しかけてきた。

そう、私は二十六歳の時の夏、この病院に入院していたのだ。船医として世界一周航路に乗って、ヨーロッパの国々を回り終わろうとしたところで、全身の関節を痛めて歩けなくなってしまって。イギリスのグラスゴーで下船。大きな病院の一角で一週間くらいを過ごしたのだった。

二人の若い看護婦さんの笑顔が思い出せる。二人が並んだ愛嬌のよい写真も撮らせていただいている。カラーではなくて白黒なのだが貴重な写真で、アルバムを捲ると暫しの間、ここで止まってしまう。彼女らに、カタコト英語で話しかけたのだが、看護実習の学生さんだったのかもしれない。すると、あの病院は大学病院か公立病院だったのだろうか？

結構楽しい一週間だったのだが、グラスゴーからロンドンまで小さな飛行機でイギリスを縦断。ロンドン空港で、暫しの時間待ち合わせて大型飛行機に乗り換え帰還し、そのまま、ここ船員保険病院に入院となったのだ。

診断名は急性関節リウマチだったのだが、高岡花見の山仕事を始める頃までこの病名に引きずり回されていたような気がする。


羽田空港まで迎えに来てくれた父と姉に連れられて、品川駅の高輪口から柘榴坂をタクシーで登り、この病院に向かった光景を思い出すことができる。

未だ大きなビルは少なかったのか、青空の中に突き出た丈の高い雑草がまるで山道かのごとく茂っていた。

プリンスホテルの建物群も今の半分もなかったのかな？

父と姉は多分私の死を想定しての上京だったのだろう。


この世界一周旅行は私の二十五歳から二十六歳の時の、思い出に深く残る体験である。

台湾と香港に寄ってマラッカ海峡を抜け、インド洋を南下。赤道を越えると、水平線の上に南十字星が見え始める。

この輝く星が日に日に中天に近づいて来て、船は南アフリカのダーバンに辿り着く。ここで一泊して、翌日は喜望峰を回って、南大西洋を北上。すると、南十字星はまた水平線に近づいていき、やがて見えなくなる。

そう、この体験で、「確かに地球は丸いんだ」と、初めて体で確認することができて感動したのだった。

この世界一周の貨物船は定期船で、世界中の港から港へ依頼された貨物を配達するのが仕事である。南大西洋を北上するこの船はアフリカの西側の港にはどこにも寄港せず、ジブラルタル海峡から地中海に入っていった。

そう、このジブラルタル海峡でのクジラの大群は圧巻だった。丸太が浮かぶかのように悠然と波に身を任せているクジラの群れは〈生きていることの喜びを謳歌している〉かのように思えた。

右にアフリカ大陸、左にヨーロッパ大陸と、目の前に同時に二大陸とも見れる体験も感動だった。地球ってこんなに狭いんだという実感。

南フランスのマルセーユが初めてのヨーロッパ。次いでイタリアのジェノア。この港では荷物の積み下ろしに時間がかかり、三日間の停泊。

そこで、ジェノアから列車に乗ってフィレンツェまで出かけた。ルネッサンス発祥の地、中世の面影をたっぷり残すこの街を一人歩きしたかったのだ。

そう、フィレンツェのホテルに行くと、

「パスポートを見せろ」と言う。

「船員手帳しか無い」と言うと、

「船員手帳では、船の停泊した街しか歩けない」と言う。

泊めてもらえないのかと心配しながら、

「アイアム・ア・シップドクター」と言うと、

「オウ・ドクター、オーケイ」となったのだった。

医者であることがなんと嬉しかったことか！

それから、スペインのバルセロナ、ポルトガルのオポルトを回って、フランスの大西洋側の玄関港ルアーブルに着いたのだった。

ここから十名前後の乗組員たちと貸し切りバスでパリまで行った。凱旋門、ルーブル美術館、印象派美術館など、いろいろの思い出がある。

先ずは、この世界一周航路に乗るに至る経緯を話しておこう。

15　医学部を卒業して、２航海だけで終わる船医を経験するに至る経緯

私は四月二日生まれだから医学部を卒業したら直ぐに二十五歳になる。卒業は一九六八年三月なのだが、この年からインターン制度が廃止された。つまり、医学部卒業と同時に医師国家試験を受けられるようになった。

これは日本赤軍派の様々な事件につながる全学共闘会議騒動の始まりの前後だったのだが、私のクラスでも「国家試験ボイコット」が議決された。この時、私はクラス会で「早く医師免許証が欲しいから、そんなバカげた運動には僕は参加しないよ」と宣言したのだった。そこで、罵倒仕合になった。

親友の一人は小さな声で「無視しておけばいいんだよ。黙って受ければいい」と言ってくれた。

だけどそんな小狡ができない私は徹底的に反論したのだった。

ところが、結果的にはクラス全員が受験するに至る。

〈赤信号みんなで渡れば怖くない。人がしないことをするのが怖いのが大勢〉なのだが、私はそれが大嫌いだったのだ。

そんな流れがあったのだが、一学年上の先輩たちと一緒に医者になることとなった。ただ、初回ということからか、医師免許証が手元に届いたのは八月だったかな？

卒業にあたって、多くの同級生は自分の大学の医局に残るか、県外の有名大学の医局に出かける。あるいは実績のある有名な病院に勤めて修業する。

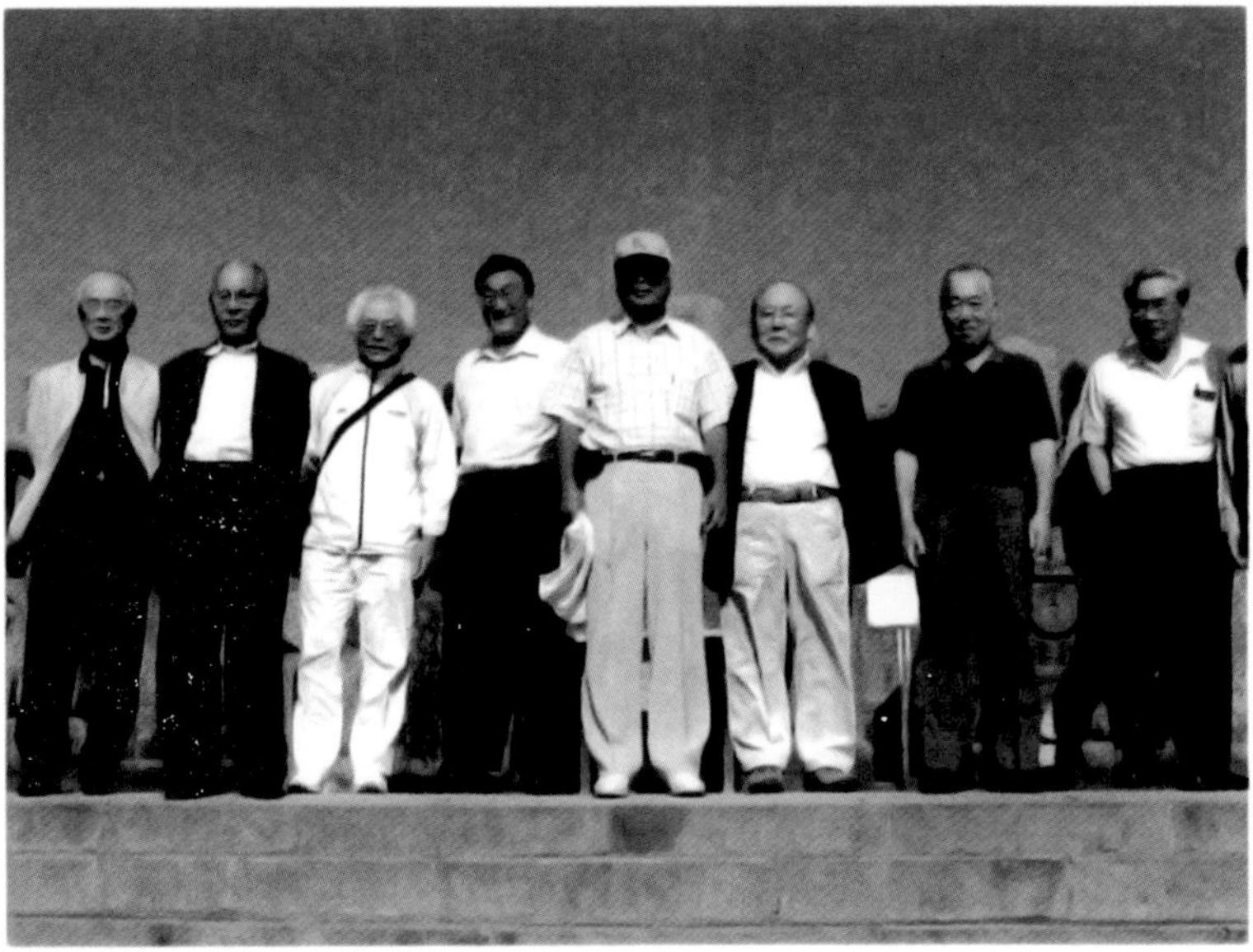

私の卒業した国立鹿児島大学では多分、九割五分がそちら側だったろう。

私のような選択をした者は、他に居たとして一人か二人かな？　入学時には四〇人だったのだが、教養課程から専門課程に上がる時に学外から二〇人の臨時募集があって、卒業時の定員は六〇人だったのだが。

私は法務省からの奨学金をもらっていた。法務省に勤めなければ奨学金を返還しなければならない。私は躊躇わずに、法務省への就労を選んだ。親父に金銭的に頼りたくないという考えもあったのだが、医局に残って教授や先輩に頭を押さえられたくないというのが一番大きな理由だったかな。しかし、法務省の世界への好奇心も幾らかあったのだ。

八王子医療刑務所が初任地となるのだが、コンクリートの壁の中で、小説家か哲学者になる道も夢想していた。北杜夫、森鷗外、なだいなだ、安部公房、チェーホフ、サマセット・モームなどの医者作家は一つの目標としたい見本でもあったのだ。

この刑務所病院に、一九六八年四月から医師免許証の届く八月半ばまでは医療検査技師、それから医師として勤めたのだが、ここに居た医者は八人から十人前後だったかな？　精神科を診る医師は私と上司の二人だけだったのだが。

私は卒業したばかり。これから実践の勉強ということで、内科や外科の病棟も診させられた。八人前後の医師で夜間の当直までするのだから、精神科だけというわけにはいかないのだ。

一年前までの医師免許取得過程としては〈卒業後一年間はインターン生として様々な科目の実習をすること〉が必要だった。私達からそれが要らなくなった。

つまりインターンも受けずに医者になった私は、実経験は完璧に乏しいわけだから、先輩に聞いたり文献を読んだりするのを恥ずかしがらずに済んだのだった。その分、気楽だったとも言えるかな？

先輩というのが、医師達よりも看護師達の方が良い指導教師だったかな？

そう、私の当直の夜にフォークを飲み込んだ受刑者がいた。私はすぐに開腹して取り出さなければ大変なことになる、危ないと考えて慌てた。

ところが、手術なんてしたこともないのだ。どこかの病院に依頼するか、先輩外科医を呼ぶかと慌てていると、結構の年齢の看護師のおっさんが悠然とした顔で近づいて来て、

「水野先生、慌てなくていいですよ。人間の体は利口なもので、どこも傷つけずに出てくるものです。明日まで様子を見ましょう」と、自信満々に言ったのだった。

私はそんな言葉など信じられず、フォークの五本の細い角先が胃腸や小腸や肝臓を傷つけ出血に至る危険性を想定して、一晩中眠れなかった。夜が明けて、外科医が出勤してくるまでの時間、症状が悪くならないことだけを祈って胸を撫でまわす心境でいたのだった。

漸く夜が明けた翌日の昼食前の時間、昨夜の看護師が私の前にニタニタ顔で現れた。ティッシュペーパーに包まれたフォークをもって。

フォークはまるで磨かれたみたいに新鮮な綺麗さで私の眼下に曝された。

「水野先生。フォークをウンコがこんなに綺麗に磨いてくれています」と笑いながら。

私としては驚きの良い体験ではあったのだが、看護師の視線に、なんか「受け入れ難いもの」を感じたのだった。

私に対する教育ではあるものの、受刑者たちを上から見下すような態度というか。つまり、そのまま全人格を受け入れることのできない人物、許せない人物と感じたのだった。

実はこれが〈お役人の基本形としての表情〜雰囲気〉であるということは様々な体験から思い知らされるに至る。これから半年を超えずに離職することになるのだが、このフォーク体験は離職に至る原因の一つに繋がっているのかな?

修業の身の私は八王子医療刑務所の職員でありながら、一週間に二日は東京医科歯科大学精神医学教室の研修医として、お茶の水に通っていた。刑務所の仕事は免除され、勉学に励むということだったのだが、私は学生になりきる気にはなれなかった。

八王子から電車に乗って御茶ノ水駅で降り、お濠と道路一つを跨いで病院の玄関に上がる。しかし、ここは「自分の居場所」ではなくて、まるでお客さん気分でしか居られなかったのだ。学校の門までの道は短いものの、上り坂になっていてこの道を登るのが段々気重になっていった。

そこで、この教室の人達との深い繋がりは全くできないままに終わってしまった。作ろうと少しは努力したのだが、全学共闘会議の学生運動のさなか、学校中が混乱していたのだ。

「教授の授業に協力するのはブルジョアの仕事に協力することになるのだから出るな！」などのヤジが飛び交う。私はそんなヤジ言葉など無視はしていたのだが、東大の安田講堂が陥落する頃になると、次は医科歯科大学かという雰囲気の混乱状況だったのだ。

廊下や教室の壁には真っ赤なペンキの大きな文字で「反体制言葉」が堂々と走り書きされていた。学校側にはそれを消そうとする意欲の欠片も見えなかったのだ。

学校全体が完璧に疲弊しているように思えた。記憶に残る感動的体験はこの研修医過程のなかに唯の一つも思い出せない。〈精神障害と犯罪〉という観点からの中田修先生の講義に少しだけ関心を持っていたのだが、これも期待外れだった。

全学共闘会議の行動は私としては、非建設的で、ばかげた子供遊びにしか思えなかった。多分、八王子に帰る時だったのか、新宿駅で線路の石を投げ合うなどの行動を直接目にしたことがある。私には非行少年たちよりも質の悪い犯罪行動と思えて、繋がりは一切持ちたくなかったのだった。

安田講堂が陥落する数日前に東大を見に行ったことはある。しかし、それは病的な行動を引き起こし、それを支えて群がっている人たちの本質を見たかったからだったのだ。建物の中の汚染具合に、やはりこの運動は社会改革につながる建設的なものではないと私は確認したのだった。

医療刑務所というのは医療を必要とする受刑者を各地の刑務所から集める場所なのだが、全国に三か所ある。ここ東京と大阪と北九州。一般の刑務所で手におえない病人がここに送られてくるのだ。

もうひとつ医療刑務所には、全国の刑務所で起きる医療問題の解決のために応援に駆けつけるという役目もあるようだ。私が医師免許証を取得して医療技官という肩書がもらえたばかりの八月、札幌刑務所で集団赤痢が発生した。早速、私は法務省の医師の資格を持つお偉方と二人で応援に出かけたのだった。医者になりたて、応援という言葉が恥ずかしいが、このお偉方も本庁の課長クラスだったのかな？　もっと上だったのかな？　臨床はしてないわけで、治療者としての力はゼロに近いと言って良かったろう。

私達は札幌に滞在した一週間、かなりの歓待を受けたのだった。時計台の見える百メートル道路の高級レストランで食事を戴いたりの歓迎。刑務所の幹部達を交えて。どの席でも所長よりもこの課長の方が上に見られ、周りからちやほやされていたのだから、結構な支配力を持った本庁幹部だったのだろう。

私は東京から札幌に向かう電車の中で、この上司から質問されたのだった。

「水野君。赤痢の診断はどういう症状かな？　どういうふうに指示しようか？」と。

「教科書の中で教わっただけですね。まだ診たこともありません。治療に関わったこともありません」と私が答えると、

「いやいや、教科書の中でのことで充分なんだよ」という言葉。

「下痢があって、発熱、衰弱、赤痢菌の検出……」と、思うままに言葉にすると、

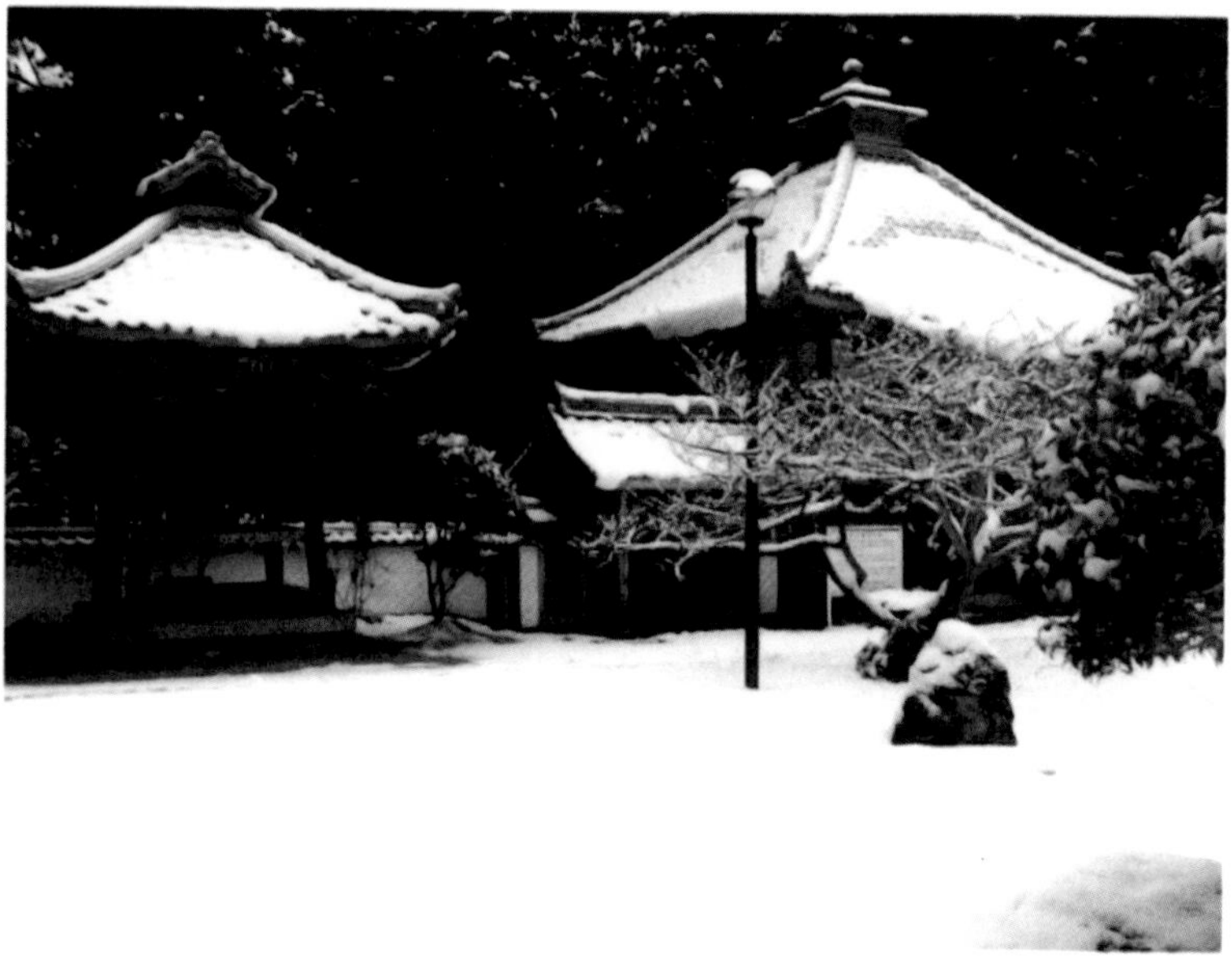

「分かった、それでいこう。下痢、発熱、衰弱で疑似赤痢ということにしよう」となったのだった。実に形式的な札幌刑務所への応援。治療する医者としては何の役にも立たない二人が駆けつけて、刑務所への応援姿勢が片づけられたのだ。

ここ札幌で、また私は新しい体験をすることになる。春の花と秋の花が同時に咲いた北海道の光景も面白かったし、冷房設備の充実していない札幌の喫茶店が東京の店よりも暑苦しい。これも面白い体験であった。しかし決定的な体験は、刑務所の中の死刑場だった。死刑執行は全国の大きな数か所の刑務所で行われるのだが、ここ札幌刑務所もその一つだった。そこで、「是非、執行現場を見学しておきたい」と希望したら、現場責任者を呼んで案内してもらえたのだ。

この時の死刑台への私の印象は、「大きなお寺の庭に聳えた鐘打台」だった。あるいは、相撲の土俵を高くした舞台のようにも感じられた。

私ははっきり覚えている。案内人に「死刑執行の日は飯も食べられないでしょう?」と聞く。すると、彼は平然と答えたのだった。

「いえいえ、国家のために悪いことをした人間に執行するのですから、爽快に目が覚めます。ご飯がむしろ美味しいです」と。

私としては返す言葉が無かった。兵隊が〈鉄砲や爆弾を人に向けて打ち込む行為〉、それに躊躇いがあっては立派な兵士ではない。裁判で決められたことを執行するのはその人の誇りなのだ。

優秀な役人、優秀な兵士は決められたことを、躊躇うことなく、誇りを持って実行しなければならないのだ。


東京に帰った数日後、まだ疲れの残る私は、刑務所内では所長に次いで偉い事務長から、上から目線の注意を受けることになった。

医者の出勤時間は曖昧で、私はいつも九時前後に玄関を通過していたのだが、事務長は私に近づいてきて、

「出勤時間は八時半です。他の職員に合わせて時間を守ってください」と言う。

私は頭にきて、

「そんなことをなぜ、私だけに言うんですか？　皆に言うのなら分かりますけど」と反論した。

すると平然と、

「一番若い人だから言うんです。医者だからといって特権意識をもっておられては困ります。若い人から改めて欲しい」と言う。

私はここで引き下がることができずに、

「医師集団全員に会議で伝えてください。私だけに言うのではおかしいです」と一方的に宣言してその場を去ったのだった。

秋の旅行シーズンには職場旅行があった。諏訪湖の畔の旅館が宿だった。

湖の周りの山の奥に富士山が覗けたのにも感動した。数人で車山までの登山も楽しんだ。結構楽しい旅だったのだが、私にはそれぞれの職員がこの旅を心から楽しんでいるようには思えなかったのだった。

上司の視線を、そして上司を見る同僚たちの視線を、各々が気にし過ぎているように思えた。腹の探りあいというか？

法務省の中はこんな雰囲気なのかな？　刑務所部門の独特の雰囲気なのかな？……と、私は〈感情を殺して形式にこだわる憂鬱な雰囲気〉を許せなかった。

それらが私にはだんだん重荷になってきた。加えて、東京医科歯科大学での学生運動の流れが混乱を深めていっていた。

そこで、「こんなところで時間を無駄にしていても馬鹿らしいぞ」、「早めに公立の精神病院にでも勤めて勉強するか」と考えるようになっていっていた。

しかし、今度勤務する病院では腰を据えてじっくり精神科の勉強をしてみよう。だとすれば、その前に海外旅行をしておこう、と考えることになった。

〈お金はないから船医をしながら〉、〈給料は結構高くて、法務省の奨学金も親に頼らずに払い戻しできそうだし〉……という思いも重なって。

そういうわけで、丸の内にある日本郵船の本社の門を潜ることになる。この時の心境は小学六年の時に一人で祖母の家まで旅した時の〈ドアを開ける心境〉に近かったかな?

日本郵船本社は東京駅の西正門前、丸の内のど真ん中にある。皇居前広場と東京駅をつなぐ大通りのほぼ中間くらいの位置。

この時の係官との会話を明確に覚えている。彼はフロントの向こうから、

「世界旅行が目的ですな? 欧州航路と黒海航路がありますよ。一回クエート行きのタンカーに乗ってもらえると、ご褒美として欧州航路を準備しますが」と言う。

これは「医師の免許があるだけで、盲腸の手術なんて見たこともありませんが、乗れますか?」という私

の質問への答えだったのだ。

「いえいえ、医師免許証さえあればいいんですよ」に続いて、上記の言葉がもらえたのだった。

そこで、一九六九年三月三日から四月十二日にかけて、生まれて初めての海外旅行に出かけることになる。サウジアラビアとイラクとの間の小さな国、クエート王国までのタンカーの旅。

先ずは生まれて初めて日本を離れることに感動は高ぶった。港には私の妹と松脇が見送りに来てくれたのだった。

松脇とは鳥が「詩人の柏木か、定期テストで常時一番の松脇」と言っていた男のこと。彼はストレートで東大理学部に行って、既に素粒子の研究に熱中し始めていたのだが、私の見送りに来てくれたのだ。しかも私の妹と一緒にというところに意味がある。この時の私には、〈見送りの後で、妹と仲良くしてくれるようなチャンスが生まれたらいいがなあ〉という淡い期待もあったのだ。

クエートのことでは、港の広場にたむろする〈貧しいアラビア人の男達の虚ろな目〉が強く印象に残っている。

お金持ちが女性を五人も娶ることのできる世界なのだから、多くの男は女にありつけずに男同士でふざけ合って無駄な時間をごまかしているのだろうと感じ、あまり近付きたくない気分、遠巻きな気分で観察したのだった。

車を走らせてもらって、船長と二人で農村地帯の見学もした。雨が降らないけど〈砂嵐が激しいから、屋根よりも屋敷の周りを土壁で囲むことの方に力を費やしている〉と船長から聞いて、むべなるかなと思ったものだ。

土壁で囲まれた屋敷の中にはニワトリやヒツジやヤギが放し飼いにされていた。土壁は砂嵐を防ぐためだけではなくて、家畜類の囲いとしても役立っていたのだろう。

この時の体験は私の初めての出版『診察室から』の中に「航海日誌より」と題して載せている。この航海の後、欧州航路に出発したのだ。

16　船医体験　世界の刀狩運動

高輪台から都営浅草線に乗り込むと、また鳥が囀りはじめた。地下鉄の中なので、かえって囀り声はすっきりと聞こえる。先ほどと同じく鳥はすっぴん声のままである。

トンネルの中を突っ走る電車の、空気を押しやる音、車輪の連続音は激しいのだが、こちらは一定の単調な繰り返し音。路面電車のように風景が流れる訳でもないから、音はむしろ周りのものの遮蔽壁になって、鳥の声はむしろ身近に感じられる。

まるで二人だけで部屋の中に居るかのように。

「台北で一泊、香港で二泊を過ごすと、マラッカ海峡を渡って、インド洋をまっすぐ降りて赤道を越え、南アフリカに着いたのね。ダーバンか？

公園のベンチに『フォア・ブラック』、『フォア・ホワイト』と書いてあるのを見て、仰天したんだ。あなたはその公園を歩いたんだよね。おずおずとね。初めてのアフリカ大陸に足をのっけたかったのね。

そんなところを一人で歩くというのがあなたらしい。私達だったら誰かと一緒でないとできない。五月の上旬だったんだから向こうは晩秋だったのかな？

そうそう、その前、定期航路の寄港予定外のシンガポール港に寄ったんだ。若い三等航海士が尿管結石で下腹部痛を訴えて。この若者には悪いけど、あなたはこの事件で名医としての評判をとるチャンスに恵まれるんだ。

レントゲンも撮らないのに症状だけで尿管結石と診断して、『今は痛いでしょうけど、しばらく我慢しなさい。尿管に石が詰まってそれを押し出そうとしている痛みなんです。出たら直ぐ痛みは治まります。出るときに石がカチーンと便器に当たって音がしますよ』と指導するの。『大きすぎると出なくて手術が必要になるかもしれないけど、先ず出ますよ。命に関わるものじゃないから心配しないでいいです』と。

そこまで言えたのはあなた自身が尿管結石の体験者だったからなんだけど。あれは大学医学部の教養課程の時だった？　大学の西側、電車通りの、床屋の上の四畳半に住んでた時かな？

便器を叩いて石が飛びだして来るまで、あなたは七転八倒したのよね。あの体験が有ったから言えたんだよね。

しかし船は、手術の必要性も頭に入れて全速力でシンガポールに向かったのね。そしたら、あなたの予告どおり、石がカチーンと音を立てて出てきたんだ。結婚したてのこの若者は石を持ってあなたの元に駆けつけて来たのね！

『先生！　出ました。痛みはすっかり取れました』と大喜びで。

そこで、何もしなかったあなたは大評判の名医と誤解されるに至ったんだ。本当に、運のいい人！

しかも船はシンガポールに無料で入港でき、皆、一息抜けた。〈船医が乗っていて、病気が理由で入港する場合には入港料は要らない〉という入港規定があったのね。そこで、あなたはまさに大勢に感謝される英雄！」

鳥はけたたましく笑いながら続けた。

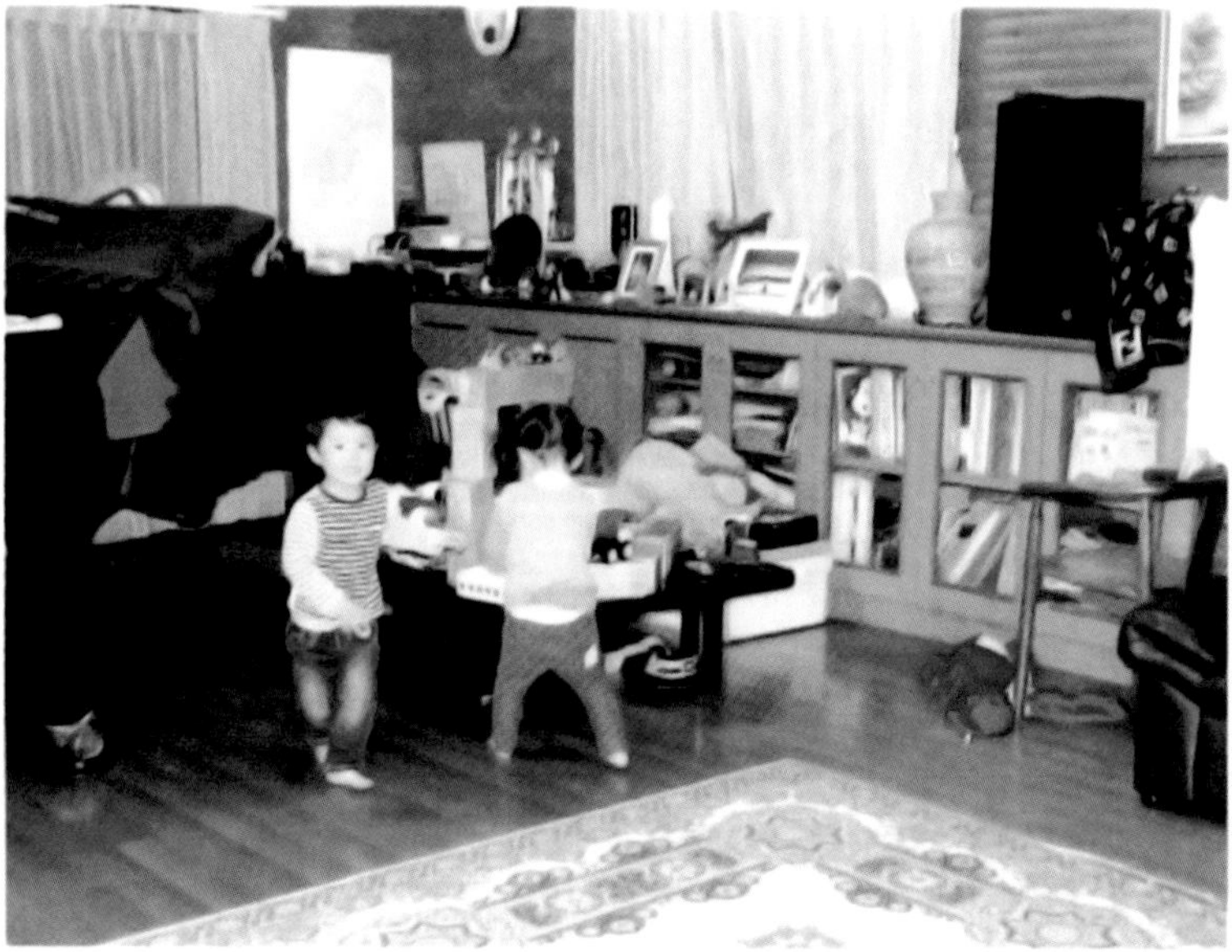

「船員さん達から、マルセーユでもバルセロナでもオポルトでも、夜の街を案内してもらったわね？　オポルトで買った大きなツボ。あの石畳の坂道を、落とさないように必死に、抱くようにして歩いたじゃない。そう、あの足腰の姿は、今あなたが孫を抱いている時の姿とそっくり同じだわよ。今でも、あのツボはあなたの神宮の家の客間の棚に飾ってあるわね。黄色が中心で、ひまわり色の簡素な農村風の描画。私、あれは大好き。

質素なんだけど、華やかさも表現されていて、あなたの心がたっぷり表わされていると思う。

勿論フィレンツェでもパリでも楽しんだ。だけど、オポルトは一番あなたの心に沁みたんじゃないの？　既に古びてしまった街だけど。

だから好かったのかな？　帆船時代の世界制覇者の心意気が町のどこそこに残された町。まるで石にくっ付けられた苔か、落書きかのように、古の面影が残されている。古いポルトガルの港町。

そう、種子島に鉄砲を持ち込んで来た国なんだ。守る人間と攻める人間の間の境界を作る道具が鉄砲。〈人や動物の命を瞬時に終わらせるための道具が日本に初めてポルトガルから持ち込まれた〉ということなんだけど。

鉄砲が爆弾に発展して、戦車が出来て、爆撃機が出来、今やミサイルと核爆弾なんだけど。完璧な勝利を求める結果として、完璧な破壊に至るという「愚かなる人間の歴史」の大きな一ページなんだ。

そう、この馬鹿げた〈破滅への歴史の流れを改める政治〉を始めることまで、あなたができると嬉しいなあ。

言葉にすると、世界中の刀狩り運動。殺戮兵器の全廃運動。完成できるのは早くてあなたの孫の代の話だろうけど。

だけどと言うか、だからこそ、今始めなきゃあ。最終的には孫に実現させるとして、今始めなさい。

国連は平和を口にはするけど、何もできてないよ。口だけ男の典型かな？　五大国に核保有を認めたままで、「戦争を無くしましょう」などと言ったって、そんな言葉に説得力が持てる筈がないわ。

口だけの人は狡さの塊。それが今の国連。これを改革しなければ恥ずかしい。人間であることの誇りはどこにも宿せない。そんなままでオリンピックを楽しもうなんて、恥の上塗りだなあ。

オリンピックが〈世界の本当の平和を訴えるお祭りである〉と賛同するためには、国連のこの〈基本的間違いを正すことを少なくとも主張〉していかなければ駄目だなあ。

五輪のマークを掲げる看板の一番目立つ場所に、

『全ての国の核兵器をなくしましょう』

『経済的優先国に五大国特権という拒否権を持たせて、核兵器の保有を認めさせたままの国連ではダメ』と記載させなければ、オリンピックの価値はないなあ。

この主張が無いままにオリンピックを祝い続けるとすれば、大恥！　五大国に利用されている国連の『だらしなさ』『狡さ』を〈曖昧にし、暈すための「誤魔化しカーテン」の役割〉しか果たしていないことになる。


五大国の核兵器放棄が即刻実現できないことは分かっている。しかし少なくとも〈十年以内には実現して、全ての破壊兵器を廃棄しましょう〉という「世界の刀狩り運動」に取り掛からなければいけない。

国連がその中心にならなければ。

この主張があってこそ、オリンピックという世界のお祭りに莫大な予算を使う価値があろうというものでしょ。

そのための政治運動を始める準備くらいはできるんじゃないのかなあ？

そうだ、東京オリンピックから始めることだな。それを孫に引き継がせるの。

あ・な・た・が!!」

と、まるで押し付けるような口ぶり。

そう、この島の父親は陸軍の上層幹部として満州で死んでいる。昭和十九年生まれの彼女は父親の顔も見ていない、声など一言も聞けていないのだ。

17　船員保険病院へお見舞いに来てくれた山本恵子

地下鉄が日本橋を過ぎて浅草橋に近づくころ、島は私に寄り添うような姿勢になって、声を少しだけ低くして、照れくさそうな細い声で囀った。

「あの病院にお見舞いに来てくれた女性がいたでしょう?」と。

そして、じっと視線を止めた。怒った顔ではない。しかし、少しだけ責めているようにも感じられるキリリとした目。

そう。入院して一週間過ぎた頃、一人の女性がお見舞いに来てくれた。山本恵子という高校時代の同級生。

しかし、話せる関係になってまだ一年そこそこ。吉川寛子のアパートで同席したのが始まりだ。大体が高校時代の私達の親しい交流は同性とだけだった。男女間の交流は特殊なごくごく狭い範囲に限られていたのだ。

吉川寛子は私の女性遍歴の中で大きな位置を占めている。小学四年からの同級生なのだが、人生の中のかなり永い期間、私の近くで過ごしてきているのだ。六十八歳の年であの世に去るのだが、それは〈私の病院に入院中の出来事だった〉のだから、五十八年ほどの期間、側にいたと言えるかな？

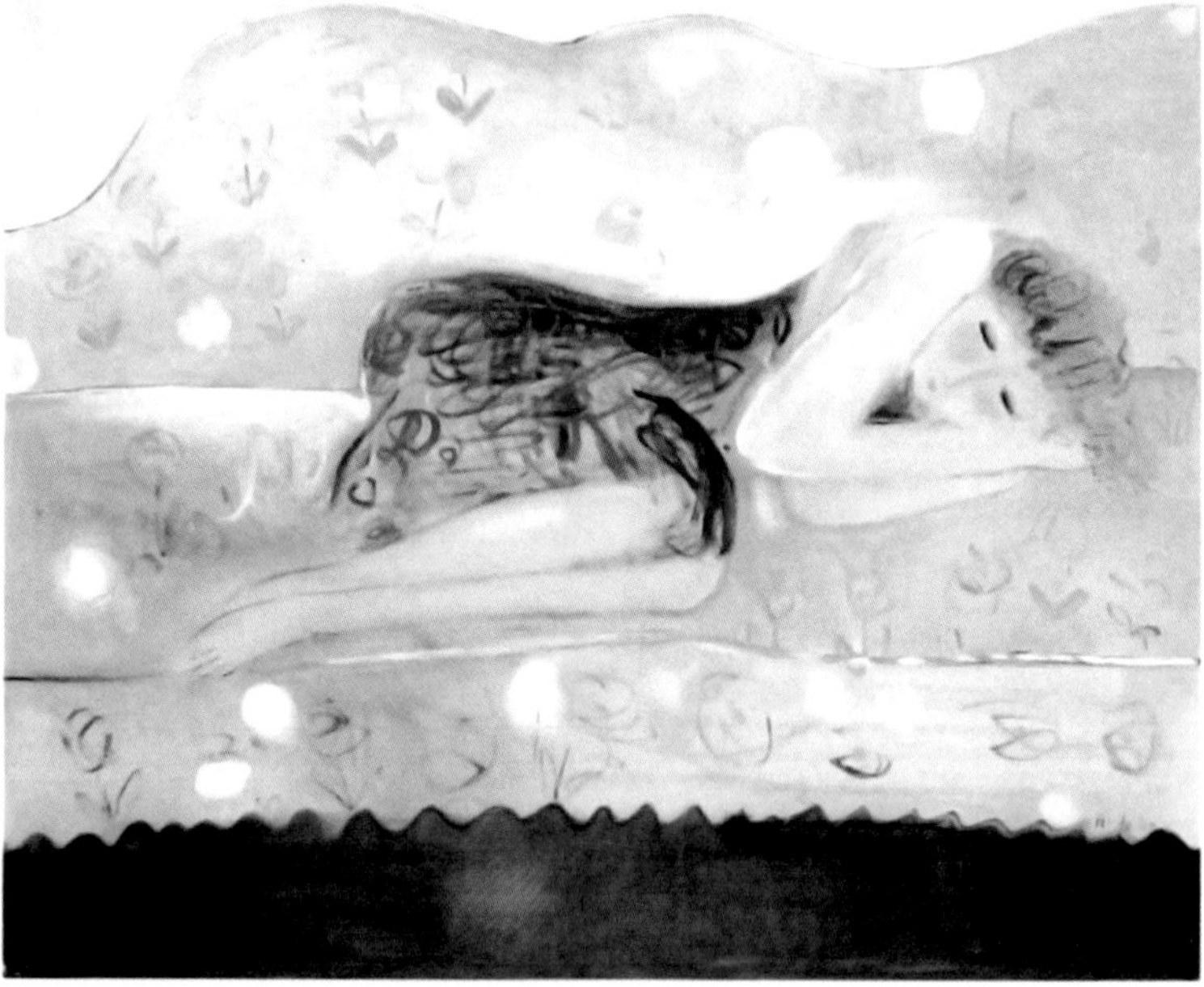

私は医学部を卒業して、そのまま東京に出てきて八王子の医療刑務所官舎に住んだと述べた。この年の夏、彼女も鹿児島から東京に出て来たのだった。

彼女は高校を卒業して私が鹿児島大学医学部に入学すると同時に、鹿児島に住む。それは偶々彼女の親戚が鹿児島に居たからというだけの理由だったのだろうが。

彼女は、初めのうちは親戚の家に住んでいたのだが、やがてアパートに居住することになる。私はそのアパートをしばしば訪ねる関係にもなっていた。夕食を作ってもらったことも何回かある。しかし、私の頑な潔癖主義で性関係には至っていなかった。

潔癖主義と言うと聞こえは良いが、性関係を持ったことで責任を取らされることへの警戒心。つまり、〈そのことに縛られて狭い生き方をしなければならなくなるという危険〉への臆病心。つまり「怯え」が大きな力だったのかな？

それは父親から厳しく仕込まれた、「恥じるべきことはしてはならない」、「そんなでは人間として生きる資格はない」、「自分の一度きりの人生を棒に振るようなことはするな」……という言葉にがっちりと支配された結果だったと言えるのだろう。

言葉を具体的に表現すると、「責任を負わされ、みじめな人生を送らなければならなくなって、後悔し始める危険性からの逃避」と言って良いのかな?

それは臆病そのものなのだが、〈燃え上がる性欲を抑え込んで、結合の実現は先送りして我慢していた〉ということなのだ。

そう、もっと具体的に言うと、アパートを尋ねる時、「今夜こそは挑んでみるか」と決意したことが何度もある。

「どんなことになっても構わないから、今夜こそヤルゾ!」と意気込んで。しかし、実行に至ることは一度もなかったのだ。

遠回りしてみよう。高校時代の同級生で親友の一人である鷲見卓也の「対女性姿勢」は私とかなりの部分で似ている。いや、彼の方が私よりも〈セックスへの拘りの姿勢〉はもっと厳しいのかな? 彼も初恋の女性とセックスできていないのだ。

面白いことに、この女性も同級生。富岡房子。

鷲見と富岡とは中学時代からの同級生。都城の市街地中心部には三校の中学があるのだが、その中で一番の商業地域の姫城中が二人の出身校である。

私の出た中学は小松原中で、姫城中の北西隣に当たり、商業地域からは少しだけ遠ざかる。東北側に妻ヶ丘中があるのだが、商業地域からの距離で言うと、ほぼ小松原中と同じくらいと言えるかな？

そこで、勉強でもスポーツでも姫城中が都城一の代表中学だったと言って良いだろう。市役所も、演劇や講演の行われる公会堂も、大きな二つの書店もこの姫城中の校区に所在していたのだ。

鷲見はこの中学の野球部のピッチャー。しかも、プロ野球に誘われる声も上がるほどの優秀な技能を持っていた。背の高い男前。つまり、中学一の「うらやましがられ、注目を浴びる存在の男」だったのだ。

しかし彼の父親の考えは、プロ野球など〈芸能人と同じく、下衆の世界、恥の世界の人間〉と、プロ野球へ身を寄せることなど絶対許さない頑なさだったのだ。厳しく勉強して良い大学に入り、紳士的な仕事に就き、プライドを持って〈堅気の世界を闊歩すること〉を強要されていたと言って良いのだろう。

その教育姿勢は私の父と殆ど類似の路線だったと言って良い。

富岡も相当の美人。宝石屋の令嬢で、並べると〈絵に描いたような美男美女〉といって良かったろう。

中学の対抗試合にはバレーボールもバスケットもサッカーもあったのだが、野球がなんといっても一番の時代だった。その中で彼は、期待と大きな歓声に持ち上げられる極端に目立つエース。この二人の間に入り込むことを狙うなど、誰にも夢想すらできないことだったのだ。

しかし、二人は結婚に至る発展ができず、各々それぞれの道を歩むに至る。富岡は弁護士の奥さんとなり、男女二人の子供をもうける。鷲見は一流銀行に勤めて、上司の知り合いの娘と結婚して男ばかり二人の子供をもうける。

法律事務所と一緒になっている富岡房子の住まいは私の若草病院の直ぐ近くだった。裁判所や検察庁や県警本部及び県庁の並んだ、いわば官庁街の一角が若草病院。法律事務所としてもこの地域は一等地というわけだ。

私達は三十代の半ば辺りから、宮崎市内近辺に住む高校時代の仲良しと、事ある毎に集まるようになっていた。同窓会と称しての飲み食いお喋り会。初めは男性が中心だったのだが、やがて女性も加わることとなり、富岡房子もこの仲間となるに至ったのだった。

元気のいい女性群が多くて、彼女はそのリーダー格の役割を果たすことになる。盆や正月だけではなくて、県外に居住している同窓生が帰省する等、機会ある毎に集まるように発展していったのだ。

「今夜は、東京から帰ったこいつを餌に集まりました」などという言葉が弾んだりして。

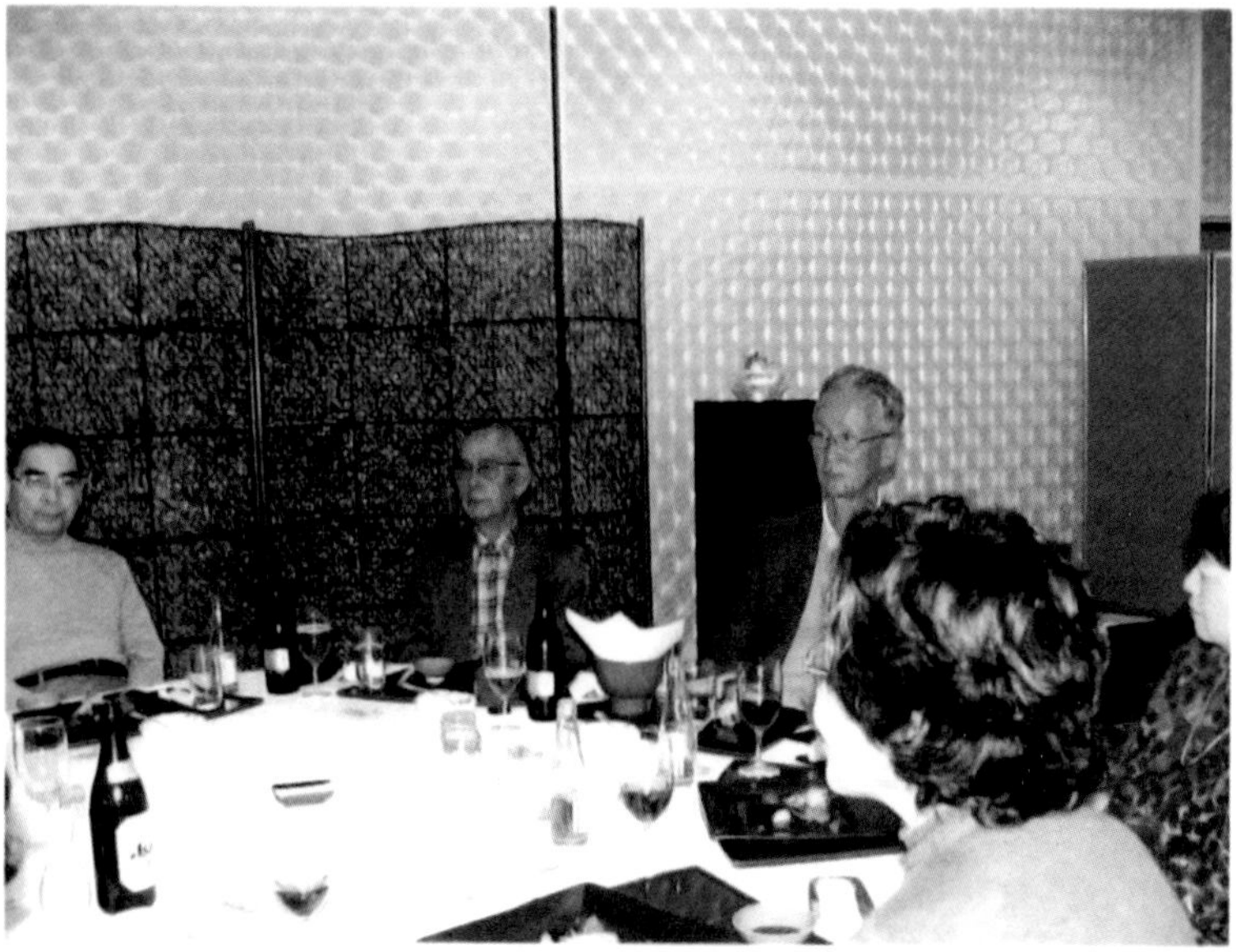

そんな流れの中で、多分、四十歳が近いころだったろうか、大勢の前で、富岡房子と私の間に次のような会話で盛り上がったのだった。

それは「どうして二人は結婚に至らなかったのかな？」という私の質問への富岡房子の答えだったのだが、快《お》らかな彼女は、全くの自然体で、

「大学の二年の時の夏休みだったかなあ。東京から帰る時に熊本の（彼の）アパートに寄ったの……」とありの儘を喋り始めたのだった。

彼女は美智子妃殿下が卒業された聖心女子大学の学生。彼は熊本大学の学生。そこで、この話は彼女が東京から都城に帰る帰途のことということ。それは多分十九歳か二十歳の時のことだったのだろう。

彼女の語り始めに、間を置かずに私は、「今日こそは抱き合おうと決心して、期待してアパートに上がったんだ」と弄《はし》りを入れる。

十五人前後の集まりだったかな？　皆、お酒が入っていたのだが、彼女は大きな声で、

「勿論そうよ。私はアパートの掃除をして、これから口付け、そして……と構えていたの！」と磊落《らいらく》に応じる。

この言葉で一旦短く切ると、全体がシーンと静まって、大勢の聞き耳が集まり、次の言葉を探るための「瞬

間の緊張沈黙」が生まれる。

鷲見の住む学生向けのアパートは二階建て。彼女の掃除の間、鷲見は下に降りて、外庭を歩き回っていたのだろう。

彼女は、この全員の緊張の沈黙の中に〈怒りと呆れの感情〉を顔面と声色にたっぷり籠めて、そのままぶち込んだのだった。

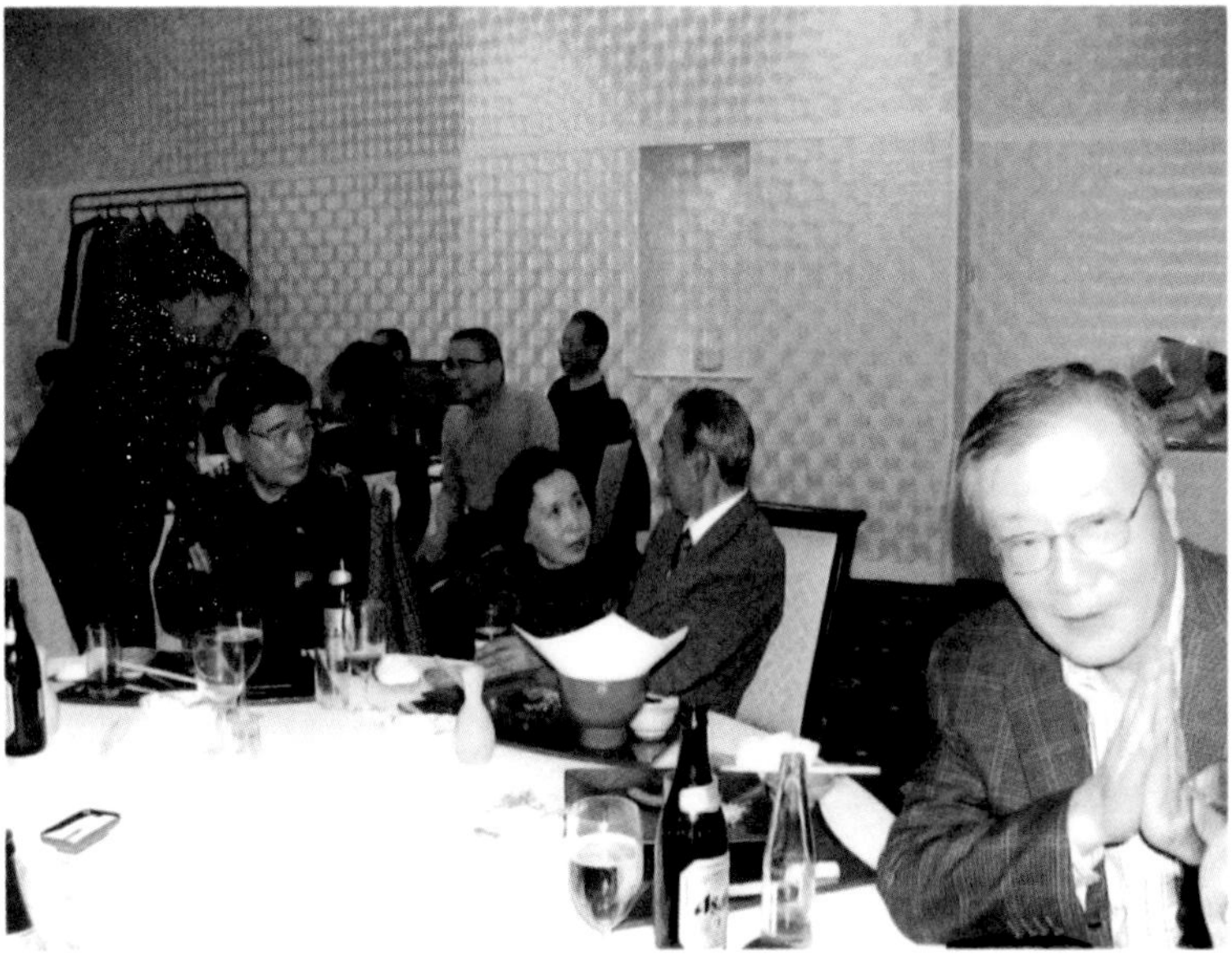

「ほぼ掃除が済んで窓から見下ろしてみたら、目が合うと、あの人は言うのよ。大きな声で、『もう済んだ？　出かけましょう！』だって。

上がって来る雰囲気なんて全く無いの！　呆れかえって、じっと二階から見下ろしてみると、『待ってるから、早く降りて来て！』と言わんばかりの硬い顔。

私は何とも言葉を返せずに、ただ、従うしかない」

全員の耳が据え付けられた沈黙は、ここで破裂した風船のように破られ、大笑いの爆発となったのだった。

そして、方々から、

「鷲見ならそうだろうな」

「房子ちゃん、がっくり！」

などという言葉が高い天井の部屋中に大らかに飛び交う。そして、

「なーるほど、お互いにまだ口付けもしてないんだ」などという結論言葉が頷かれ、お酒の席は弾んだのだった。

この席には鷲見は居なかったのだが、私はやがて帰って来た彼と富岡房子を二人きりにしようと企んだの

だった。

この時のことも語っておこう。面白い思い出なのだ。

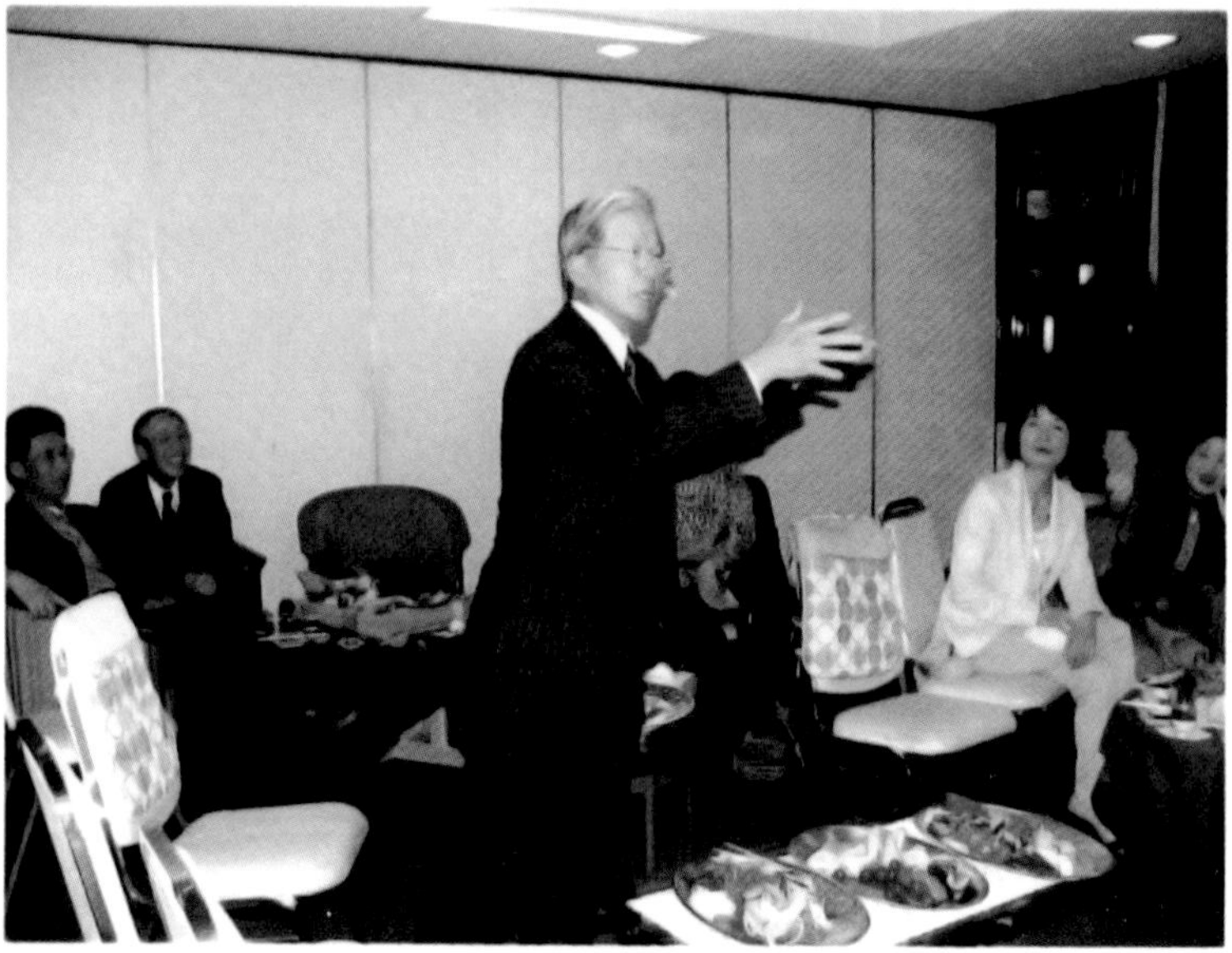

17　船員保険病院へお見舞いに来てくれた山本恵子

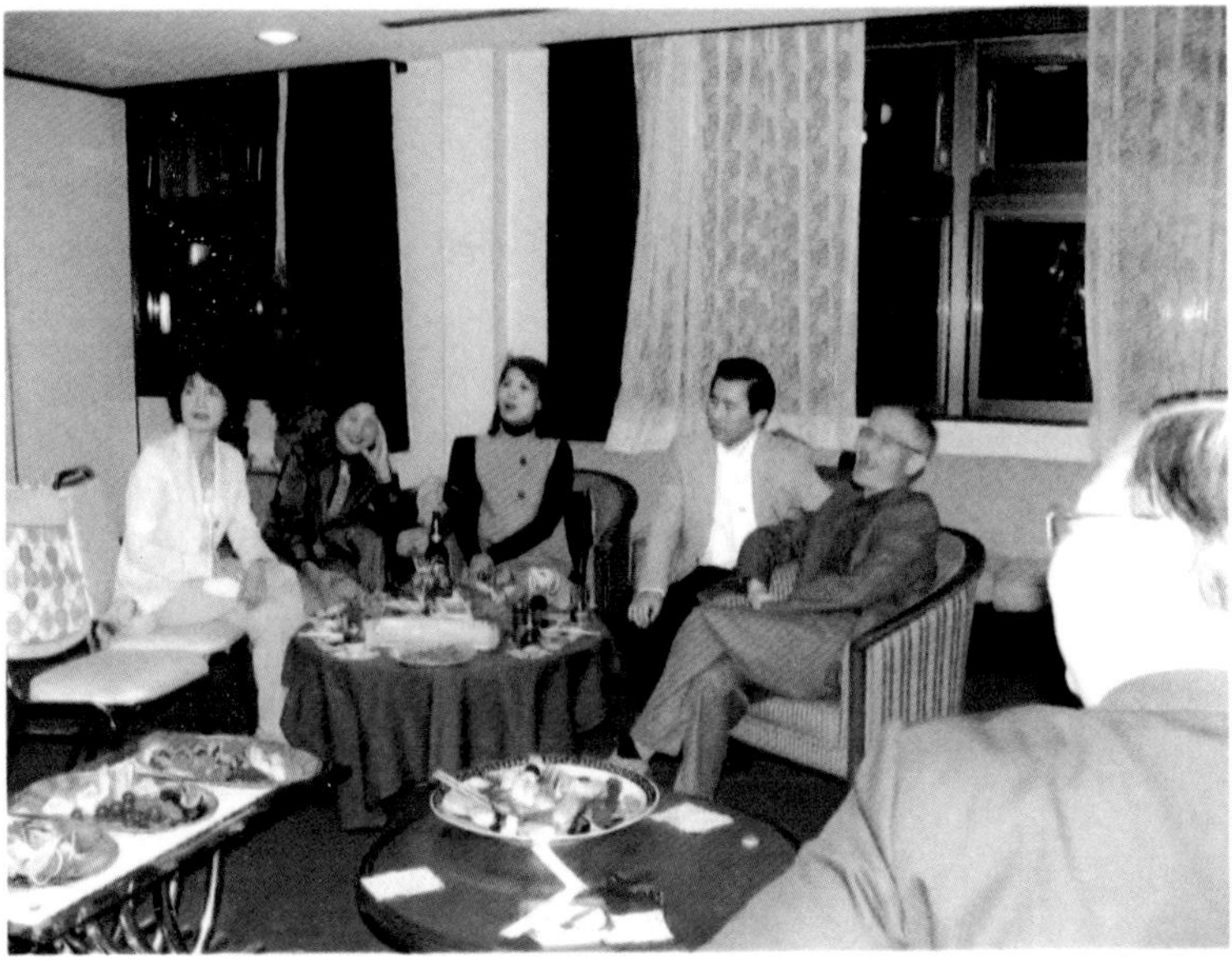

宮崎の歓楽街、西橋通の行き付けの店だったのだが、私は三人で食事を済ませて、二人きりにしようと、立ち上がった。「俺はこれから仕事があるから」と。

すると、鷲見は寸分置かずに、「僕も用事がある」と、立ち上がったのだ。

私は、「何言ってるんだよ。ちょっとでもいいじゃないか、二人だけで話せよ」と迫る。ところが、彼は「いや、俺も水野と一緒に出る」と言って後には絶対引かない勢いを貫いたのだった。

鷲見卓也は老舗銀行の銀行マンとして出世するのだが、「銀行マンは女性問題を起こしては出世できない」という言葉を跳ね除けられなかったようなのだ。

つまり、奥さん以外の女性と〈二人っきりになる姿〉を、四十前後になっても人前に曝せなかったと言って良いようだ。

彼は銀行を定年退職になって直接の縁が切れた六十代半ば、高校時代の友人三人とフィリピン遊行に出かける。離婚して海を渡った同級生を訪ねての旅だったのだが、どうやらこれが初めての〈豪快に両手を挙げての「女遊び」だった〉ということらしい。

私自身の話に戻そう。彼女へのできない挑戦を繰り返すうちに、実行を止めさせる決定的な事実が生まれる。それは、アパートのドアの小窓から見えた紳士靴だった。

ドアをノックしても返事がないので小窓から覗いたら、黒い男靴が見えたのだ。明かりが点いた彼女の部屋は静まり返ったまま、返事が無いままだった。

私は足音を忍ばせて部屋を離れたのだったが、この事実が彼女を結婚の対象から完璧に外す力となった。〈そうであれば、性の対象としても排除しなければならない。関係を結んだら、そのことの責任を迫るタイプに違いない〉と結論させたのだ。


彼女は鹿児島から東京に転居するに当たって、山本恵子を頼る。

山本の父親は機織り業を中心とする羽振りの良い実業家である。吉川の家は木材業で、立派な構えの資産家だったのだが、彼女が中学一年の時に倒産し、借家住まいとなっていた。そこで、大学には行けなかった。

山本は武蔵野女子大を出ている。山本の叔父は明治文化大学の有名な国文学教授である。

吉川寛子には、高卒のままで終わっていることへの不満が大きい。兄は京都府立大学を卒業し、公務員として地道に出世街道を歩んでいるのだが、自分は「兄よりももっと良い大学に」と考えて邁進して来たのだ。低い評価のままの自分で居ることに我慢はできなかった。

美人で、プライドの高さは顔にはっきり出ている。表現もうまく、常時、クラスのリーダーシップをとっていたものだ。

小学五年の頃だったかな。体が大きな、親分肌の柳沢という男がいた。決して根の悪い男ではなかったのだが、やんちゃ坊主で、小さな体の私はこの柳沢に随分虐められていた時期があった。

ある日、相撲をさせられた。土俵の中の相撲なのだが、相手は二人。体の小さい私が二人を相手に勝てる筈はないわけで、これは誰の目から見ても「柳沢の水野虐め」だった。

すると、この場面を見ていた女性集団が私の擁護に動いてくれたのだ。並はずれて大きな阿万博子という女性が集団の中から突き出て来て、

「あなた達、なんごっね（何事ね）。一人を二人で虐めるなんて卑怯！」と怒鳴った。その後ろに吉川寛子が居て、悠然とした姿勢で、

「そう、卑怯じゃわ」と付け加えると、その場が突然静まり返ったのだった。まるで大型爆弾が落とされたみたいに。

そして、男性群全体は「ごめんなさい。これからこんなことは決してしません」という雰囲気で黙り込んだのだ。

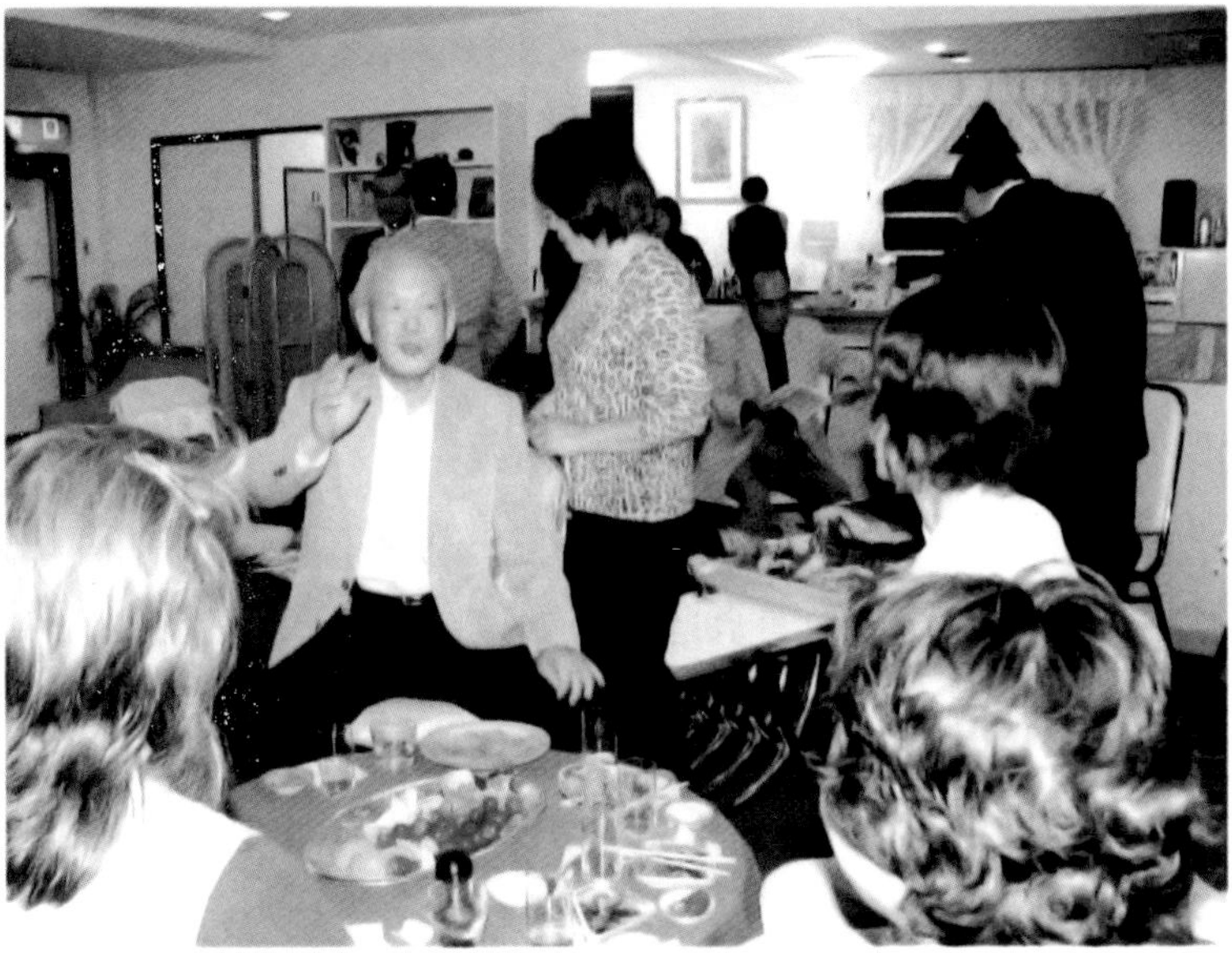

この年代では女性群の成長の方が早くて、男性群は子供のように従わされていたように思う。この効果は決定的で、その後、「柳沢の水野虐め」は完全に無くなったのだ。

吉川は作文や絵も上手くて、よく廊下の壁に張り出されるなど、皆から一目置かれる存在。柳沢を抑え込むだけの力を充分持っていたのだ。

小学六年の時だったか、先生からミケランジェロの「最後の晩餐」の絵を見せられて、「みなさん。ユダのことどう思いますか?」と聞かれた時の彼女の答えに、私はでんぐり返るほど驚いたのだった。それは、「皆、悪い人と決めつけているけど、物事を真剣に考えてきた、本当はいい人だったのじゃないかと思います」だった。

そんな視点からの考え方のできる思考力には俺は到底ついていけないと、〈視野の広さ、クラスの誰も持ってない視点のタカさ〉に私は心の底から脱帽したのだ。

父親の事業の失敗のあと、やや暗い表情が見えるようになったものの、彼女のキリリと高いプライドにはますます磨きがかけられていった。

そんな彼女が山本の叔父である国文学教授を慕って東京に出て来たと私は考えていた。アパートもこの国文学教授のすぐ近く、新井薬師公園の前を選んでいたのだ。

そう、このアパートにも三回ほどは行ったかな？　ここで今まで面識の殆どなかった山本と初めて身近に話すことになるのだが。

西武池袋線の駅から歩いて十分くらいの距離。二階建ての、狭い、ありきたりのアパートだったのだが、南側に窓があって陽当たりは良かった。

そうだ、ちょっと横道にそれるが、この辺での話から取り出しておこう。柏木、松脇、私の三人の関係を理解していただくのに役立ちそうだ。

多分あの日は暑い夏の日だったのか。押し入れから扇風機を持ち出しながら寛子は言ったのだ。

「この扇風機、松脇さんが持ってきてくれたの」と。

「研究室の片隅にあったから、と言うんだけど、どう見てもほら、新品でしょう？」と付け足して。

この言葉は、「私はこの男からも言い寄られているのよ」と私に教えているのだが、それは「あなたはどうなの？」と質問しているのだ。私は彼女の言葉を、まるで聞こえなかったかのような形で曖昧なままにして答えなかったのだった。

松脇の吉川へのアプローチはその後も続いた。二度目の贈り物はラジオだったのだが、これも、同じく「研究室の隅っこにあったもの」と、同じセリフを使っているのが彼らしい。

松脇がシップドクターとしての私の出発を私の妹と見送ってくれたのは二月だったのだから、扇風機を届けたのは前年の夏、約半年前ということになる。


吉川も松脇も私の小学時代からの同級生。大王小学校、小松原中、泉ヶ丘高校と一緒の空間で大人になっていったのだ。

廊下に張り出される定期テストの成績順位は中学でも高校でも常に松脇がトップ。全国模擬テストでもトップクラス、ストレートで東大理学部物理学科に受かって、素粒子の研究に熱中し、その後も研究者としての道を歩く。

周りからは「いずれ、ノーベル賞」と囁かれていたのだが、女性との交流だけはスムーズには進まなかったようなのだ。

つまり、女性に対する願望は強烈にありながら、〈セックスに至るという垣根を越えられなかった〉ということなのだが、それは先に挙げた鷲見卓也や私たちと完全な同類項である。

特に、柏木、松脇、私の三人は「そっくり三人仲間」と言って良いのかもしれない。柏木が吉川と結婚することになるのだが、松脇について、もう一人の同級生女性のことも述べておこう。

青年期を超えるというこの歳になっても、〈中学・高校時代の同級生に拘っていた〉ということなのだが、この周りにはどうやら〈性衝動の抑制の在り方に関する、深い心理的共通点〉があるということなのだろう。

つまり「抑制された欲動」は「抑制の強力度」に応じて〈心理の棚の奥深く鎮座する〉ことになるのだろう。

すると〈抑えつけられた欲動の対象であった女性〉は男の心の奥深くに刻み込まれ、こだわりの対象となるに至る。いわば神様のように鎮座されることになる。

大学生の生活の周りには男女が巡り合うチャンスは山ほどある。この頃、「合ハイ」という言葉が流行っていた。〈男女が親しくなるための合同ハイキング〉の略称なのだが、毎年、四季折々、様々な工夫を重ねて栄えていたものだ。

つまり、女性と巡り合うチャンスは身の回りに数限りなく工夫されていたのだ。なのに、柏木、松脇、水野の三人には、

〈目の前に現れ、手の届く範囲に居る様々な女性達に視線が向かなかった〉ということなのだ。

これは、「目の前に現れる女性達を全て撥ね退けるほどの大きな拘り」を、〈この中学・高校時代の女性達から植え込まれていた〉と表現しても良いだろう。

いわば〈心理の棚の奥深く鎮座した女神様達〉が、目の前に居る女性たちに目を向けさせなかったのだ。

つまり、今は勉強一筋だが、「いずれはこの思いを成就させるぞ」という決意は深く刻み込まれ、その対象女性は、体と心の中に歴然と燻り続けて鎮座して、他の女性など目に入らなかったということなのだろう。

松脇のこの「もう一人の女性」とは藤山秀子。吉川寛子と同じく、小学、中学、高校の同級生で、一、二を争う美人。二人の甲乙は付け難かった。

秀子のほうが、寛子よりもおおらか。寛子はちょいと頭が走りすぎ、相手の反応を見すぎる。計算して行動し、優秀な人への対抗心が強い。つまり、ちょいと灰汁が強くて、嫌われる人からは嫌われる。

秀子の方はどこに出ても都城弁丸出しで、感情のままに喋る。寛子の方はアナウンサーのような標準語で、姫凛々《きりり》としゃべる。

偶然なのか二人とも絵が上手なのだが、寛子の絵が写真のように正確だと言えば、秀子の絵は感情をたっぷり表現した心豊かなもの。

寛子は当然のこと、秀子への競争心も強くて、彼女のことを軽蔑する言葉を吐くことが屡あったものだ。私に対して、秀子のことを「どこに行ってもカライモ弁（＝都城弁）丸出しよね」などという台詞を飛ばしていたものだ。

これは、〈標準語の喋れない田舎娘〉という悪口なのだが、良く言えば、「飾り気のない素直な悪口」ともいえる。しかし、聞く人には下品に聞こえていただろう。

秀子は美術が極だって優秀だったのだが、それは彼女の人生で営々と続き、七十歳の現在、ある全国美術団体の監査役まで務めている。今年は都城市の文化功労賞を貰うらしい。

松脇は実は、こちらにもラブレターを送っているのだ。それは二十一歳前後のことだから、寛子へのアプローチの四年ほど前ということになる。

藤山秀子は高卒で地元の銀行に勤めていたのだが、勤労者美術展に出品した作品が優秀な成績で、鹿児島での展覧会に掲示されることになって、鹿児島までやって来たのだ。

私は医学部の三年生だったかな？　専門課程が始まっていて、基礎医学過程。解剖学や病理学などに取り組んでいた頃。

どちらから連絡を取ったのか記憶は曖昧なのだが、照国神社の近くの、西郷隆盛の銅像のある公園で話したのだった。

そう、鹿児島大学の医学部は現在は谷山に移転しているのだが、この当時は西郷隆盛銅像の近く、城山公園への登り口に所在する城址にあったのだ。

私は授業が済んで駆けつけたのだった。急げば五分もかからない距離だったのだ。話の流れで、松脇のラブレターに及んだ。

「水野さん、あんた（あなた）だから相談しやすい。松脇さんからこげな（こんな）手紙が来たとよ（来たのよ）。誰にも聞けずに、私だけで悩んで、困っちょたとよ（困っていたの）」という振り出しで、手紙を見せてくれたのだった。

陽射しの強い秋だったのか、木陰のベンチで読んだような気がする。手紙には、「あなたが好きです。しかし研究に時間がかかります。結婚は三十まで待ってください」という意味のことが書いてあったのだった。

彼らしい毅然とした文字だが、文章全体に緊張そのものが際立って感じられたのを思い出せる。

秀子は「私は松脇さん大好きよ。真面目で頭はいいし、スポーツも万能で。だけど、三十までは待てない」と言う。

私は「松脇らしい手紙だね。三十まで待ってくれと言える辺りが彼らしい」などと話していると、突然顔

色を変えて、

「水野さん。不思議だけど、私が初めて貰ったラブレター。ラサール高校に行った吉岡さんから。今初めて言うけど、あの時、私は返事を書いたんだけど、差出人名には水野昭夫と書いたのよ」と言う。

「へえ？　彼奴もびっくりしただろうな。あいつは今、早稲田大学に行ってるよ」と、心から驚いて答えたのだった。

「だって、女の名前のままだと、向こうの親に何と言われるかわからんから。吉岡さんが困るだろうと思って。あなたの名前であれば、信頼してもらえると思って」

「へえ、初耳。今度会うから聞いてみよ」と笑っていると、

「それはいいんだけど」と、急に真面目な顔になって、

「何時もこういう時にあなたに相談するっちゃけど（するんだけど）。実は今、私には結婚話が進んじょっとよ（進んでいるの）。建設会社の息子と」と言う。

「銀行の窓口に何回か来て、私を覗いていた男。ポンポンと話が進んで、結婚することになりそう」……と。

そして彼女は実際に、半年後にはその男と結婚式を挙げたのだった。

この話は二十一歳前後のことなのだが、吉川寛子との話は二十五歳前後なのだから、松脇はこの年になっても中学高校時代の同級生に拘っていたということになる。

東大に行くための勉強に集中しながら女性への欲望の視線は深く強かったのだろう。

いや、逆なのかな？　勉強への集中力が深く甚大だったからこそ、女性たちへの拘りも頭の中に「深く焼きこまれた」と考えるべきなのかな？

どうやらそれが正しそうだ。

18　結婚を決めなければセックスしてはならないと、どうしても考えてしまう。

二十歳から二十五歳前後の〈男と女の性関係への拘りの話〉なのだが、初めの話に戻そう。山本恵子が高輪の「せんぽ病院」にお見舞いに来てくれた時の話に。

部屋は四人部屋だった。

「元気そうね。もう歩けるの？」と彼女が言うので、

「大丈夫だよ。どっか、お喋りできるところを探そうよ」と建物の中を歩いていると、彼女は近づいてきて、やや控えた声で、

「寛子さんが、今度お見合いするの」と言う。私は、

「そう、相手はいい人かな？」とすんなり気楽に質問した。

すると彼女は、これだけの短な言葉に、驚くようなビックリ声を上げたのだった。怒りに近い感情も込められていたのかな？

「何ん言ってるの！（何を言っているの？）彼女が、なぜ、鹿児島から出て来たのか分かってないの?!」

と。

この後の会話を思い出すままに書いてみよう。

「君の叔父さんの大学で勉強したいから東京に出て来たのかと思っていたよ。結婚しようなんて話は一回

もしたことないよ」

「何ん言ってるの？　女心が読めない人ねえ」

「もう、二十六になるんだからねえ。昔なら結婚している齢だねえ。松脇なんかも寛子さんが好きなんじゃないかな？」

「まあ、もう！　寛子さんはあなたが好きなの！」

「俺は結婚したいとは思ってない。美人だし頭はいいし。だけど、まだ彼女とはセックスもしてないよ。結婚を決めなければセックスしてはいけないと、どうしても考えてしまうんだなあ。親父の堅い考えをそのまま押し付けられて、それを未だに跳ね除けられていないんだよ」と答えたのだった。

すると彼女は、急に冷静になって、

「なるほど、あのお父さんならそうかな？」と、自分に言い聞かせるような声で言う。

恵子の出た中学は先に挙げた、富岡房子・鷲見卓也と同じ姫城中学なのだが、私の父はここで英語の教師をしていたのだ。

背が高くて、鼻が高くて、英国紳士と呼ばれていた。私はその真逆なので、高校に上がってきた恵子の仲間の女性群は私のことを「いやあれは、絶対に水野先生の子じゃない」と言っていたのだそうだ。絶対という言葉に力を込めて。そういうことで、「なるほど、あのお父さんならそうかな？」という言葉が出て来たのだったろう。

彼女は、急に冷静になって、

「じゃあ、寛子さんはお見合いしていいのね？」と言う。

「彼女が選ぶのならそれでいいよ」

「分かった、相手は弁護士さんなの……」という会話で終わったのだった。


前年の夏だったか、寛子のアパートで山本恵子と話した場で、

「あなたの結婚はどうなの？」と聞いたことがある。

「できてる人がいるの。だけど親が許してくれないの」と彼女は気楽に答えたのだった。

「どうしてだろう？」と私が聞くと
「相手は芸術家。そんな生活の不安定な人とはダメって！」と投げ捨てるように言う。そこで、私が、

「子供を作ってしまえばいいよ。事実ができ上がれば親は許してくれる」と言うと、

「人のことは簡単に言えるのね。あなたはまだ結婚したいと思う人は居ないの？」と聞いてきたのだった。

「完璧な人って、居るはずないよね。だけど、一回きりの人生と考えると失敗したくないんだなあ。だか

ら今のところ結婚したいという人は居ない」が私の答えだったかな？

この答えはまさに結婚に踏み切れない私の考えの中心課題だった。


恵子が先に帰って寛子と二人きりになると、今まで口を挟まなかったのに、恵子の彼のことを喋り始めた。

「彼氏、なかなかのお遊び人なの。恵子は彼に芯から惚れ込んでて、たっぷり貢いでいるのよ」と。さらに、

「彼は恵子のお金を使って秋田だ、京都だと平然と遊び回っているの。お金持ちの御嬢さんは和服や真珠やたっぷり持ってて。それを、質屋に持ち込んでお金にするのは私の役目。お嬢さんだから質屋なんて行ったこともないのね」と。

寛子の「私はそんな汚い仕事もこなせるのよ」ということの言葉も、私に対して正直ということだったのだと思う。


翌年、恵子はその芸術家と説明した男と結婚するに至るのだが、実はこの男も高校時代の同級生だった。こいつは〈人に簡単には迎合せず、俗物どもとは一線を引いて自分を大切にしている男〉と言えるかな？

面白いことに、その後、郷里である都城に帰り、恵子の父親の仕事を継いで、機織り業を営み、結構贅沢

な仕事を続けている。

二人の間には子供が一人生まれて、この男の子が機織り屋の三代目の後継ぎとなりそうだ。

この夏、鹿児島は内之浦の老人ホームの往診の帰りに、同行した看護師と機織りの作業所を覗いた。休憩気分で寄って、三十分ばかりお喋りをしたのだった。

この時、この三代目をちょっとだけ拝顔し言葉を交わすことができたのだが、〈父・祖父と遡れる仕事の後継〉を引き受けることが嬉しいことであるようだ。

まだ独身なのだが、織物への芸術家としての才能も豊かと見えた。

同級生同士の男女関係の流れ。ここには性に対する考え方、構え方の何らかの共通傾向が見えそうだ。言葉を変えると、当時の社会の性文化、それに基づく親や教師など〈周りの大人達の若い世代への響き方の共通点〉と考えることができるかな?

いつもは本所吾妻橋まで地下鉄に乗るのだが、今日は浅草で降りて、スカイツリーを見ながら吾妻橋を歩いた。雨上がりで、まだ気温も上がっていなかったので、隅田川の流れも見たかったのだ。

すると、アサヒビールの屋上方向から鳥の声が聞こえて来た。長めの囀り声。ビールの泡を型取ったのだろうが、どう見てもウンコにしか見えない金色の彫像の周りから。

よく聞き取れなかったのだが、雲雀のような繰り返しの囀りに耳を集中してみると、私が初めて船医になった時の電報文だった。世界一周航路に乗せるというご褒美の条件として、クエート行きのタンカーに乗った時のもの。

〈ミナミシナカイナンカチュウ　トリノムレノヨウニトビウオガハシャイデイル　マッサオノカンバスニギンイロノ　イノチミナギルグンブ〉

鳥の姿は見えないのだが、

「これはあなたが私に打った電報よね」と言っていたのだろう。答えも確認せずにやがて消えて行ってしまったのだが。

どうやら「私に打った電報よね」と言うのが恥ずかしかったのかな？

この電文は私の初めての出版本『診察室から』の中の八〇ページに載っけているのだが、前後をそのまま拾ってみよう。

・・・・・・・・・・・・・・・・・

三月九日
北緯一四度前後を南下。トビウオの大群が見事。

『ミナミシナカイ……（上記の鳥のさえずりの文章）……イノチミナギルグンブ』　ＰＭ三時頃打電。

パンツ一つになってブリッジの屋根で体をやく。

夕方船長とビリヤード。夜、中橋さんとショウギ。二連敗。

今日で、すっかり体が船に馴れたようである。小部屋で本を読んでいても酔気は来さない。

・・・・・・・・・・・・・・・・・

この打電は〈誰に打ったのかが本の中に書いてない〉のがミソである。十年前に旅立った彼女に打ったものなのだが、彼女の名前が書けてないのだ。

出版は私が三十六歳の時。打電は二十五歳の時。結婚を申し込んで、式の寸前で破談にしたのが二十六歳の年。

彼女は破談後、時間をおかずに他の男とお見合い結婚。そして、一年後には離婚。


この出版の時には既に独り身になっていたわけだが、私は彼女と会うだけの決心がつけられなかった。そこで、当然、出版にあたって〈この打電相手の名前〉を書けなかった。

なのに、航海日誌から取り除くこともできなかったのだ。〈南シナ海、南下中〉の私の中で、感動の光景を打電したかったのは彼女だけだったのだ。この電文を掲載したのは結婚を突然破談にしたことへのお詫びの心がさせたのだろう。

つまり、出版するという行為を通して、「あの打電は、あなたへの結婚申込みに繋がる心境から出て来たものだったんだよ」と、伝えたかったのだろう。

打電した三月九日前後の航海日誌の一部も、そのまま載せておこう。

・・・・・・・・・・・・・・・・・・・・

三月四日
ＰＭ六時頃より、うねりが激しくなる。夜中、タンスの引出しが何度も抜ける。洋服ダンスのドアは開いては壁にぶちあたる。椅子は走り回る。横揺四十度とのこと。

三月五日
昨夜のように揺れたのは初めてだという。船長も「日頃揺れない船がゆれると、何だか不安でね……」などと言っている。
「おそらくこれはドクターへの洗礼でしょう」などと勝手なことを付け足して。
今日は凪。インクのように真青な海。九州の東を走っているのであるが、全然その影すら覗けない。時間改正ＰＭ六時。三十分遅らす。

三月十日
昨日はトンボを見た。一匹。今日、何かチョウチョのような濡墨色の小鳥が飛んできた。力尽きたとでもいう格好で。しかし船を一ぺつすると羽を休めもせずに、遠く空の青の中に消えていった。

ビリヤード。今日は暗くなるまで。

中橋さんとショウギ。二勝二敗。その後十二時すぎまで会話。中橋さんは透きとおった眼をもつ人だ。

三月十七日
西方にケルテ島を見ながら北西に進む。ヤシの木の繁茂せる島なり。

本によると人口千五百人。船長はさっそく三等航海士に「あの島には人口はどのくらいあると思うかね?」などと言っている。

船長はその後、僕の部屋に来て悲鳴をあげる。「この散《ち》れ様《ざま》はどうかね。まあ、まあ。」

そして、船長御手より片付けにかかられる。

日本と五時間ほどの時差がある。昼飯のすむころに、日本では夕飯にとりかかっていることになる。

三月十八日
「息子と恋人」読了。僕はミリアム的な女性にのみ魅かれる。ポールの母の言葉、〈ミリアムはポールの魂全部を自分のものにしようとする。一部分でも我慢して少しでも私のために残してくれるような娘ではない〉。

ウィリアムの魂を滅ぼす娘クララはY子に似ている。あるいはY子そのものであると言ってもよい。僕は彼女はミリアム的な娘であるかと思っていたのであったが。

ビリヤードとおしゃべりで過ごす。何も見えない。いくら目を凝らしてみても。

・・・・・・・・・・・・・・・・・・

そう、この初めての世界旅行への旅立ちには〈Y子との関係を忘れるため〉という要請も含まれていたのだった。

Y子は友人の従姉妹だった。医師国家試験の受験は熊本であったのだが、試験が済んだ夜に知り合って、そのままズルズルと性関係が進み、彼女は東京までやって来たのだ。八王子の医療刑務所の官舎に同棲したのだが、期間は十日ばかりだったのかな? 私は周りの官舎の上司たちにちょっと気を使ったのだが、それはさして大きなことではなかった。いろは坂のモミジは終わっていたのだが、華厳の滝、中禅寺湖などを巡る日光の旅もした。しかし、ズルズルと結婚に至る気持にはなれなかったのだ。

帰ってしまった彼女に責任を感じて、正月休みに熊本まで会いに行った。アパートまで出かけて行くと、「ちょっと、玄関で待っていてくれ」と言う。五分ほど待つと彼氏と二人で現れて、それが最後の別れとなったのだった。

私は「魂全部を自分のものにしようとする女性」に憧れていたのだ。ほぼこの一年後に結婚に踏み切ろうとしたのだが、結婚の相手として選ぶとすると、打電の相手しか思い当たらなかったということだったのだろう。

そう、この電報は迷わずに、彼女に送ったのだ。彼女しか居なかったのだ。

19　本所吾妻橋の患者さんの家

本所吾妻橋の患者さんはもう十年以上関わっているのかな？　私はスポーツ新聞に精神科医療に関する連載記事を書いたことが有るのだが、この記事を読まれた患者さんのお兄さんが私を呼んでくださって始まった治療関係。

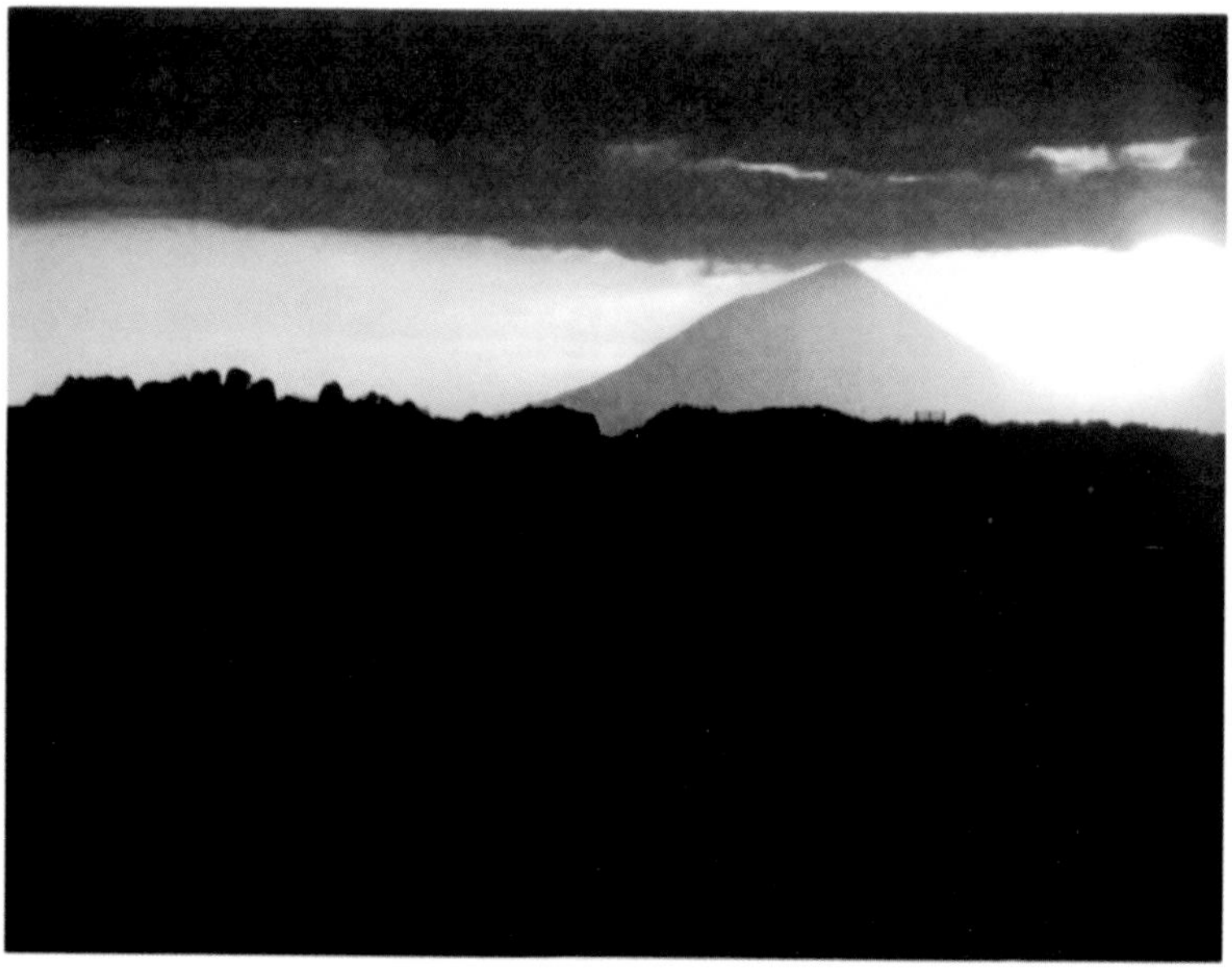

高校時代に発症した統合失調症なのだが、現在なお思考能力はかなり残っていて、パソコンを弄って株の取引や証券の売買をすることができる。しかし既に多くの部分で症状は固定化していて、柔軟性は乏しく、社会参加は無理である。

誇大妄想と被害妄想が混在していて、時々、母親との間にもトラブルが起こる。診療し始めたころには父親が健在だったのだが、五年ほど前に逝去され、現在は母親と二人暮らし。

症状が激しくなると、母親は娘のいる新潟に逃げ出すことになる。ひどくなると私が息子を説得して宮崎に連れて来る。説得がうまくいかない時には、看護師やケースワーカーを呼んで半強制的に車で宮崎まで連れて行く。そして、暫く若草病院に入院させ、数か月、如月大空館に滞在する。

この十年の間に宮崎と東京の間を三往復はしているのかな？

彼の家は押上の業平橋から吾妻橋に抜ける道路沿いの元煎餅屋さん。私はここの三階を間借りさせてもらったこともある。

高輪のマンションに娘と同居していたのだが、娘が結婚することになって、マンションを娘達に譲ることになった。そこで、住まいを探していたら、

「うちの家の三階はどうですか？　煎餅屋時代の倉庫を改造した部屋ですが。いろんなお世話も私ができ

ますよ」という話になったのだ。

階段が少し狭かったのだが、二年ばかり住んだかな？　私は週末の三日前後の殆どが東京なのだが、お風呂から洗濯まで全部、この母親からしていただくわけで、家族の一員に近い存在となる。

そのことで私が一番助かったのだが、患者さんのためにも意味があったようで、この間の症状はほぼ安定して問題行動は少なかった。

二年ほど前に、娘が国立に住まいを新築して転居したため、私はこの家を離れて、また高輪のマンションに引き返すことになるのだが、その後、彼の症状が不安定になっている。そこで、なるべく多めに往診を繰り返すことにしているのだ。


現在は、証券取引所の窓口の一女性に対して恋愛妄想がある。この女性は結婚していて、もうすぐ赤ちゃんが生まれる。彼は、

「生まれたら郷里に帰るらしいから、僕もまた宮崎に行きます。その人は大分県の出身なんですよ」と言うのだ。

「ご主人は自衛隊に勤めていて……」と付け足すのだが、家庭の詳しいことまで女性は話してくれているらしい。お金のやり取りをしているのだから、大事なお客様として対応してくれているのだろう。それを彼

は、自分への愛情と勘違いしているようなのだ。

私はそんな話を聞きながら母親に向かって、

「少し、現実感覚は崩れているのですが、恋愛願望があるということはまだまだ精神の健康さの欠片は残っているということですよ」と言って励ます。すると、

「まあ大変な子ですが、来月は宮崎に行ってくれそうです。よろしくお願いします」という言葉が返る。

昼ご飯を頂いて玄関を出ると、右側にスカイツリーが見えた。白色と青色を基本色にした全景はすっきりとして綺麗だ。

この坊主（患者さん）は「スカイツリーが完成したら押上から吾妻橋まで大変な人だかりになりますよ。地価も上がると思います」と、言っていたんだったな……などと考えながら、足は地下鉄の本所吾妻橋駅に向かっていた。ところが、四、五間も歩かないうちに、また吾妻橋を歩いてみたくなった。

三鷹に三時の約束があるのだが、「時間があるから、ちょいと雷門方向まで散歩するかな」と、引き返すことになったのだ。

アーチになった吾妻橋の頂上に近づくと、鳥がやって来て、欄干に足を下ろし、独り言のように何やらグジュグジュと口走っている。鳩の呟きのようなちょいと重たい声を、耳を澄まして聞いてみると、

「結婚するという法律に縛られた人工的な営みと、愛し合い子供を作るという自然のままの営みの間の溝」

と繰り返している。

「愛し合い、子供を作るという自然現象が、人為的な制度によって侵害され、歪まされるということかな?」

と私が聞くと、

「うん、あなたの射精は小学六年の頃に始まったのかな? しかし、勃起の体験は六歳前後だったでしょ? しかも素敵なお姉さんの指導の下に、膣への挿入儀式も済ましているわ。そう、勃起し過ぎて、うまく入らなかったけど……」

と、ケタケタと笑いながら。「あれは、小学二年の時だったのかな?」と付け加え、囀り続ける。

戦後の食糧難の時代。両親と祖母の三人は雑木林を開拓して、畑を広げる作業をしていた。この時、既に父は中学の英語教師をしていたのだが、教師仕事の合間を縫って開拓していたのだろう。

空襲で廃墟と化した都城から食料を求めて、ここ串間市本城にやってきたのだが、自分達の食べるもののための農地を少しでも広げたかったのだろう。

集落から少し斜面を登った墓地の上の雑木林だったのだが、この墓地から見下ろす眺めが素晴らしかった。眼下に山並が拡がり、朝日、夕日の作る山影が様々な絵を描いて。

そう、終戦の時に私は二歳半だったのだから、周りから聞かされたことを想像しただけで、本当の記憶ではないのかもしれない。戦闘機が墓に向かって飛んで来るのを実際に見たような気がするのだが。

この墓には祖父達だけではなくて、父の弟も祭られていて、度々お墓参りに行っていたのだが、その度に戦闘機が飛んでくる姿、そして、「皆、うつ伏せになれ！」と慌てる姿などの話を聞かされていたのだ。

そこで、子供なりにした空想が実体験として間違って記憶された可能性が大きいのかな？

父の弟の埋葬式も覚えているような気がするが、これは四歳前後だったのだから実体験なのかもしれない。

そう、この墓地の裏の雑木林を開拓していたのだ。私の成長期は、お金では食料が手に入り難い時代だった。

五、六歳の頃だったのだろうか、私は魚が食べたくて仕方がなかった。

魚売りが〈二つの籠を、肩に担いだ丸太棒の前後に吊るして、体を揺すりながらやってくる姿〉を見つけると、私は家に駆け戻っていたものだ。

祖母だったか母だったか、はっきりしないのだが、私が息せき切って、「魚屋さんが来たよ」と畳みかける。すると、どちらかが、

「実物（ミムン）でなかったら買ってやるね」と答えてくれていたものだ。

このミムンという言葉の響きは頭の中に今でもはっきり残っている。実物と書いて「ミムン」と読むのだが、「実の物」という意味。つまり、

〈お金では買えない。米、卵、芋、野菜など「実際に食べられる物」とか服や宝石などとの物々交換しかしない〉

という意味のことなのだ。現金の価値はそこまで落ちていた時代だった。

父は戦役を逃れるために警察や軍需工場で働いていて、戦後は中学校の教員になったと述べた。そこで、現金はさして無かったのだろうが、祖母や母は魚を食べたがる私に、〈幾らお金を叩き出してでも買ってやりたかった〉のだったろう。

しかし肩の前後に魚籠を担いだ魚屋さんは非農家の私たちの家などは見向きもしないで、さっさと通り過ぎて行く。私の口惜しさは、祖母の、

「やっぱりミムンじゃやったねえ（だったねえ）」と私を慰める言葉と一緒に、しっかり記憶の中で生き返

る。

そう、その遠くない後日だったのかな。父の従兄弟が大きな魚を持ってきて、庭でさばいている光景を思い出せる。大人の男たちが三人ばかり。祖母や母は料理や竈などの準備で走り回っていて。私は「今夜は美味しい魚が食べられるぞ」とその周りを行ったり来たりして躁《はしゃ》ぎまくっていたのだった。

そんな状況の中で、雑木林を耕して食料を作ろうという考えは当然のことだったのだろう。痩せた父は、体力はあまりなかった。母と祖母の助けがあってできていたのかな？　多分。

休みの日の殆どは野良仕事に励んでいたのだろう。

そんな中、私は畑の脇に残された木によじ登って遊んでいたのだった。両手と両足に力を込めて上ったり下ったり。すると、ペニスが勃起する。勃起すると木登りは難しくて、ちょうど靴紐を結び直す時のようなイラつきを感じたのだった。そこで私は、

「木に登るとチンチンに骨が生える」と大きな声で叫んだ。すると周りの皆が大声で、どっと笑ったのだった。

この笑いの広がりをはっきりと思い出せる。そして周りの雰囲気も。愉快そうな笑いなのだが、その〈笑

い声全体の中に含まれた「只ならぬ雰囲気」の不気味な異様さ〉も確実に思い出せる。つまり、単純な笑いではなかったのだ。

祖母はその後も何回か、大勢の中で、「昭夫は木に登るとチンチンに骨が生えると言ったがね」と口にして、周りの独特な笑いを誘っていたものだ。

この、大勢の間を津波のように広がる笑声には、子供の私にも特別な深い匂いが感じられていたのだ。そこで、どうやら、

〈この勃起という現象は、気楽に口にできない特別なことらしい〉

と学習させられていくことになる。しかし、「隠すべき性欲」としての感性は未だ全くなかったと思う。

そう、鳥が語ったように、七歳か八歳の頃かな、隣の二歳年上のお姉ちゃんに性行為そのものの「真似事」を指導されたことがある。

このお姉ちゃんの家は農家だったのだが、納屋にゴザを敷いて上向きに横たわってパンツを脱ぐと、私にも、

「パンツを脱いで自分に跨れ」と言う。そして、

「夕べ、お父さんとお母さんがするのを見ていたの。このチンチンをここに入れて！」と両手で摑んで誘導する。

言われるままに従っていると、木に登った時と同じような感じで、チンチンに骨が生えてくる。私は入れようと努力するのだが、努力すればするほど骨は大きくなってくる。

そこで私は、膣口を覗きながら、

「こんな大きいのが入る筈はないよ。こんな小さな穴に」と言うことになる。

お姉ちゃんは、

「頑張って！　必ず入る。私は夕べ見たんだから」と諦めない。

私はこれに対して、

「じゃあ、待って。もう少し小さくなってから入れてみる」と何回か挑戦したのだった。

これはつまり、暫く刺激しないでいると勃起が収まることを知っていたということなのだが、ぐにゃぐにゃになると、曲がってしまって挿入できない。

「ぐにゃぐにゃだと入らないなあ」と言いながら、入れようと努力する。すると、また大きくなってしまう。

「また大きくなってしまった」と、何回か繰り返していると、納屋のドアが開いて外の光が入り、突然周りが明るくなって大声が響いたのだった。

お姉ちゃんの二、三歳年上の姉さんだったのだが、

「あんた達は何しおっと（何してるの）?!」

その後、周りでどんな騒動があったのか、記憶の欠片も残っていない。女性の家族以外の誰の耳にも入ってはいなかったのかもしれない。多分そうなのだろう。

二度目の挑戦はなかったのだ。お姉ちゃんが家族からこっぴどく叱られて、私への挑戦を控えることになったのだろうか？

私からも誘うことはなかったし、願望することもなかったのだった。多分、向こうの両親と私の両親との間にもこのことの話はなかったのだったろう。

この串間市本城から小学校三年生になる春に都城市に転居したのだが、残った祖母と会うために、夏休み冬休み毎に帰っていたと先に述べた。しかし、このお姉さんと繋がるチャンスは全くなかった。自分から求める気持ちもなかったのだ。

つまりこれも性欲ではなく、皆の前で「チンチンに骨ができる」と気楽に言える程度の〈性欲感情を全く伴わない摸擬行為〉だったと考えるべきなのだろう。

この行為には勃起があり、ペニスが大きくなるという現象もそのまま引き起こされていたのだが、射精は未だなかったのだ。

誘導者がいたからでき上がった行為であり、自分からもう一度挑戦したいとはならなかったのだ。

そして重要なことは、それを性欲が高まるごとに、〈「我慢しなければならないこと」「隠さなければならない、人にバレタラとんでもない恥」と認識するように学習させられていく〉……という流れの過程である。

これは「受け入れ難い過程」と言ってよい。

「隠す」という行為は〈自分を嘘つきだと認め、自分の本質を完璧に否定する認識の下敷き〉の上で行われている行為なのだから。

〈人に隠した裏の自分〉・〈事実かのように繕った表の自分〉……そんな嘘つきは許し難いのだが、どんなに努力しても解消できないのだ。

小学六年の夏休み、多分、登校日の時だったのか、学校での体験は多くのことを語ってくれる。

この時には既に〈性欲と呼べる感性が生まれていた〉、つまり、〈大人の性欲の原型が生まれていた〉と言ってよいのだろう。

この時の周りの大勢の〈同級生たちの反応と自分自身の心の内〉を鮮明に思い出すことができる。


誰だったか顔もおぼろげにしか思い出せないのだが、もう死んでしまった鎌田という男だったかなあ、クラスの一人が校庭の片隅の高く盛り上がった砂山に跨るように腹這って、腰をゆすりながら、

「こうすると気持ちが良くなって、チンポから白いものが出てくる」と大声で燥ぎながら喋ったのだ。

周りの大勢はこの言葉の意味が分からなかったようだった。しかし、早熟の二、三人の同級生達は眼の色を変えた。

互いに目を見合わせ、熱気と勢いのある雰囲気で、短いが、「俺もそうだ」という賛同の言葉を勢いよく吐きあったのだ。

その数は大勢の中の、そう、精々一割に満たなかったのかな。

私も既に体験者。全体が良く分かっていた。しかし、私は、周りの二、三人とは違って、「隠さなければ

ならない恥ずかしいこと」とガッチリ構えて隠れていたのだ。

自分の表情が読み取られないように周りに気を配り、彼らの仲間には全く入らずに、その全景を「知らぬ振り」で演じ通したのだ。

勿論、ちらりちらりと一人一人の表情を確認しながら。

この事実の差は大きい。〈隠さずに、賛同の言葉でじゃれ合っているおおらかな連中〉の集団と、仲間に入らずに隠して、「どうやって隠し通せるだろう」と怯えながら、〈周りの視線に気遣って、心細い緊張の中の一人きりの自分〉。

その後、性欲はぐんぐんと高まり、クッションの付いた椅子や布団で射精に至るまでの「体ゆすり遊び」、つまり自慰行為が激しくなっていく。

パンツや敷布などには精液が染み込み、乾燥すると、まるで糊のように生地をガバガバに固める。

ところで、自慰という言葉が「口に出せない恥ずかしい行為である」とはっきり認識されているのに、精液で汚れた下着や敷布を〈そのまま放置したり、洗濯に出せた〉という事実は不思議だ。

つまり、母親に〈自慰行為を隠さなかった〉ということなのだが、これは何だったのだろう。

多分、母親が〈気づくかもしれないとは考えもしなかった〉のだろう。

精液による穢れが、他の行為による穢れと識別されずに済むだろうという程度に考えていたのだろうか？

いや、そこまで考えることすらなかったような気がする。

少なくとも、自慰行為が母親にばれているとの認識はなかったのだ。母親は知らぬふりを装っていたのだろうが。

私の中で、〈母親には隠す必要はない〉と認識していたわけでは決してない。客観的に見れば〈当然、ばれることなのに、隠そうとしなかった〉ということは、私の中に母親への全幅の甘えがあって、〈予測して隠すという努力をする必要はなかった〉ということなのだろう。


小学六年か、中学一年の時だったろうか？　親父の従弟の子供が遊びに来た。そうそう、父親が教師になる前に塩炊きを従兄弟としていたと述べたが、その従兄弟の子供で、二歳年下の活発な女の子。甘え上手だった。彼女は私が小学二年まで居た串間市本城に住んでいて、帰郷の度に会うような関係だった。

この子は郵便局に勤めていた父親に連れられて都城の我が家を屢訪ねて来てもいたのだ。

この頃の私の勉強部屋は姉や妹と共有だったのだが、姉も妹も部屋から出ていて私は一人きりだったのだろう。そこに彼女がやってきて、あおむけに寝そべると、股を広げて、「お兄ちゃん、ここに乗って」と言う。

私は言われるままに自分の股間を彼女の股間に合わせた。すると、体を上下に揺すって、「兄ちゃん、こうすると気持ちがいい」と虚ろな目で言ったのだった。

この時は七歳前後の時の体験とは違ってパンツは履いたままだったのだが、この時の方が性行為に近いと言ってよかったろう。

すべての行為が〈周りの人たちには隠さなければならない恥ずかしいこと〉、〈してはならない悪いこと〉と認識されていたという意味において。

私は放置できない罪の意識から、曖昧なまま彼女から離れて、これもこの一回きりで終わったのだった。

20　中学1年の時から一人の同級生が好きになった。

そう、中学一年の時から、一人の同級生が好きになった。面白いことに彼女は、私の心の中では世界一清らかな女性なのだ。手も触れ難き神様のような人。

性行為の対象として汚すことなど考えたことは一度もない。完璧な聖人。

ただ、一番近くにじっと佇ませてもらえれば、それだけで充分満足できる人。手にも触れられない、完璧に清潔な人だった。

毎日繰り返している自慰行為では、教科書の中に掲載されているバレリーナの写真などから、性器の姿をれんれんと想像し、体力の限り挑戦しているくせに、彼女をその対象としては考えたことは一度もなかったのだ。

性欲の対象ではなくて、自分が存在するための〈精神を充実させる女神様〉だったと言って良い。いわば性欲が高まれば高まるほど、彼女は触れ難き神様としての資質が上がる。私としては頭を下げるだけの絶対神だったのだ。

私が彼女に直接できた行為は、決死の覚悟で年賀状と暑中見舞いを出すことだけだった。それも一度か二度だけかな。一度もラブレターらしきものを出していない。

医学部に入った大学一年生の夏、彼女と「初めてで最後のデイト」をすることになるのだが、それまでの六年間、一方的な思い入れのままだったのだ。

これは何だったのかなあ？　もっと詳しく思い出してみよう。

家族の都合だったのだろう、彼女は中学二年の時から東隣の中学、妻ヶ丘中に転校して行ったのだった。それでも私は彼女の姿を追っかけまわした。下校時間になると、彼女の学校の校門の近くまで自転車で駆け付け、姿を追い求めたのだ。

距離にして約三キロかな。小松原中の方向からはちょいと登り坂を上らないといけないのだが、自転車で十五分もかからずに校門に辿り着けていたかな？　そして、月に一、二回は彼女の姿を見つけられたのだった。

めったに遭遇できなかったからこそ、出かけていく価値が高まったのだろう。彼女と目が合うと、私はまるで偶然だったかのごとく、そ知らぬ振り。〈ただ、拝顔できただけ〉で私の心は満足だったのだ。

そう、あと一つ、彼女の姿を拝む手段は、彼女の住まいである保育園の周りを回ることだった。彼女の母親は保育園の保母さんで、責任者だったのだろう。彼女はその保育園の中に住んでいたのだ。

保育園を遠くから覗きながら、彼女の姿を探した。勿論、顔が合えば、偶然を装って、そ知らぬふりを演じる。

それはシューベルトの水車小屋の娘の第八曲「朝の挨拶」の粉ひき男の心境とそっくり同じだったと言える。私はこの二十曲全部を自分で勝手に翻訳して毎週歌っているのだが、この第八曲の四番全部をあげてみよう。

〽①おはよう、綺麗な人。こちらを見ーてーくれよ。
わざと、あああっち向くか
俺がそんなーに、見たくないのだろか？
それなら直ぐに、そ知らぬー振りで
帰るよ。
②ただ許して欲しい、そっと遠くに立って
窓を見るだけ
ブロンドの頭、見えないか青い瞳、見えないか？

朝の星のような　青く清らな
君ーの瞳
③眠気の残る目、露に濡れた花よ
太陽がそんなに嫌いなのですか？
夜が楽しかったの？
目を閉じ　うつむき　安らぎの夜を
思う顔？
④夢から出てきて、元気よーくー空を
見上げてーご覧。
雲雀が囀り　空高く羽ばたき
人恋う痛みを　胸の底から
吹き消そう。

信じてもらえないかもしれないが、この女性が十三歳から十九歳までの私の中の「神様のような存在の女性」、「その人のためなら何を失っても惜しくない神様」だったのだ。

大学一年生の夏、つまり十九歳の夏、花火大会の夜に、初めてのデイトを申し込んで、翌日デパートの屋上で会うことになるのだが、それまで一言も声掛けさえできていないのだ。

このデイト申し込みから会う時までの緊張は今でもリアルに思い出せる。

花火がバーンと弾けたら目の前に彼女が居たのだ。全くの偶然だったのだろうが、私はこの時点で即座にデイトの申し込みを決意する。しかし実行できなくて、花火が弾ける度に「よし、今度こそ」と決意するのだが、なかなか踏み切れなかったのだった。

そこで、「こんなではいけない。これでは俺の人生は無い。男じゃないぞ。よし今度こそ……死んだ覚悟で」と度胸を据え、ようやく足を向け近づいたのだった。

すると、彼女は居る筈の場所に見当たらなかったのだ。そこで、

「わあ、俺に気づいて逃げたのか、やっぱり俺はダメだ」

「もうだめだ。俺って、なんとだらしない男。バカ男だ！」と嘆きの言葉を連発しながら帰途に就いたのだった。

ところがなんと、予測もしない電柱の影に彼女が、この嘆きと怒りのハチャメチャな目に映ったのだ。

そこで、決死の覚悟で両脚を止め、準備していた言葉をそのまま吐いた。

それは、「明日、大丸デパートの玄関で会ってくれませんか。午後の一時に待ってます」と、それだけだった。相手の反応も確認せずに、一方的に嘆願したのだ。

答えを求めて、睨むように彼女の顔を見た。

初めて身近に対面する神様の顔は、きめ細かな清潔な肌。答えを求めて、心臓をどきつかせ、ジーッと見詰めていると、

「はい、わかりました」という言葉が返ってきたのだ。

私は嬉しくて堪らなかった。世界中がバラ色で、嬉しい気分を止められない。歌を歌いまくりたい気分。

翌朝、新聞を読んでいても喜びが抑えきれなかった。

そう、六歳下の弟の弘一が、「兄ちゃん、何がそんなに嬉しいと?」と実際に聞いてきたのだった。

弟として、その光景は奇妙だったのだろう。この時、計算すると、弘一は中学一年生だったことになる。

午後一時までの時間をどうやって過ごしたのだったろうか？　思い出せないが、喜びと緊張の中で時間の経過は全て〈午後一時に向かって流れていた〉のだった。

彼女は大丸デパートの正面玄関に約束の午後一時キッカリに来てくれた。私は嬉しくてたまらず、緊張の中で出せた言葉は、

「屋上に上がりましょう」だけだった。

ところが上がってみると、ぎらぎらと陽射しが強く、むせるような暑さだった。

屋上を選んだのは霧島山を中心とした盆地の山々を見ながら話したかったのだったろう。何を喋ったのかは思い出せないが、緊張の中、言葉選びをしていたのだった。

炎天下を歩きながら、やっとのこと、

「暑いですね。下におりましょうか」と言えたのは覚えている。

そして、喫茶店で話したのだったが、中身はあまりにも平板で話は盛り上がらず、それっきりになって、幕を閉じる。特別な神様と思っていたのは幻想で、普通の人だったのだと判って、いとも簡単に幕が閉じら

れたというわけだ。

そう、彼女は一緒に卒業した泉ヶ丘高校に勤めていて、化学の授業の実験助手をしていた。この当時、三歳年下の私の妹が一年生で、化学の授業で目に留まったらしく、

「妹さんが一年生におられますね」と、話題に上ったのだった。それくらいかな。心の中に残っている話題は。期待が大きすぎたから失望も大きかったということなのかな？

中学時代に、三羽カラスと言われていた親友の一人、緒方良三にこのことを話した。すると彼は平然と、「なるほど。一時ちょうどに来たというのが面白い。遅すぎると、ルーズな女とみられることになるし、早すぎると、まるで待ち焦がれるほどの軽い女ということになるから。十分計算しているんだよ」と言ったのだった。

この緒方は男ばかり四人兄弟の三番目で、私より少しだけ男女の関係を冷静に見れていたのかな？　彼の言うことをそのまま納得したわけではないが、この言葉は心の整理には役立ったのだった。

21　都城盆地を自転車で走り回る。

盆地という表現はこの都城盆地にピッタリ相応しい。お盆の縁のように四方を山に囲まれた広い平坦地。そこの中心が都城の市街地なのである。

四方の山から流れてくる水が土砂を運んで、これだけの広さの平坦地が生まれ、ここに作られた田畑の周りに集落が拡がっていって、やがて市街地に発展したのだろう。

この盆地の全ての水は真ん中の大淀川に集まり、南から北に向かって流れる。源流はこの盆地の南端、鹿児島県と宮崎県の県境辺り。

北に向かう大淀川はやがて山間を抉って、庄内川や岩瀬川を合流し、東に向かう。そして、綾南川、綾北川を合流した本庄川を飲み込むと宮崎平野に流れ出て太平洋に注ぐのだ。

私はこの盆地の中で医学部を卒業する二十四歳まで過ごした。小学二年までの四年間だけは串間市本城で生活したのだから、二十年近くという計算になる。

この盆地を自転車で走り回り始めたのは中一年の終わり頃からだったろうか？　中学二年の冬には完璧

な自転車彷徨の耽溺者だったのだが。

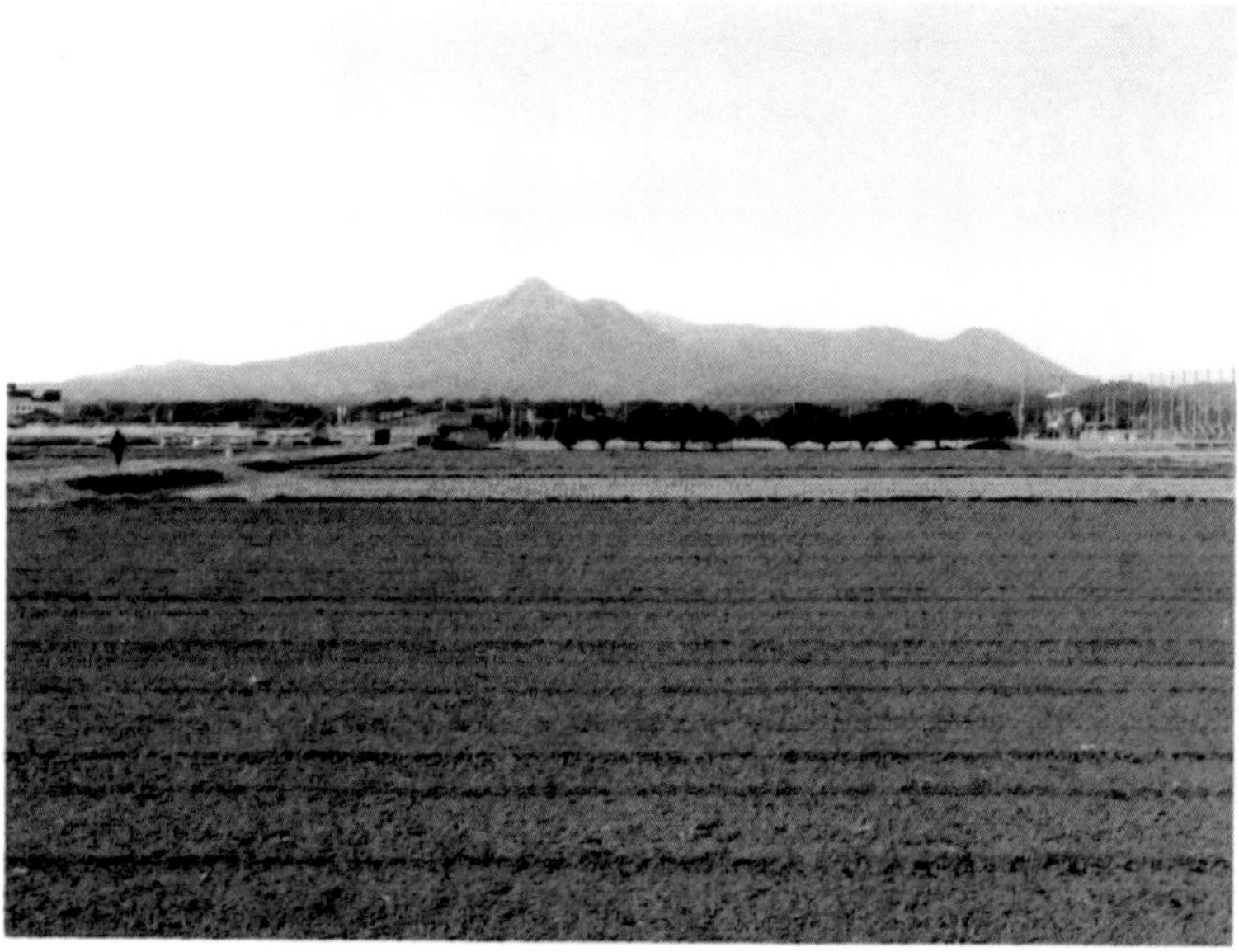

沖水河原で中西紀夫、田中勝国、小路口一身達と遊んでいる光景を思い出す。

堤防は完璧な枯草になっていたのだが、田中勝国から、

〈自転車に乗ったままこの堤防を降りる〉という芸を教わっている光景。

この連中は中学二年の時の同級生なのだが、私が大勢の友達と連れ立って快らかに遊び回るというのはこの頃が最後である。

そう、中学二年の二学期の頃までは「ハチオン」という呼び名の二チームに分かれての勝負戦が流行っていた。少なくとも一学期までの昼休みは「ハチオンの時間」だった。

仲間が捕虜になって敵の陣地の中で手を繋いで長い鎖を作って、助け出しに来てくれるのを待っている。私は仲間たちの満心の期待を裏切るまいと、決死の覚悟で敵をバッタバッタと押し出し、へし倒し、敵陣に侵入して助け出す。敵の陣地に入り込んで、手を繋いでいる仲間の最後尾に手を触れれば全員が助かるというルールなのだ。

相撲と柔道と駆けっこを組み合わせたような勇壮な勝ち負けゲームなのだが、私は先に挙げた三人と並んで、「四勇士の一人には見られていた」と言って異議を申し立てる奴は多分いないだろう。

この頃が私の子供時代の終焉の前の盛花だったと言って良いのかな？

この前後から大勢の友人との交わりを煩わしいものに思い始めていく。つまり、〈人に話しても無意味な、私個人の問題に取りつかれ始め出していた〉と言って良いのかな？

まさにこれこそは〈性欲の高まりに支配された心の動きが中心のエネルギーとなった流れ〉と考えて良いのだろう。

誰とも適当な妥協ができなくなっていくのだ。

初めのうちは、遊びに誘いに来る友人達をいわば〈子供間の儀礼上〉袖にできなくて、盆地サイクリングに誘っていた。つまり、この誘いには、

〈サイクリングという彷徨の味〉を紹介してやろうという思いも幾らかはあったのだが、それよりも、〈サイクリング遊びという行為の中では、大勢の中でも一人の気分になれるから〉というのが主な理由だったかな？

だから、段々人が従いてこなくなっていっても、相手に「すまないと思うだけ」で、寂しくは思わなかったのだ。

中西教夫を連れて大淀川の支流・萩原川の堤防を登って、三股町宮村まで行った時のことを語ろう。この

中西は中学二年の時の同級生。

彼の家は材木屋さんだったのだが、積み上げられた材木の上に腰を下ろして、女性のことや、自慰行為のことなど話したりしている光景を思い出すことができる。

彼の父親は他界していて、遊びに行くと挨拶に出て見えるのは母親だけ。二歳年上の兄さんも居られたのだが、お母さんだけが彼の家での思い出の中で生きている。お茶を出して頂いて、結構丁寧な歓迎を受ける関係だったのだ。

そう、例の私の中学二年生から大学一年までの女神様は彼の小学校時代の同級生だった。そこで、アルバムの中に記念写真があるというので見せて貰ったこともある。

そう、ふさふさした髪のフランス人形のような彼女を五十人ばかりの黒点の中から探し当てて喜んでいる自分の姿を思い出すことができる。

しかし、自慰行為に関する話にしても旨くかみ合わない。

「こいつは本当に自慰行為のことを知ってるのかな？」と問いたくなるような、〈曖昧で、聞きかじりのような話〉に終わってしまう。

噛みあわなくて、じれったい心境の中で、私としては、

「おい、ちょっと自転車で遠乗りしよう」ということになってしまうのだ。

こんなにして何回か引っ張りまわしていたのだが、私との最後のサイクリングの後で、彼は大勢の前で次のように言ったものだ。

「もう絶対、水野とはサイクリングには行かん。俺がそろそろ帰ろうと言っても、『河原ナデシコがいっぱい咲いているところがあるから、そこまで行こう』とか、『俺はもっとこの道を登りたいから、俺は帰らん。一人で帰れ』とか言うんだよ」と感情をこめて。

彼は「協調性がない、自分勝手なとんでもない男」と言いたかったのだろうが、まさにその通り。

私のサイクリングはそんな妥協を許すような、気楽なものではなかったのだ。

そういうわけで、従いてくる者が居なくなった。サイクリングは私にとって〈一人で模索するための重要な時間〉。むしろ、「一人でなければならない哲学の時間だった」と言った方が正しいのだろう。

その頃からは、殆どが一人だけのサイクリングだった。

都城の中心部はこの盆地のまん中の平坦地に位置するのだから、市街を離れると、どの方向に行っても〈お盆の縁〉に向かうことになる。北方向に流れる川の淵だけは少しずつ下がっていくわけだから違うのだが。

つまりそれ以外の方向では、出かける時は力を込めて坂を登らなければならない。帰りは下るわけだからブレーキを踏みながらの楽々気分。

いわば、出かけるのは体力を消耗する〈根性を込めた挑戦〉、帰りは〈心地よい達成感の満足気分〉。この中での私の最大の喜びは、折り返し点である頂上で〈市街地を見下ろすこと〉だった。

東側に長々と南北に聳える東岳連山に向かうことが一番多かった。西に向かって母智丘の山から見下ろす盆地の光景も結構楽しんだのだが、殆どが、東岳の連山に至るあちこちからの眺めだった。

そう、この方向は先に述べた小松原中学から妻ヶ丘中に向かう方向の延長に当たる。つまり、女神様をお目にかけさせて貰えなかったときの自転車の向かう方向。

まさに、女神さまに巡り合えなかったということから生まれる〈不充足感の感情〉、〈焦りの感情〉の「癒しの要求」が、私をサイクリングに向かわせていたと言って良いのかな？

しかし、そうだ、「見れたときの喜び」を謳歌するためにも必要であったわけで、走り回ることは〈女神さま崇拝の行事〉であったと考えて良いのだろう。

道路は田園地帯のど真ん中を走って、登るごとに住宅や建物は乏しくなり、視界はぐんぐん広くなる。そしてやがて、どこからでも市街地を見下ろせる広大な空間になる。

この当時の道路は殆どが未舗装の砂利道だった。トラックが走る幹線道路などでは、砂煙がもうもうと巻き上げられ、突進してくる砂煙の動きが遠くからでも見えていたものだ。

砂は汗をかいた顔に付きまとい、背中からシャツの中まで忍び込み、その不愉快さにイラつく。

しかし、私は逃げることなく向かっていって砂煙を浴びていたものだ。

坂登の苦労も、埃の苦労も、むしろ〈苦しかったからこそ心を癒す快感〉だったと言って良いのだろう。〈心の中に溜まりこんだ「様々な不満や不快を巻き散らかす」ために必要な、憂さ晴らしの労働〉だったと言える。


夕日が沈む時間帯、都城市街地はまるで湖の底のように見えた。夕日の沈む西方向の低い連山は、青色がかった薄墨色に連なっていて、その中ほどに桜島の頭の部分がちょっとだけ見える。

その山々を北に辿ると、高千穂峰を中心とした霧島連山が悠然と聳えているのだ。

その真ん前、中心の中ほどに都城市街地は青い墨色の塊として沈んでいる。この光景を楽しむことには、頭に溜まった〈不満や不快や疲労〉を掻き消して、生まれ返れたような爽快を感じる効能があったのだ。

山々の雄大さに心を静めていると、人の住まう都城の市街地はちっぽけな一部、無視できるほどの一部にしか思えなかった。

「あんなちっぽけな世界の中で苦しむのではなくて、この広い大地の中で悠然と生きていこう」と心を休めることができたのだ。

ある時は夕焼けに染まった西の空、ある時は清潔な三日月と数個の星達の輝き、ある時は赤い実がたわわに稔った柿木が、目の前で笑顔を見せてくれて。

そんな〈心をすっきり爽やかに癒してくれていた様々な光景〉を今も思い出すことができる。

人間が住まう「ちっぽけな空間の中で繰り広げられる、諸々の厄介ごと」からの解放感が心からの満足だったのだ。

「坂道を登るという重労働」で疲れることは、〈くだらない雑念から逃れる〉ために必要な快感だった。登りつめた満足感と一緒に、全ての欲望を忘れさせる体力の消滅感は、私の心をすっきりさせてくれていたのだ。

つまり、このサイクリング徘徊には、

〈大人世界から押し付けられる様々な要求への不満、それを跳ね除けきれない自分自身へのどうしようもない怒り〉などなどから形成された「破滅的な感情空間からの解放時間」としての意味があったと言える。

〈大人世界から押し付けられる様々な重い縛り〉を、分かり易い二つの言葉にして整理すると、「勉強するように追い詰められ、競争させられる」ことと、

「湧き上がる性欲を我慢させられる」ことかな？

そう、このサイクリングの〈苦労して登り、頂上で快感を味わい、満足して坂を下る〉という行為は、中学時代や高校時代の性欲処理である自慰行為そのものと言える側面がある。

自慰行為を済ませて精液を排出した後、性欲そのものは失せるのだが、実際の性行為は行われなかったわけで、心には虚しさと敗残者のような退廃感ばかりが強く残る。

そこで、「チャンスがあれば性交を決行したい、どうにかそのチャンスはないものか」と願望するようにもなっていたのだ。

そう、私の延々と繰り返されるサイクリングの中では〈そのチャンス探しの願望〉も莫大に大きかった。

これはつまり、完全な犯罪意図行為なのだが、

〈山の中、人の目のない場所で襲えそうな女性が見つかれば、何が何でも強姦したい〉と考えることも屡あったのだ。

そう、サイクリングの頻度が増えたのは中学二年の頃から。女神様の転校も中学二年。まさにこの女神様への思い入れの深さと、性欲への願望の深さとは同じものだったと言えそうだ。

女神さまの横顔を見るために妻ヶ丘中学の裏門や、彼女の家の周りまで出かける。そして、そのまま東岳の連山に向かう。

週に二、三回はこのサイクリングに出かけていたのだが、サイクリングは私自身の〈「哲学」と「破滅しても良いくらいの快楽を求める時間」だったのだから「一人でなければならなかった」〉ということなのだ。

哲学の時間とは、

「生きるということの意味を考える時間」、

「大人の指示に従わされることへの屈辱や、その結果としての疲労や苦痛や絶望感を払い除ける行動としての時間」。

そのために力の限り坂を上り、湖の底のような「人の住む市街」を一人で見下ろすことが絶対的に必要だったのだ。

破滅しても良いくらいの時間とは、湧き上がる性欲を処理するために、〈人目のない場所で女の子が見つかれば、どんな子でもよいから強姦したい〉と考えていたということである。

この強姦への欲望を激しく張り巡らせ、「今度こそ実行するぞ」と彷徨ったことは一度ではないのだ。

まさに強烈な犯罪者心理を確実に持ち合わせていたということなのだが、犯罪者にならなかったのは〈偶然が揃って集まらなかったから〉というだけのことだったのだろうか？

22 〈自然な動物のままの人間〉と小狡い計算の下に行動するように学習させられた打算的な、枠にはめられた人間〉

鳥の言う「結婚するという儀式と、愛し合い子供を作るという行為の間の溝」は、一方の岸は〈自然なままの動物としての人間の行為〉ということなのだろう。

一方は、親を中心とする大人たちから押し付けられ、教え込まれた、〈道徳、常識、損得……等々と呼ば

22　〈自然な動物のままの人間〉と小狡い計算の下に行動するように学習させられた打算的な、枠にはめられた人間〉

れる、「社会通念としての知識」に支配され、「小狡い計算の下に行動するように学習させられた打算的な、枠にはめられた人間」〉ということなのであろう。

私の女性との結びつき（＝結婚）に対する考え方は〈親父の言葉に支配されていた部分〉が大きかったのだ。

先に挙げた親父の言葉、

「今日も、おまえの学校から電話がかかってきたよ。また先生を怒らせたらしいじゃないか。どうして俺に何度も恥をかかせるんだ。俺はもう学校に勤められなくなるじゃないか！」

それに対する私の答え、

「それなら辞めればいいじゃない！　僕は自分のしていることが間違っているとは思っていないんだから。お父さんが恥をかかないようにと、自分の生き方を我慢しようなんて生き方は絶対しない！」

は二人の関係をはっきり示している。

この中の絶対という言葉には「死んでも譲れない」という根性が込められているのだが、この言葉の裏には、

〈私の中で父親の言葉を完全に跳ね除ける勇気は無い〉という破滅的心も隠されているのだ。

つまり、父親の価値観は大きく私を支配し、無視して逃れることはできない「頑丈な枠」だったのだ。私は〈その中に閉じ込められていた〉と言える。

そう、小学校の四年前後のことだったろうか。ことの中身は完全に思い出せないが、父親から〈四肢をがんじがらめに摑まれて抑えつけられた〉ことがある。父親としては許せない我儘行為を私がしたのだったのだろう。

呼吸ができないほど抑えつけられて、「これで殺されるのか？」と心底から恐れた。この時の恐怖心は何度も私の中で繰り返し思い出されたのだった。

そう、戸籍の上で〈結婚するという形式を整え、三人の子供を作る頃まで〉この恐怖心から逃げられなかったのだ。

いずれ離婚すると決めて、派手な結婚式はしなかったのだが、我が家の家族六人と先方の家族五人が我が家に集まって食事会をし、それを結婚式として形は整えたのだ。

つまり、父は「人に対して恥ずかしいことだけは許さない」と、私の首根っこを確実に押さえて、私は従わされていたと言える。

女性問題で言うと、「恥ずかしいことをするようでは生かしておかないぞ」と絶対的言葉で縛った。それを結婚という言葉に絞って表現すると、〈結婚していない女性との性関係は許さない〉ということになる。

三人の子供を作って離婚というお役所仕事を済ますまで、私は親父の言葉で縛られ続けていたのである。

23　結婚式直前での中断の話

ここで、私の結婚式直前での中断の話に、もう一度戻ってみよう。

そう、彼女とは結納を済ませ、結婚式の日取りまで決まっていた。それを、式の二週間前に取りやめたのだ。取りやめることになる言葉の始まりは彼女からだった。それは、

「私たちは、ずっと友達だよね。結婚していいのかしら」という言葉。

それに対して私は、「そうだね。僕の中にも少し迷いがある」と答えたのだ。

自分の周りを見渡して、結婚するにはこの人しかないと判断して申し込んだのに、「後悔することはないだろうか？」と聞かれると「無い」とは答えられなかったのだ。

そして、有るということになれば、我が人生は失敗ということになる。それは父親から許されないこと、それは自分でも許せないこと。それなら止めようとなったのだ。


私たちは口づけすら交わしていなかった。結婚して初めて抱き合える相手と考えていたのだ。相手を尊重した礼儀正しい関係といえるが、互いの愛情を頭の中で確認しているだけで、「何が何でも結婚したい」という欲望にまでは至ってなかったと言える。

この結婚が〈旨くいくか否かということへの不安〉に簡単に跳ね除けられてしまっているのだから。


彼女の親族は全国に散っていて、札幌から式のために帰ってくる叔父夫婦は既に旅立っていた。そこで両家は大騒ぎとなった。私の父は寝込んでしまって言葉も出ない。

私は一人だけで、彼女の兄弟や親族が集まる席に呼び出された。和室の八畳と十畳の並んだ部屋に、彼女の側の二十人ばかりが鎮座しておられたのだった。

高台になったお屋敷の西南角の部屋。庭木が綺麗で、冬の午後であればほんわかと暖かそうな部屋。ところがこの日は真夏の昼下がり。

日差しは強かったが、縁側からは涼しい風が吹き込んでいた。私は方々から責め立てられたのだったが、最後に彼女の母親が救ってくれた。軍人であった父親は戦死していたので、母親は父親役も果たしていたのだ。

凛々しい顔で、

「あなた達二人は出なさい。後は私が責任を持つから」と解放してくださったのだ。

二人で外を歩きながら何を話したんだったろう？　暑い夏の盛りだったのだが、かなり歩いた。しかし、「やっぱり、取りやめるのは止めよう」とはならなかったのだった。

彼女はその後、時間を置かずにお見合いで結婚した。

しかし一年続かずに、離婚する。そして、一人で過ごしていたのだが、四十六歳の年に至って私と再会することになる。

きっかけは私からであった。一九八九年に日本評論社から出版した『葛藤する思春期』という本を送ったのだ。彼女が勤務していると聞いていた大学付属病院の看護科宛に。

私は届かないかもしれないと考えていた。心の隅では「その方がいいのかな?」とすら考えていた。ところが、返事があって再会することになったのだ。

私たちはこの時初めて床を一緒にして抱き合った。布団の中で、二十六歳の時のことに話が及んだ。

「僕は完璧を求めすぎたんだ。離婚なんて絶対にできないことと考えていた。離婚せずに済む関係かと考えた」

「すると自信がなかったのね?」

「あなたから『私たちは友達だよね』と言われた時、そうなんだ、それなら、この危険を伴う冒険は止めておこうとなったんだ」

「一番初めの時に、あなたは今日と同じことを言ったの。それで結婚するのが怖くなったのよ」

「僕の方から言ったの?」

「そう。あの時にはあなたの思い出になるものを全部全部、根こそぎ焼いて捨てたわ。でも、今度は何があっても捨てない」

それは、涙を拭き終わった口からしっかりと出されたのだった。私には言葉が無かった。すると、

「私には資格がない」と言う。私は、

「いや俺の方に資格がない。子供が四人いる。子供が成人するまでは父親で居なければならない。戸籍簿では離婚しているけど、実態は結婚しているのと全然変わらない毎日」と答えて、抱き合ったまま寝たのだった。

そう。長男は医学部に行く前に一橋大学の経済学部に三年生までいた。その入学試験の発表は一緒に見に行ったのだった。私が、

「今日は長男の入試の発表なんだ。医者ではなくて学者の道を歩いてくれることになるのかなあ？」と言うと、彼女から、

「一緒に見に行こう」となったのだ。

車を飛ばして、国立まで行ったのだった。

そう、学校の中庭に張り出された合格者名簿から水野謙太郎の名前を見つけたのは彼女の方が早かった。

24　宮崎市の西、高岡町花見の17ヘクタールの山

私は宮崎市の西方の郊外、高岡町花見に十七ヘクタールの原野を取得している。次々に買い足してこれだけの広さになったのだが、最初は三千坪、一ヘクタール。

森林組合の所有地だったのだが、先方の売り急ぎで、安くて買えたのだ。一九八一年のことだった。若草医院が若草病院に発展したのが一九八〇年二月。その翌年なのだから、周りの人にはせっかちすぎて見えたらしい。

私としては野球や運動会などのできる運動場が欲しかったのだ。借金してでも始めなければ〈良い精神科医療は実現できない〉と考えると、突き進まざるを得ない気持ちになる。

24　宮崎市の西、高岡町花見の 17 ヘクタールの山

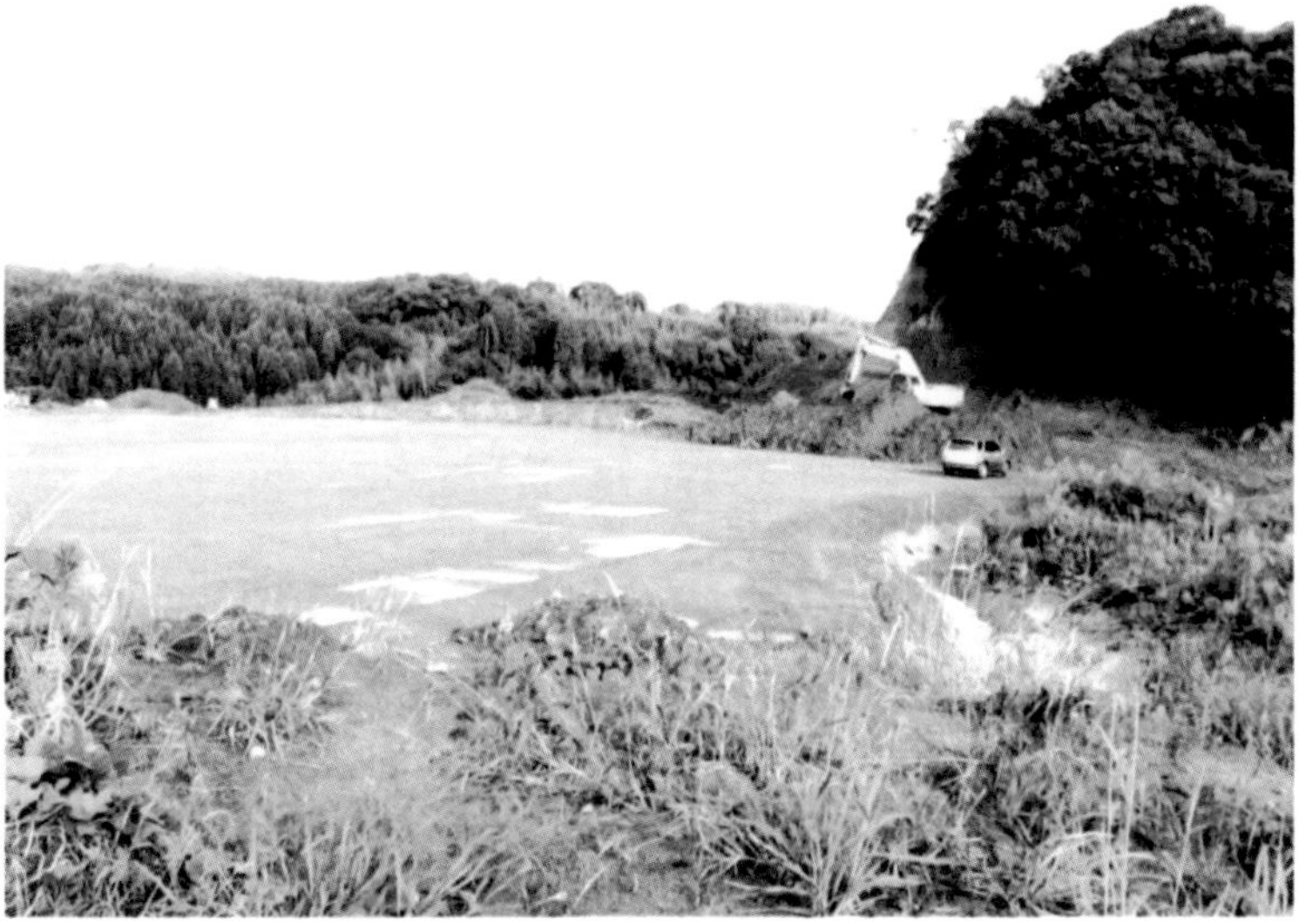

お金の余裕があったのはバブル景気の時だけかな？　宮崎駅前で、医院を経営していた時代に六千万円で求めた八十六坪の土地が二億八千万円で売れた時。その後は、借り入れを増やしながらこの広さになったのだ。

私はここに新しい病院を作りたかった。若草病院は街の中の病院、ここには自然を楽しみたい人たちのための、ゆったりとした空間の病院として。不登校児のための学校も併設して作りたいというのが大きな夢だった。

この山の開拓には職員や患者さん達も使ったが、私自身が中心になって動いた。

当時の市販車の中では一番大きなコマツのショベルカーを使って。ショベルカーは土木仲間の愛称でユンボと呼ぶのだが、値段は千二百万円くらい。それを値切って九百五十万円ばかりで購入したのだったかな？最初のユンボは、乗り潰して現在残っているのは二台目だ。大きな木を倒したり、岩山を削ったり、池を作って堤防を固める、道路を作るなどの作業にはユンボは必需品なのだ。いわば、原野の開拓・創作作業のために「書道の時の筆のようなもの」と考えていただいていいかな？

掘り出した岩土や木々を遠くに運ぶ作業にはダンプカーが必要だ。そこで、こちらは中古車を買って、職員や患者さん達に運んでもらった。

24　宮崎市の西、高岡町花見の 17 ヘクタールの山

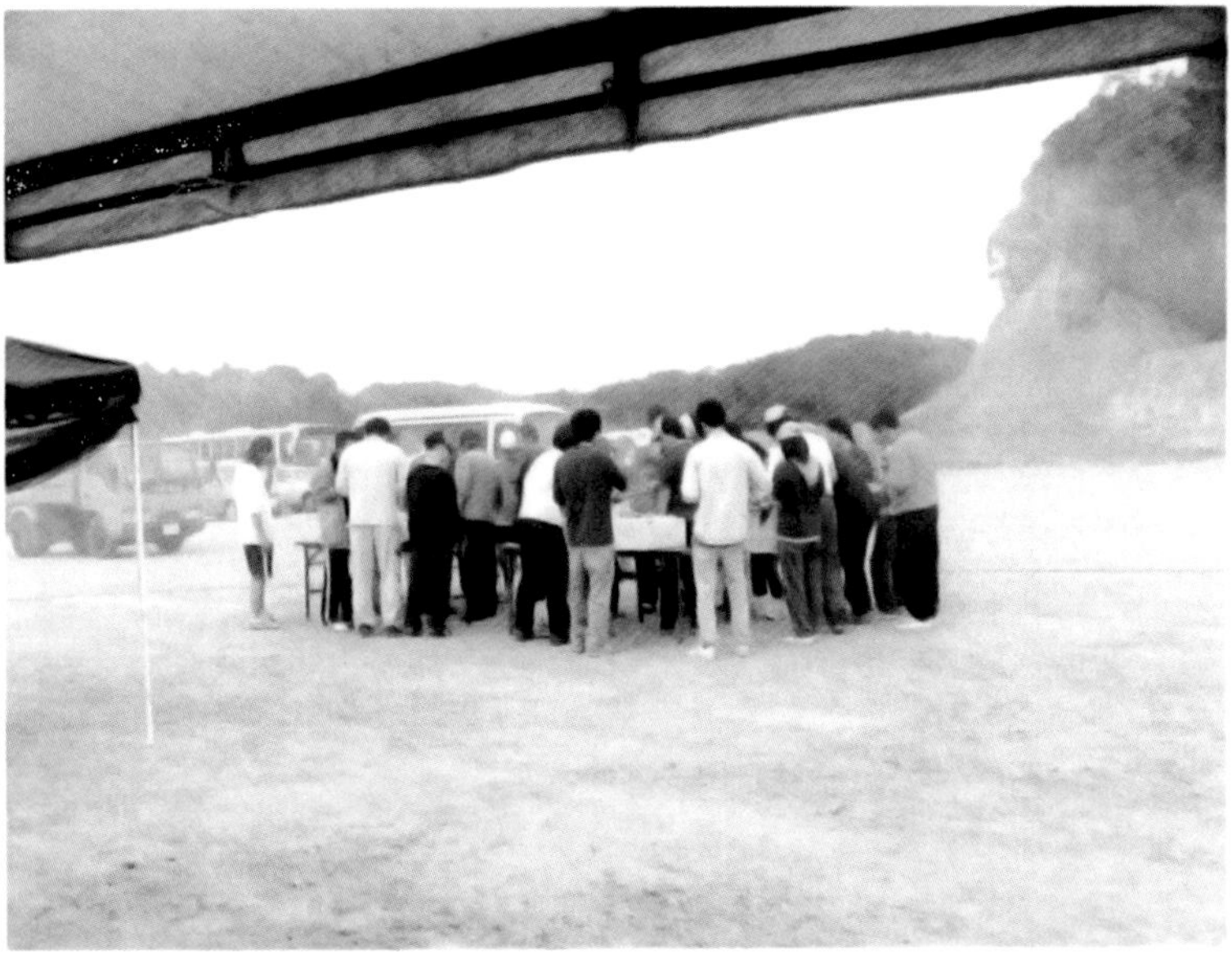

全て、工事の完成図はないまま、私の思いつきで作っていく。

「こちらに道を走らせよう」

「排水溝をこの運動場の周りに作るのだから、この辺りにちょっとした溜池を作ろう」

「ここは竹林にするか？　タケノコ採りも春には楽しいぞ」

「ここのタラの芽の林は残そう」

「ここには田んぼだ」

という具合に。そこで、私は先頭に立たざるを得ないのだ。

私は休日となると殆どの時間、山を削り谷間を埋めて構想を練っていた。このユンボには完璧なクーラーが付いていて、真夏の炎天下でも運転室内は涼しいのだ。

止め時が見つけられずに、昼飯も忘れ、晩飯も忘れてということが屡《しばしば》。

梟が「もう休みなさい、何時と思っているのですか?」と鳴き始めるまで働いていたこともある。職員の目には「働き」ではなくて、遊びにしか見えなかったのだろうが。

ユンボのエンジン音は重くて甲高くはないのだが、太くて腹の底から出る低音。静かな森の主である梟としては追い返したかったのかもしれない。しかし、私に気を使っていて、我慢していたのかな?

エンジンを切ると、その「ホウ、ホウと」いう鳴き声が森中に響き渡る。私には怒っている声ではなく、

「もう休みなさい。体を壊しますよ」という優しい声に聞こえていたものだ。

一羽の鳥は、この梟とも繋がっているのかもしれない。

実はこの十七ヘクタールというのは株式会社健康医療開発と医療法人如月会の持ち分の合計面積だ。ほぼ半々所有している。

今は未だ原野のままなのだが、建物の建てられる宅地にするためには行政の指導に従って「開発行為の許可」を得なければならない。

その許可は一九八四年に取っているのだが、完成しないままにやってきた。病院を作る、学校を作るなどと構想しながらも、「今のところ運動場と農作業場のままでいいや」と延ばしてきたのだ。

完成して宅地になると土地所有税が上がる。原野のままだと所有税は殆どタダのようなものなのだ。

そこで、財政面を考え、〈完成しないままの方が選ばれる〉ことになっていたのだ。

ところが、二〇一〇年四月に医療法人如月会の理事長を長男に譲ったところ、「開発行為の許可」を得ているのだから完成したいと言う。そこで、私のユンボ弄りはできなくなってしまっている。

この開発行為は来年の春には完成するというので、小林方面への往診のついでにその様子を見に行ったのだった。五月くらいだったのかな？

私の作った概形は大まかには残されているのを知って、少し嬉しかった。車を降りて歩いてみると、時々押し寄せる風が肌に心地よい。眼下には大淀川がゆったりと流れている。アザミの花がいっぱい咲いていて、タンポポの種が作った白い丸いボールが点々と残っている。可愛いなと見とれていると強めの風が吹いて、ぱっと飛んでいって、見る形もなく壊れていく。汗かきながら工事した長年の過去を思い出させてくれるそんな光景を楽しんでいると、いつもの鳥がやってきて、別れた女性の話を始める。

24　宮崎市の西、高岡町花見の17ヘクタールの山

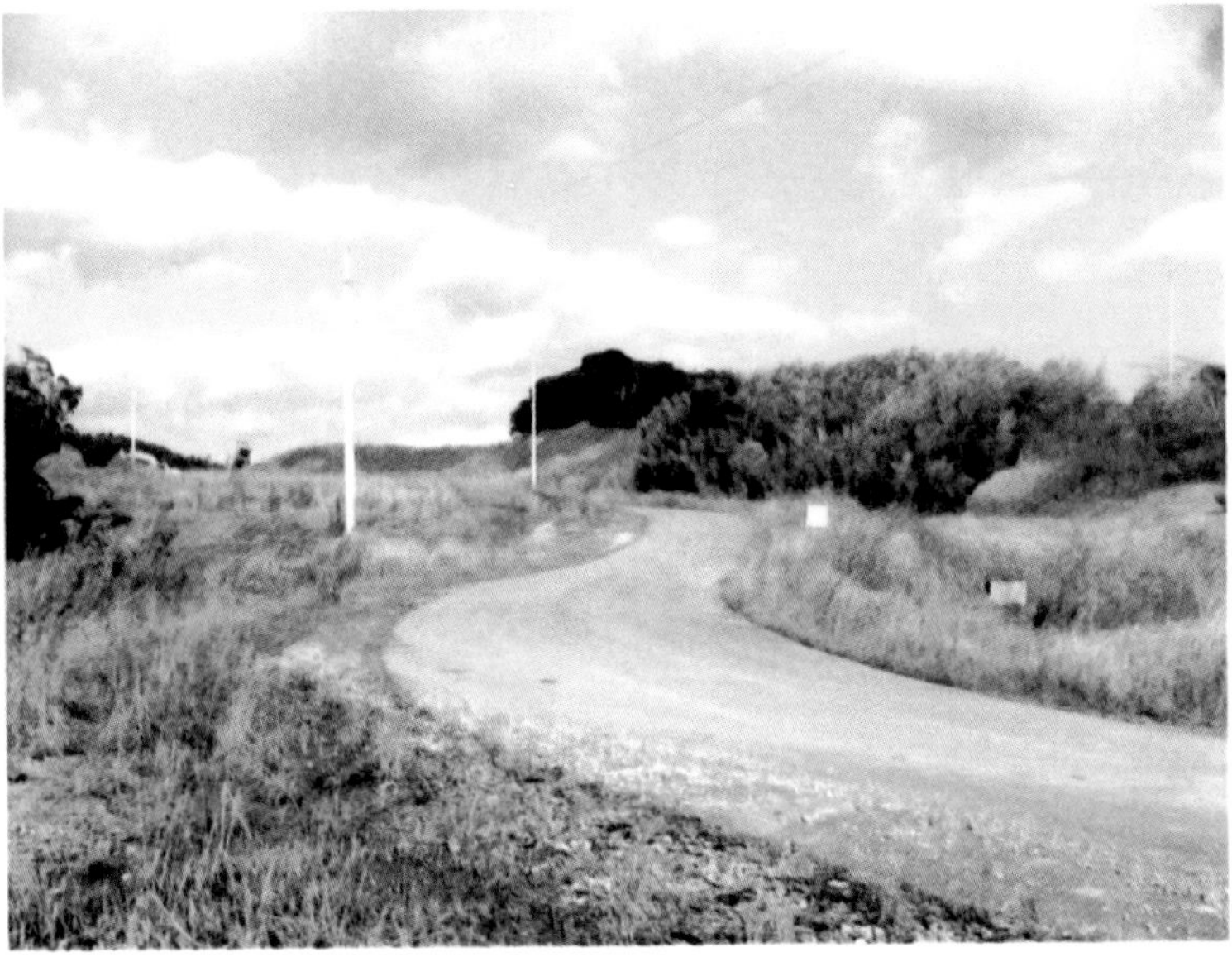

「この山はあなたの人生の半分近くを見て来てくれてるの。一九九五年五月八日。あなたはこの山の中で、ひとりの女性と別れ話をしているの。

ちょうど今の季節。そう、あなたの好きなタラの芽は大きくなって、もう食べられないぞ、と安心した顔していたわ」

そう、鳥がいう「別れ話の女性」というのは私の秘書のような仕事をしてくれていた山辺裕子。

元中学校の音楽教師だったのだが、教職員組合が主催する勉強会で、私の「不登校の子供たちに関する講演」を聞いて関心を持ってくれ、親しくなった。

そして、教師をぽんと辞めて、私の下で働きたいと言って来てくれたのだ。

五月八日の話を思い出すままに書いてみよう。
・・・・・・・・・・・・・・・・・・・・・・・・
「この一年間考えたの。この一年、私達ほとんど喧嘩しなかったでしょう？　それで私達のことゆっくり考えられたの。私達ってあなたと私のことよ。私はまるで栓が抜けたかのように、どうしても心が空っぽになっていくのを止められなかったの。あなたには毎晩帰って行く家があるんだもの。私はいつも一人よ！　吉永君と過ごした夜から、ぴたりと栓ができたの」

吉永君とは山辺裕子より七歳年下。仕事の関係で私も親しくしてきた男である。

「吉永君はいい奴だよ。しかし、どうして早く言ってくれなかったの？　どうしてそんなに急ぐの？」と私。

「いつも側に居たいから」

「僕には、なんか早まっているように見える」

裕子はにこにこ笑っている。

「僕はね、なにも、止めさせようとしているんじゃないんだ。よく考えてみたらと言っているだけなんだよ」

「いいの。恋は盲目と言うから。後になっていろいろ出てくるとは思う。しかし、勢いで行動するしかない時って、あっていいでしょう？」

「うん、それはそうだけど。何と言っても早すぎるよ。僕には、僕から逃げるために慌てているように見えるのね。吉永君に悪い。少し待ってみたら？」

二人は歩きながら話していた。声を張り上げないと聞こえない距離にもなった。

「いきなりなんだから。三十日の朝はシャクナゲを見に行くことになっていたんだよ。僕が何度も何度も電話した朝」

「私が、連休の四日を空けて、と言った時には耳を傾けなかったでしょ？」

「確かに」と言って私は黙った。

それは沈黙するしかない弱みだった。私はその日は家族と行動することにしていて、その約束を移動する煩わしさを嫌ったのだ。

24　宮崎市の西、高岡町花見の17ヘクタールの山

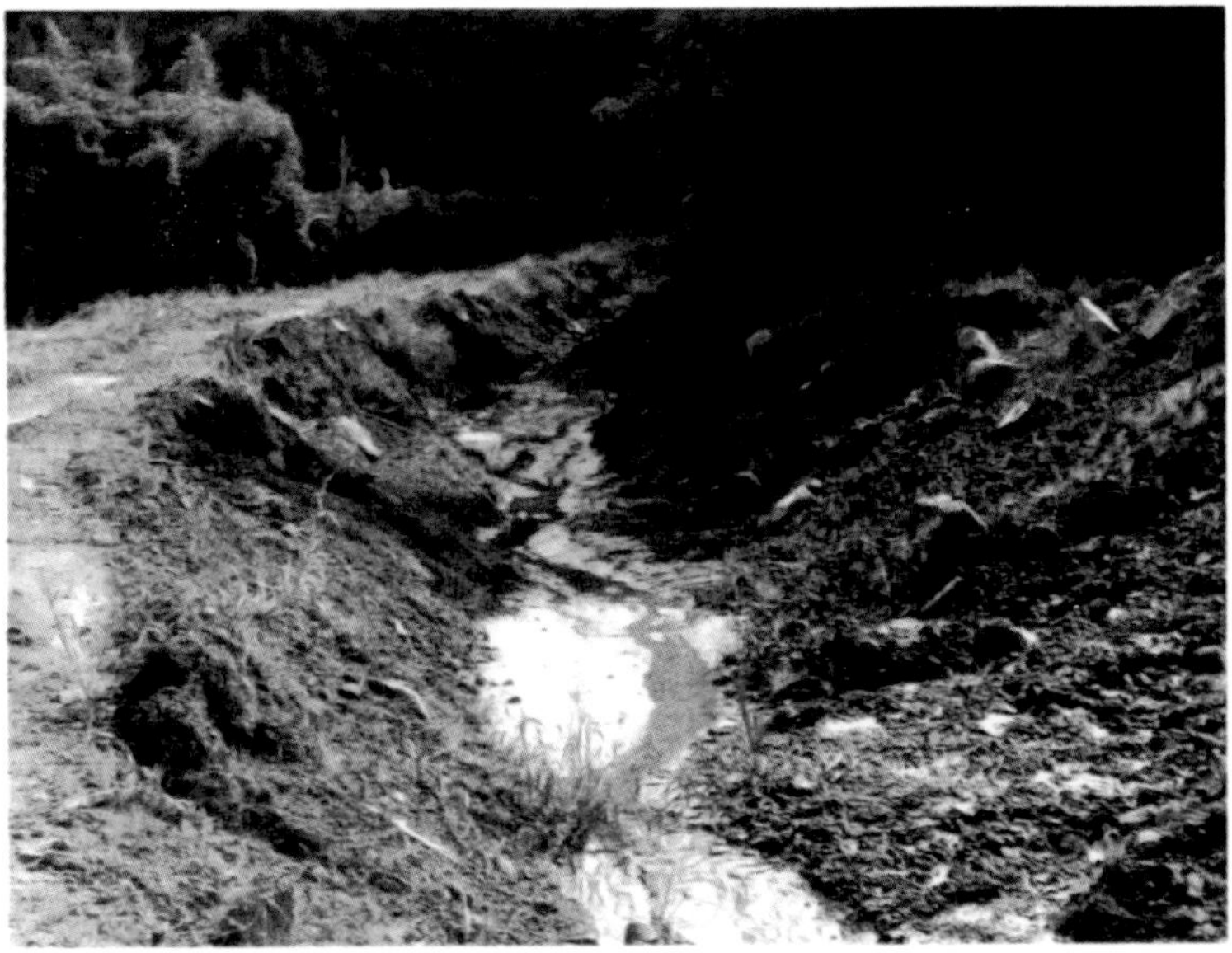

沈黙は裕子の方から破った。

「そう。だけれど私が、これから吉永君と付き合うつもりと言ったら許してくれていたかしら?」

「僕は勧めていたと思う」

「どうかなあ。あの手この手を使って止めていたと思う」

「僕は何回もいい奴を見つけろと言っていたでしょう」

「口ではね」

「そうかもしれない。実際こうなってみると、この寂しさはないもん」と恥ずかしげもなく深い溜息をついた。

目は虚ろで、裕子は気づくなり顔を背けた。そして、独り言のように言う。

「こうなって良かったのよ。もしあなたの子供が産めていたとして、決して旨くいったとは限らない。いいえ、多分、あなたは私と私の子供を憎んでいたことでしょう。こうなって良かったの」

私には言葉が無かった。

「あなたは奥さんを大事にしなさい。奥さんを大事にしないということは、この私も大事にしないということなのよ」

「それはできない」

「いや既に大事にしているのかもしれない。形だけと言うけど、それはあなたが言葉にする時にそうなるだけで、本当は大事に、大事にしてきているのよ」

「だけど僕の心は満たされない。一生満たされない」

裕子との距離は結構あったので聞こえなかったのかもしれない。しかし、そんな私の泣き言など無視していたのかもしれない。

「気障な言い方だけど、あなたは私にとって太陽だった。キラキラと輝いているの。だけど時には暑すぎてあなたのそばにいると火傷するの。

あの人は森なの。私を包んでくれる森。中に居るとホッとするの。あの人が言っていたよ。太陽は孤独だって。一人で輝いていないといけないって」

そこで、私は口を挟む。

「我儘勝手に吠えたりしていたよね、俺は。あなたの気持ちなど考えもせずに。昨日だって、あなたは黙っておけ、なんて。言えた立場ではないのに」

すると、

「うん。だけど本当は優しかった」

24　宮崎市の西、高岡町花見の 17 ヘクタールの山

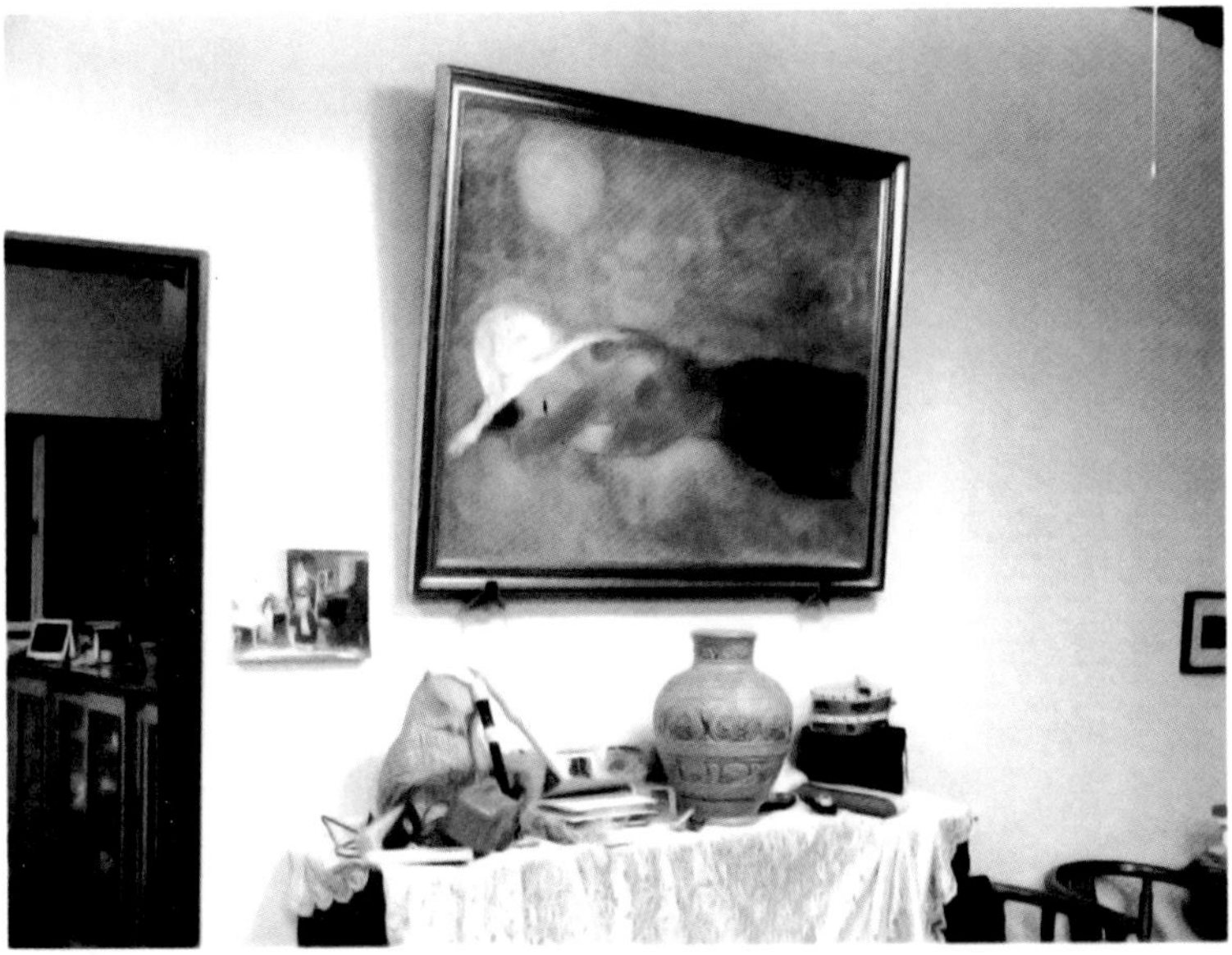

裕子の声は涙声となり、目には涙が潤んでいた。それに気づいて、

「僕と付き合う子は全部幸せな結婚をしていくんだと言ったこと、覚えている？」と冗談顔を作りながら言った。

裕子は無理した笑い顔の中から、「うん」と答える。

私はバカなことを言っていると思いながら、

「その通りになった」と努めて明るい声を探しながら言った。


二人の歩きは私が主導権を取っていたのだが、足は帰りを向いていた。

「吉永君をそんなに永く待たせてもいけない」という私の言葉で、既に二人は門に近づいていたのだ。

別れの言葉のつもりで、私は、

「幸せになるように心から喜べそうな気がする。暫くはかかると思うけど……。そうなるのに。だけど決して邪魔はしない。待たせては悪いから。じゃあここで……」

と、終わろうと手を振ろうとした。すると裕子は、

「うん。彼と会う？　彼、呼んで来ようか？」と言う。

私は三人で話すのもいいかと考えて、少し迷いながら「ああ」と答えることになったのだった。

急ぎ足で吉永の車を探しに行く裕子の後ろ姿は、私にとって複雑だった。

彼女は自分の両親に紹介する前に吉永の家に乗り込んでいったのだ。その帰りに私の居る、花見の雑木の山まで寄ってくれたのである。

吉永の乗っている車は門の辺りにはなかった。門は坂道の途中になっている。そこでくねった坂道を下りていくと、やがて道路は崖の下に隠れてしまう。どこに車が居るのか、私には分からなかった。

裕子は小走りしながら崖の陰に見えなくなった。

つい二、三日前まで恋人だった女の新しい彼。しかも、この男も、親しく話し合って信頼してきた知り合い。

彼の母親も学校教師で、日教組の活動家。私は登校拒否の子供に関する講演など学校側から依頼されると、喜んで引き受けたりしていたので、繋がりは浅くなかった。そこで、こういう形で会うことが私の気持ちを落ち着かせなくさせていたのは当然のことだったのかな？

突っ立って彼を待つことの不自然さを思い、私は歩いていた。しかし、直ぐに来そうにもないと感じると、ダンプカーで運んで積み重ねられた真新しい山を登ってみたくなった。

昨年の夏に運んでもらったもので、ユンボで丸い富士山のような形に固められていた。既に今年は新しい草が疎らではあるが芽を出している。

手を使わずに登ろうとしたが、難しくて何度も滑った。「上り下りするのに時間がかかってしまって、吉永を待たせ過ぎるのはまずいから、引き返そうか」と門の方を何回か見てもみた。しかし姿は見えなかった。そして、

「話すにしても、交通量の多い入口よりもここの方がいい。ちょっと失礼だが、ここまで来てもらうことにしよう」と自問自答して、斜面登攀に挑戦することにしたのだった。

手を使おうとすると、足の角度が斜面に平行になってしまうので、なおのこと滑ってしまう。ようやく頂上に達して見下ろしてみたが、二人の姿は無かった。車の中で話し合っているのかと考えてもみた。

私は二人が今日、都城まで行った車は吉永の車だろうと決め込んでいた。ところがやがて視界に入った車は裕子のものだった。そのブルーの色に私の心は、ほーっと暖かくなった。ところが、車から駆け出てくるのは吉永だけだった。

私としては裕子も来て三人での会話と想像していた。しかし、裕子抜きで男二人だけなら、またその方がいいかとも考えた。

「やあ、一昨日は失礼」

「いえいえ、こちらこそ」

「どう？　両親に気に入ってもらえた？」

「ええ、僕の方が捨てられないように、気を付けろって」

「それは良かった」

「裕子さんの方は、未だだってね」

「お母さんは分かってくれたけど、お父さんの方は未だみたいなんです」

私は裕子から父親が反対していると聞かされていたのだった。そこで、

「反対されても子供を作って既成事実を作ってしまえばいいよ」ということになる。すると、

「はあ、僕はあの人のために皆に祝福されて結婚したいんですよ」

という答えが返る。

私は「なるほど」と言って黙るしかなかった。

25　かの人は森のような腕の中で安らいでいるのだろう。

鳥が、パタパタと羽ばたいて、話しかけてきた。

「一九九五年五月九日、朝の五時半。あなたはベートーベンのスプリングを聞いているの。入れっぱなしになっていたＣＤがスプリングだったのね。なんと幸せなことだったことか。

本当に久しぶり。泣きたくなるようなあなたの心をバイオリンはぐんぐんと引き締めてくれたの。久しぶりの心の安らぎ。心の奥はまだまだ明かりを失って震えていたけれど、静まっていく。

そして、ゆっくり考えたのね。まずは、

〈かの人は森のような腕の中で安らいでいるのだろう。私はあまりにも我儘をし過ぎた。かの人を苛めすぎた。その中でゆっくり休み続ければいい〉と。

次いで、〈私が太陽だったという言葉を信じよう。痛め続けた太陽の部分は省くとして、暖かい太陽。人に手を合わせてもらえる太陽として輝き続けられるよう努めてみよう。この六年間を意味のあるものにするためにも〉と。

そして、〈六年目のシャクナゲを見られなかったのを怒り続けても何も生まれては来ない。もう、かの人は向こう岸〉と。

明るさを強め始めた窓の外には、若葉が陽光を楽しんでいたの。桜の葉っぱはもう若葉ではなくて、既に思春期の感じで、心には少し落ち着いた空気が流れそうに思えたんだったね。

しかし、そう簡単には収まらずに、強姦という犯罪と同じ次元の〈登山ナイフで刺すぞ〉という言葉まで飛び出すんだ。

ちょっと、この頃の日記を読んでみよう」

と落ち着いた声で始めた。

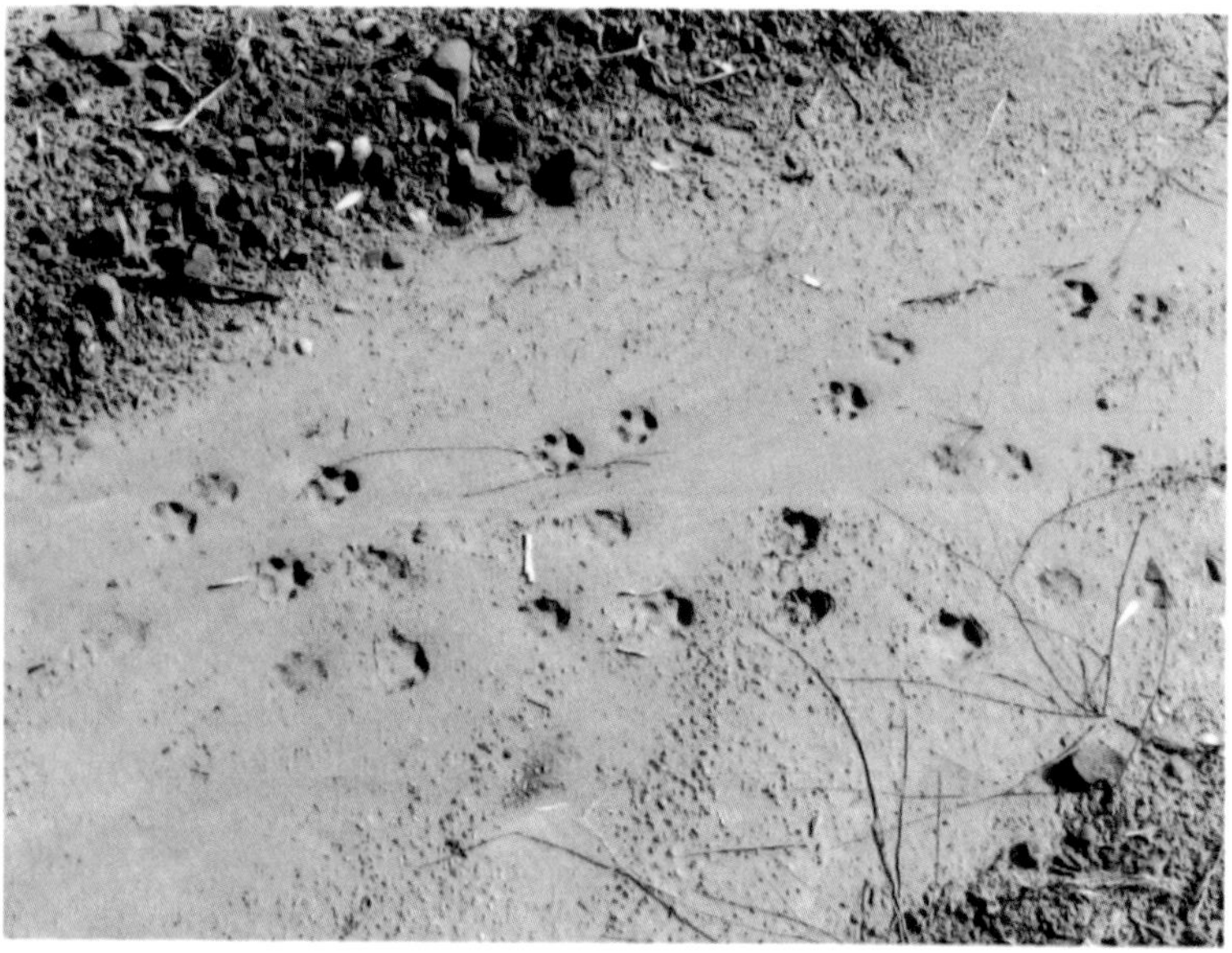

・・・・・・・・・・・・・・・・・・・・

五月九日　夕方

先ず出発前から裕子は苛ついていた。車の前で待っている裕子に、私がカギをもっている手を高く挙げて、「運転しない？」と言うと、顔をしかめて、

「今日は疲れている！」と一言吐いて、運転なんかするものですか、という表情を作った。

今年初めての真夏日だったので車の中は暑く、乗るなりクーラーを入れた。

三分でガソリンスタンドに到着したのだったが、裕子は助手席に乗るなり、リクライニングさせて、目をつむっていた。横になったままの姿勢で彼女は、

「寒い。クーラーを切って」と、お願いではなく命令口調で言い放った。

それは車のスイッチを切ろうとする瞬前、スタンドマンが足繁く駆けつけて来た瞬前であった。表現は傍若無人と言って良かったろう。

甘えん坊の我儘娘が父親に命令する口調みたいと言ってもよかろう。

私は「疲れているみたいだなあ」と感じながらクーラーを切る。我儘を許してやる義務があると感じている、〈弱みのある父親そのものの心境〉だった。


ガソリンスタンドを出て、まず青島バイパスに入るとピラカンサスの花が咲いていた。裕子はずっと寝たままで無言。暑いので窓を開けて走っている。


彼女は眼をつむり寝てはいるものの、会話だけでも楽しみたいと考えて、

「ピラカンサスの花が咲いているよ。盛りを過ぎているけど綺麗だね」と話しかけてみる。

返事はない。私は構わず、

「真っ白い花。ピラカンサスは秋までに三つの色に変わるんだ」と続ける。

それでも返事はない。更に続ける。

「三つじゃなくて、五つかな。花が真っ白。実の始まりが薄緑色。それがだんだん薄らいできて白っぽくなってきたと思っていると黄色。そして橙色になって、最後に朱色」

いつもの彼女なら、ここでふて腐れて、

「なら六つじゃない！」と表現しただろう。ところがそれもなくて、出てきた言葉は、
「寒い。窓を閉めて！」だった。

裕子はただひたすら眠りたいらしかった。私は暫くの間、繋がりを断ちたいのだろうと判断して、窓を閉め、声をかけるのをやめた。

高速道路に入るとクーラーをつけなければ我慢できないほど暑くなった。しかし裕子を怒らせたくなかったので、少しだけ窓を開けることで我慢した。音が煩くないようにスピードを控えめにして。

横になり目をつむったままの裕子は、

「寒い。これ貸して！」と一方的な言葉を吐いて、体を伸ばして後部座席に投げ出してあった私のジャンパーをぞんざいに拾った。

私は「ああいいよ」と言いながら、彼女が、腰から腹の上に、いらいらとした手つきで羽織るのを見て、
「風邪かな？」と言ってみた。それでも返事がない。そこで、機嫌を損なわないために、「返事など要らないんだよ」と伝えるために独り言のように、
「いや、眠いだけだよね。眠くなると内臓器まで眠るから体温を維持できなくなってくるんだな」と言って、あとは眠りに任せた。

宮崎を出て来たのが四時過ぎだったのに、五月の夕方はまだ明るかった。青井岳の山々の西側に夕焼けがふんだんに残っていて、私は夕焼けに聳える高千穂の山々を裕子に見せたいと思った。そこで、

「山を抜けると霧島が見えるぞ。今日は見事だと思うな」と口にした。しかし、それでも返事は返らなかった。声をかけてしまったことで、軽い後悔をしながら、掛けてしまった言葉の締めくくりの積もりで、

「高千穂のピラミッドが見事だと思うよ」とまで続けて、口を閉じた。

それから三分もすると、山々の間に高千穂の頂が見え、車は広々とした都城盆地の平地に投げ出される。そこで、私は、

「おお、綺麗だ」と一言吐いてしまう。それでも彼女は起きなかった。

「綺麗だ」とは言ってみたものの、「本当はもっと綺麗であっていいのに、少し雲が多過ぎるかな」と考えて、またしても彼女の眠りの邪魔をしてしまったことを悔いた。

ところが、大淀川の堤防に近づくと、高千穂峰の右肩に連なる低い丘陵と森林が山を浮き立たせる見事な構図が現れた。すると、私としては裕子を揺り動かさないわけにはいかなかった。裕子はサッと起き上がると、

「ああ綺麗ね」と一言発すると再び助手席のシートに体を勢いよく落としてしまった。

私は「そう、こいつは自然への感動は薄い奴なんだ」と、自分を慰め、「別れることになるのも当然だったのか」と考えてもみた。

すると突然、彼女の方から始まった。

「吉野君を虐めないでね」と。

「おいおい、俺は吉野君とこれから付き合っていくのに、あなたのことと絡めたりする人間だと思うのかよ？」

「私に腹を立てて、当たりそうな気がするから」

「バカな。六年間付き合ってきて、俺をそんな人間と見ていたの？」

「うーん」

「大体が、あの人を虐めないでね、なんて言うのが、俺を一人前に見てない証拠だよ」

「だってあの人はまだ若いもん。まだ二十五歳よ」

「考えてみれば、俺の長男と変わらないじゃない」

裕子は、「そう」と言って笑った。

ここで私は、お構いなく気楽に話せる気になった。

「三十日まで、僕は君と出掛ける算段をしていたわけだよ。電話をしたけど出なかった。コードが抜けていたからと言っていたね。僕は今でも信じないけど。僕はてっきり誰かが来ているものと思って、君の家までは行かなかったわけだ。

僕は〈結婚すると言ってしなかった〉という点で、裏切り続けてきたわけだ。しかし、それ以外の点では裏切ったことはない。君は僕にシャクナゲを見に行こうと言いながら他の男と居たわけだ。裏切ったわけだ」

裕子はこの言葉にびっくりしたようだった。

私は続けた。

「多分、二十九日の夜もね。そして三十日の朝、僕は電話を鳴らし続ける。なぜ〈僕とのことを整理して次の男に飛ばなかったのか〉と恨んだよ。だけど自分がしてきたことを考えて許さないといけないと考えたのね」

裕子からの言葉はなかった。

しばらく沈黙が続いて、私から始めた。

「今朝から疲れている顔だよ。何かあったんだろ？」

「なにも」

「俺には何でもわかるんだ。吉野自身が疲れた顔していたなあ」

「あなたの方が堅かった。昼の編集委員会の時」

「ああ、あの時。彼が後から入って来たんだよね。そうそう、あの時も彼が堅かった。僕は心配したんだ。それを見て僕の顔を堅いと判断したんだろうな」

「まあどうでもいいや」

「今日見た高千穂ね。あれだって見慣れているところから見るのが一番いいのね。例えば都城から見る高千穂、高城から見る高千穂、高崎から見る高千穂。みんないいのね。ところが、都城の人が高城に来ると可笑しいと感じる。高崎の人は高崎からが一番いいとなるのね。人の見方もそうさ。いろんな方角から見るといろんなものが見えてくるのね。それを、一週間か十日で全部見て、というのは可笑しいよ」

「そうね」

「たとえば、百合ちゃんが『良かったね』と言ってくれた、と言っていたよね。あれだって、あなたは部分だけ聞いているると思うんだよ」

百合ちゃんというのは彼女の大学時代の同級生。私たちの関係を良く知っている。ところが、私の言葉は無視していて、返事がない。私は続ける。

「僕はね、彼女だって、『ええ？　一週間で決めたの？』と思っているんだと思うよ。それをあなたに対しては、直接は言わないよね」

裕子からは、不満そうな顔で、言葉は出ない。

「あなたには、自分に都合のいいようにというか、都合のいいとこばっかり取ってしまって、そうでない部分を考慮から外してしまうというところがあるよ。

つまり客観性を欠いているということね。もう少し、そうね、三か月は考えなさいというのは、そういうところからなんだよ。僕は三か月たっても結婚するというのなら、心から祝福する」

「そうね。三か月で壊れるものならすぐ壊れるんだものね」と言いながら、キッと睨みつけて、

「吉野君には既成事実を作れと言いながら、どうして私には三か月考えろというの？」と裕子はいらいらした口調。

私が「そりゃあ流れが違うよ。吉野君にも考えろって言っているよ。君のお父さんが反対しているという

話の中で言ったことでしょう」と言おうとしているのを聞きもせずに、

「もう、話なんかしない」と興奮して車を飛び出すように出て行ってしまった。

私は放っておこうと考えて家に帰り、車を車庫に入れたが、少し気になり始めて、裕子のアパートに向かった。裕子は車を降りてアパートの玄関に向かっていた。私が手を挙げると、訝かしい目で近づいてきた。吉野と勘違いしたのかもしれない。

「もう少し冷静に話をしようよ」と、話しかけるなり、

「もういや！」と叫んで自分の車に向かって走って乗り込んでしまった。一瞬の出来事で私としては止めようもなかった。車の前に立ち塞がろうとしたが、勢いに押されて後ずさりしてしまったのだった。

吉野君の家に電話した。しかし、留守番電話。状況を録音して伝言しておいた。やがて返信があった。

「裕子さん来ているでしょう？」と私が聞くと、

「はい、ここに寝ています。怯えているというか」と吉野が答える。そして、

「暫く距離を置いた方がいいと思います」と。

・・・・・・・・・・・・・・・・・・・・

鳥はそこまで読んで、

「それに対してあなたは、六年間も付き合っていて、そんな言葉は悲しいですねと言うの！」と、両方の羽を羽搏かせた。

26　「もう一つ日記読むね」と梟の様な雰囲気で

そして、「もうひとつ、日記から読むね」と鳥は続ける。梟のような雰囲気で。

・・・・・・・・・・・・・・・

五月十八日の深夜、十一時五十分、私たちは互いの思ったままを口にして、言葉を交わし合っている。

私から、

「今日の僕はあなたを罵った。恥知らずと。犬畜生にも劣ると」

するとと彼女は無視して、

「あなたのことを彼は悩み始めると思うの」と始める。

「当たり前だよ。それは君が悩むべきだったんだよ。二十五歳の彼に選ばせることじゃないだろう?」

「うん」

「そのことで明らかじゃない。それが分からないなんて、三十二歳の女の考えかよ」

そして最後には、

「二か月ストップしろ」と私は言った。

すると彼女は、

「私は一生一人で過ごすことになるかもしれないのね」と言う。

私は、

「このまま吉野に貰ってもらえないと、一人で一生過ごすことになると思って縋《すが》るんかよ!」と怒鳴った。

そして、

「だから誤魔化しじゃないか。二か月も待って二人が一緒になるというのならそれなら本物だろうよ」と
切って、

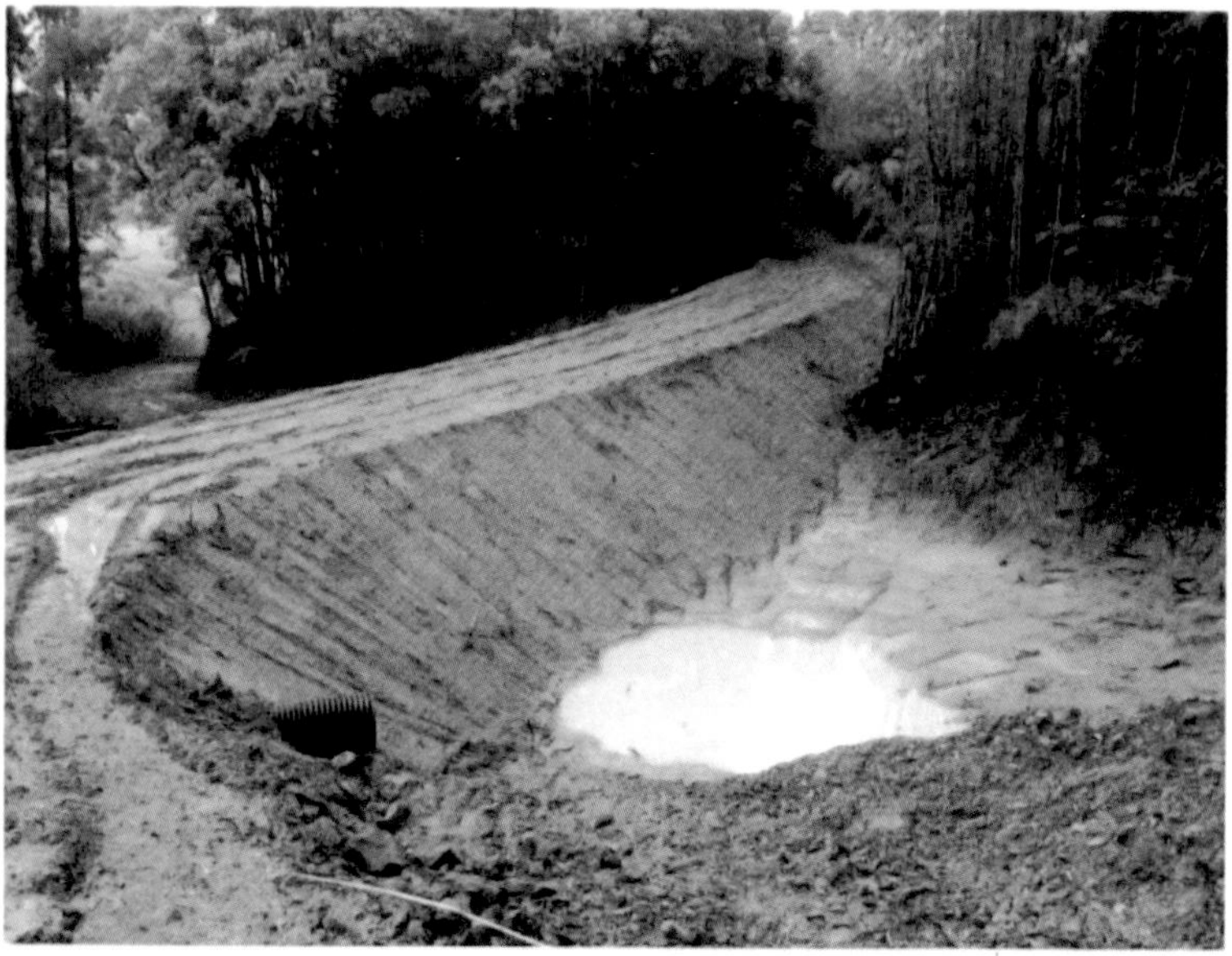

「そりゃあ、一生一人で過ごすことになる可能性もあろうよ。俺と一緒になる可能性は百分の一。あいつと一緒になる可能性は二分の一。だけど、だからと言ってそのまま突っ走るのは、彼に対して失礼と言うものさ」と付け足したのだった。

翌日、私は夜の九時過ぎに病院を出た。夕方からの家族面接が長引いて、漸く解放されたのだが、そのまま花見の山に向かった。車を道端において、池のほとりの坂道を歩いて登った。

月も昇らず、空には雲が多かった。しかし登るにつれて、街の明かりが森の木々に遮られて暗くなり、雲間に光る星の見事さが目に沁みた。

するると裕子に電話したくなって、その行為を止めることができなかった。何と言おうと考えているわけでもない。

俺はここにいて、星を見ていると伝えたかっただけだった。

彼女は居なかった。留守番電話に「携帯電話に電話して」と残してしまった。言ってしまって、だらしなさを諦めて、あとは気楽になった。

だらしない自分を気楽に見つめることができた。電話が来たらどうするのか考えもせずに。

電話は来なかった。ユンボに乗って、エンジンをかけ、ライトをつけてみた。しかし、仕事に専念もできなかった。電話してくるかもしれない。しかし待つのは嫌だ。ユンボに乗るところは電波が届きにくい……などなど。

そこでユンボ作業は十分も続けることができなかった。

東の空に月が昇った。だらしのない崩れた月。しかも、桃色の下品な色。車の中で一時間ほど待って街に向かった。そして彼女のアパートまで行ってしまった。またしても人の気配がない。駐車場に回ると、彼の車が置いてあって、彼女の車は無かった。

この夜の一時半ごろ（正確には十九日の早朝ということになる）携帯電話に電話があった。そして、私は「俺の前から消えろ」、「登山ナイフで刺す」とも言うことになったのだった。

「そんなことをしたら刑務所よ」と彼女は言う。さらに、「脅迫じゃない！　警察に言うよ、言ってもいいの！」と居丈高に言って、やがて一方的に電話を切ってしまった。

そして私は吉野に、「顔も見たくないから月火水は来ないように。木金土日は出張だから、その間に荷物の整理をするように伝えて」と電話することになった。

・・・・・・・・・・・・・・・・

鳥は澄まし顔で、こちらを見ると、

「五月二十二日の日記には次のように記しているのよ」と読んでいった。ちょっと嘴を噛みしめたうえで。

・・・・・・・・・・・・・・・・

今日からあいつは出勤しない。昨夜怒鳴ったのだ。

今日は今までで一番苦しい日。俺の前から消えろ、出勤するなと言ってしまった。そして君は来てない。

登山ナイフで刺すとも言った。この部屋が寂しい。僕の周りであなたのしていた色々のプログラムが中断されてしまうこと、内外通信の配布などの細々とした作業をする人がいなくなること、それらが僕の心を虚ろにしてしまう。

何か、何もかも放り出してしまいたいような気持ち。

僕があなたを苦しめてきたことはよく理解しているのだが。

27　長い間、若草病院の院長をしてくれた中江建夫そっくりの山

鳥はそこまで読むと、静かに湖の奥の森に向かって、ゆっくり羽を広げて飛んで行った。また来るからねという雰囲気で。

私はサッカーコートを作ろうと考えて整地した、三ヘクタールほどの平坦地の方に足を向けた。この西側と東側には、近辺の農家の水田のための大きな溜池が二つある。運動場はいわばその中間の山を削って出来た平坦地なのだ。この平地の高さを決めたのは東側の溜池の縁に生えていたヤマモモの大木。

真っ赤に熟したヤマモモの実の一端は鮮やかなグリーンだ。中古のダンプカーを探してきてくれたりして、私の山工事の手伝いをしてくれていた日高という施設管理課長は休みの日など娘をここに連れて来たりしていた。

ある晴れた初夏の日、彼の小学一年生の娘は地面に落ちたこの実を拾って、小さな弁当箱に並べていたのだった。花の絵を描いて。私は、なんと繊細な子供かと、心から感心したのだった。あの子はもう結婚して子供を産んでいるのかな？

このぐんぐんと四方に枝を張り巡らしたヤマモモの大木は残そうと思ったのだ。そこで高さが決まって、この平地の広さはほぼ三ヘクタールというわけだ。

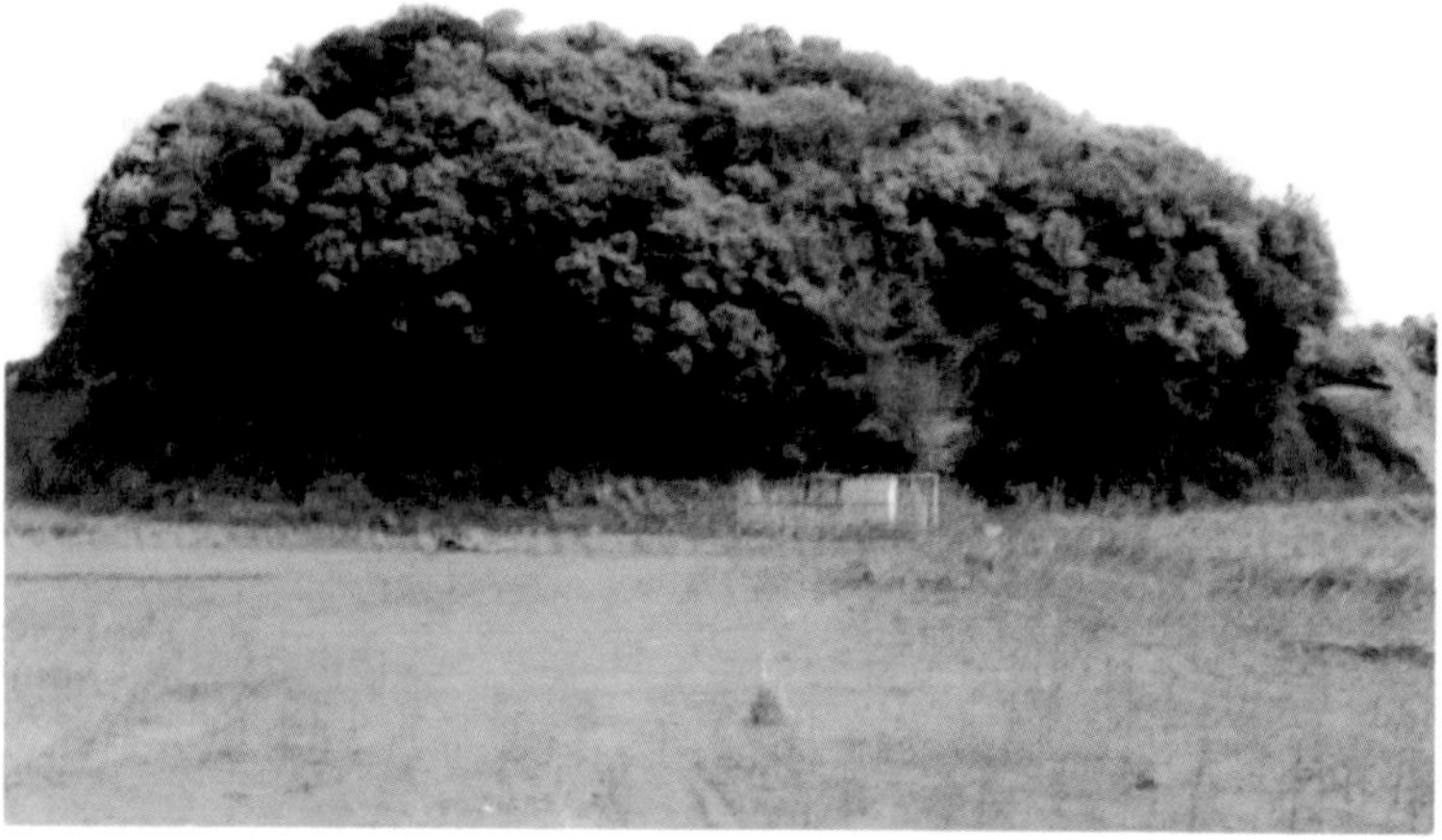

北側には全然手を入れていない岩山が残されている。地平の部分は運動場の水平線で、山全体が大きな頭に見える。この山の頂上近くにも様々な実のなる木が茂っていて、山藤を中心とした蔦類が思いのままに枝を広げている。

これらの木々の茂みは髪の毛にみえる。西側は、ほぼ垂直にユンボで削られた岩山で木々は未だ茂っておらず禿山。

そこで、広い額にみえて、山全体が温和な男に見えるのだ。しかも、この額の広さが禿男だった中江建夫にそっくりで、それだけで全体が彼そのものに思える。

永い間、若草病院の院長をしてくれていた中江建夫は、一九八〇年の六月から私と一緒に働いてくれた。昨年（二〇一三年）旅だっていってしまったのだが、彼が居なければ私の仕事は順調には進めて来れていなかっただろう。

今だから聞ける言葉だが、数名の職員に彼は私のことを「五歳の坊や」と呼んでいたらしい。この言葉の意味は〈我儘で単純だが、五歳児のように純朴〉ということだったのかな？　勿論、良きに解釈すれば。

私の高校時代の同級生が経営する東京赤坂の飲み屋が彼との初対面の場だった。

この飲み屋は宮崎県出身の自民党代議士がかなり頻繁に出入りする店、小料理飲み屋。すると県会議員クラスも顔なじみとなって、ここのオヤジは闇秘書の役割も担っていた面があったようだ。

私としては若草病院を立ち上げたばかりで、精神科医師の数を増やさないと百六十四床に増床できないという段階の時で、一人でも精神科医師を増員したかったのだった。

彼は埼玉県蕨市の出身。北海道大学医学部を卒業して、横浜の県立精神科病院・芹谷園に勤務していた。偶々彼の従姉妹が、私の高校時代の同窓生。そこで、彼女から紹介されて会うことになったのだ。ところが私は、この飲み屋で知り合った朝日新聞の記者との話に熱中して、給料や勤務条件などの話もしないままに初めての面接は終わってしまったのだった。

お酒に強くない彼は、新聞記者とのお喋りの間に眠ってしまったのだ。ちょっと悪いことをしてしまったかな、と後悔していたのだが、彼は、

「来てくださいと、頭を下げないのが気に入った」と言って、来てくれることになる。普通なら、頭を下げて、勤務条件や給料のことなど甘い誘い話から始まるのに、そんなヘイコラをしないのが気に入ったというわけだ。

初めのうちは、何回か喧嘩もした。しかも、さほど軽い喧嘩じゃなくて、

「今度こそ辞めさせていただきます」という言葉が出たことが二回ほどあったかな？　しかし、彼は私のことを「五歳の坊や」として許してくれていたのだろう。

私達は「電気ショックは絶対使わない」など、患者の人権を大切にする考えを中心に据えて、〈二人三脚で若草病院を改善・拡大して来れた〉と言っていいだろう。

彼はヘビースモーカーだったのだが、昨年の一月、肺癌で逝ってしまったのだ。この残された山は、私には、何時見ても中江建夫そのものに思えてしまう。

「やあ」と、話しかけると笑顔が返ってくるような気分になる。

28　シューベルトの街を訪ねて　葉子との二人旅

中江建夫とのいろいろのことを思い出していると、鳥がまたやってきた。

「さっきから側に居たのよ」という雰囲気の表情で。

「二十八歳の時に形だけの結婚式をして、三人の子供を作ってやがて離婚するのね。そして、離婚できた喜びで愛し合って、四番目の子供、葉子ちゃんが出来るのね。

上の三人は男ばかり。四番目は女の子。しかも、あなたそっくりのキカン坊娘。溺愛の娘かな？

小学二年生の頃、男の子を相撲で投げ飛ばしたりして、あなたは大喜びだったでしょ。市役所近くの眼科の医者の次男坊だったんかな？　投げ飛ばされた同級生男は。今、親の後を継いで、三代目の眼医者になってるみたいね。

〈キチガイ病院のバカ娘！〉なんて茶化す餓鬼連中も、追っかけて、怒鳴って黙らせたりの剛腕娘。

三人の男の子達は放ったらかしだったのに、四十五歳のあなたは、この娘一人だけをウイーンに連れて行って二人旅を楽しんだりしたんだ。

そう、あなたは彼女をピアニストにしたかったのね。

小学三年の娘と親子二人だけの旅。声楽の勉強で留学に来ておられた東良子さんにポンと預けたりして。

『僕はシューベルトの歩いた道を一人で歩きたいから、ちょっと頼む！』なんて具合に。

どこでも勝手な人！　助けてくれる人に、いつでもどこでも恵まれる。あまりに恵まれ過ぎるのかな？

ここに、日記帳の切れ端が残っている。ちょっとだけ読んでみるわね！」

・・・・・・・・・・・・・・・・・・・・

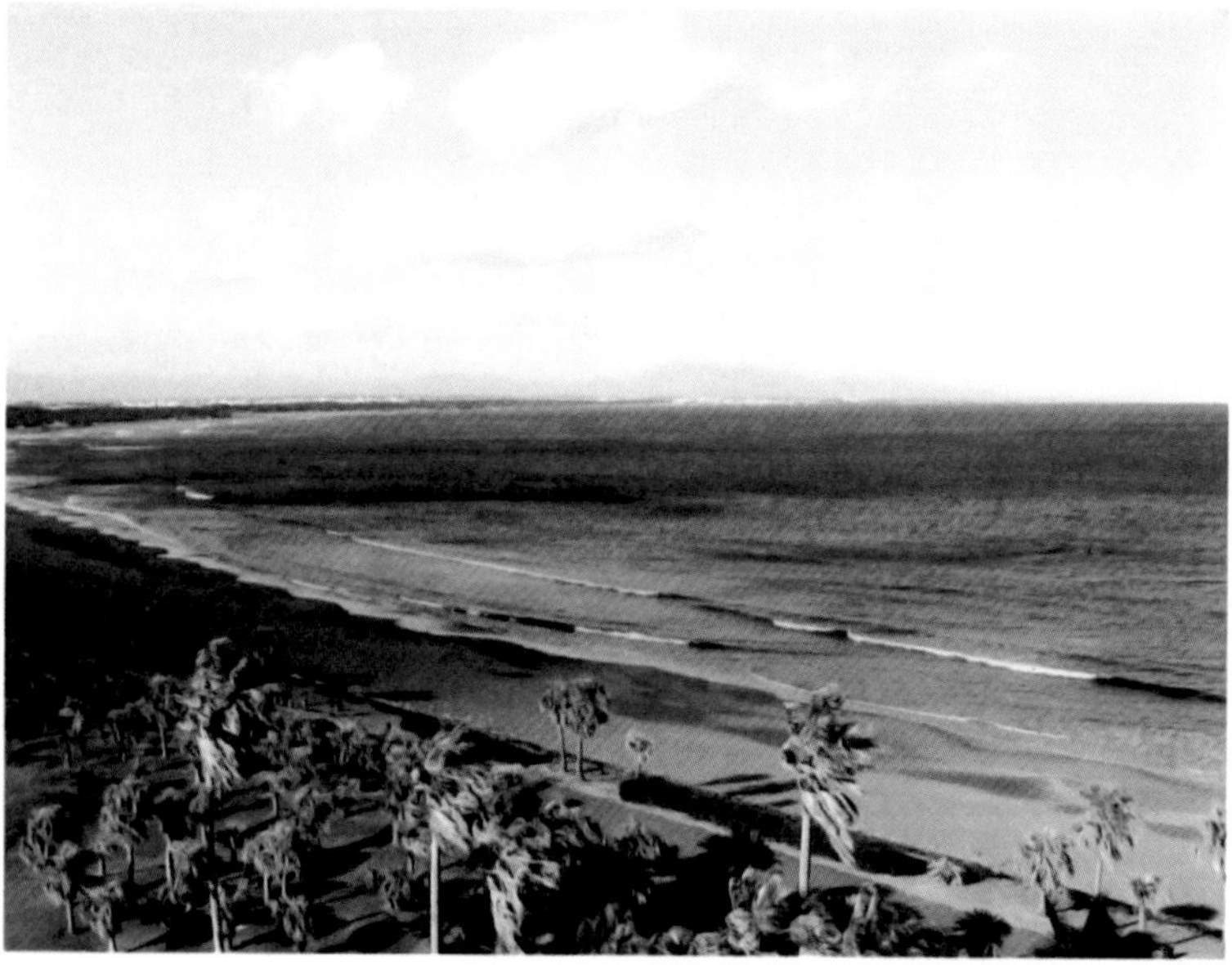

一九八八年十月二十七日（木）

今、福岡空港を発った。葉子は塗り絵ブックを持って。キリンの首の縞模様に色付けをしている。オレンジジュースを飲み干して。

私はビールを一杯だけ飲んだところ。ピーナッツを肴に。

夕食はビーフや蕎麦やが出る様子。食べきらないくらいのメニューが書いてある。

タイトスカートのようなロングドレスを着たスチュワーデス達はみんな綺麗。インド人かな？　ボーイ達が少し陰気臭く見える。

三千五百フィート・千七百メートル上空を通過中。

十分ほど前に鹿児島を通過。三十分後に沖縄を越す。

一時間の時差　∴日本〜シンガポール

葉子とお金競争

これから、シンガポール、ドバイ、ウイーン。

十月二十八日　(金)

オペラ座　　フィガロの結婚　　九時より　　三幕目から

舞台の見下ろせる二階の特等席。

葉子は眠っている。贅沢な眠り。

その後、岩切さん以下、三人の東良子さんの友達と食事。

葉子は食事が終わる頃から元気になる。

十月三十日　(日)

葉子は、昨日は七時ころから睡魔が襲う。一昨日食べたオペラ座の近くの店まで出かけた。店を探すのに寒くて、疲れたからということで、確実な店に行くことになったのだ。

ところが、テーブルに着くやこっくりを始める。

隣のテーブルの人たちは「可哀想。このお父さんはひどい人」という顔。食べ物が届くまでベンチに寝かせる。まるで鼾でも響きそうに眠っている。

そこで、無理やり起こして食事させると、どうにか食べる。スープは半分しか飲まない。食べながらこっくり。

そこで、横にさせ、早々に食べ込む。

電車の中でもこっくり。降りるときには抱っこを覚悟していたが、どうにか歩いてくれる。

「オンブしようか」と言うと「暗いところに行ってから」と、恥の気持ちは残っている。公園のベンチに乗せて、オンブを三百メートルばかり。寝付いたのが八時。

朝四時から起きて漫画を読んでいる。

・・・・・・・・・・・・・・・・・・

「ノートには落書きがしてあるわ。三ページばかり。

電車、大木、窓から顔を出した女の子二人、多分、みんな葉子ちゃんのものかな。

あなたが『ここに書いても良いよ』と言ったんでしょう。

そう、次のページには、何かゲーム試合をしたのかな？　多分、三回戦。○・×が三行ずつ並べられていて、○の中には目と口が書いてあって、髪の毛まで書いてあるのが葉子ちゃん自身なのかな？

十一月一日にはジグムント・フロイドの家に行ったとだけ書いてある。

まあ、溺愛の娘だったんだ。千二百万円もするスタインウェイをポンと買ってやったのは、宮崎県内のピアノコンクールで優秀な成績を上げた時。優勝者無しの一位だったのかな？

大学生時代には車を買ってやったり。それも、葉子ちゃんは要らないというのに、ルーフウインドウを付けたりして。

高輪のマンションだって葉子ちゃんのために買ってやったようなものでしょ。娘さんが居なかったら多分買ってないでしょ？　根はけちん坊なんだから。

離婚はしたものの、他所から見たら離婚には見えないんだ。そもそも、結婚することになったのは何だったんかなあ？

誰かさん達の結婚が無ければ多分、松子さんとの結婚はしてないのかな？」

と、一旦切って、両目でじっと睨んで、

「ほら、松脇さんの下宿に柏木さんと三人で泊まったことがあったでしょ。あの時の三人の心意気、思い返してみて！」

と、嘴をとがらせ、きりっと命令した。

29　柏木光夫と吉川寛子の結婚

誰かさん達の結婚とは〈吉川と柏木の結婚〉ということ。吉川寛子は大王小学四年生からの同級生。美人で、頭脳明晰。大学時代には食事を作って貰ったりするほどの、身近な関係にまでなっていたと述べた。しかし、「結婚する相手ではない」と決め込んでいた女性。

山本恵子が「寛子さんは弁護士さんとお見合いするのよ。いいの?」と聞いて来るという行為は、寛子の〈水野が結婚を申し込んで来てほしいという願望〉を読んで、その確認のための代理行為だったと考えてよいのだろう。

私にとっては山本恵子への返答は吉川寛子への返答そのものだったと言って良い。

そして、私が〈四人の子供を持つという結果になる結婚を実行する気持ちにさせた〉変化の決定的な引き金が「彼女と柏木との結婚」である、という鳥の読みはほぼ間違いない。

私は二十七歳。児湯郡新富町に所在していた県立精神病院富養園の外来診察室の中だった。看護師が、「吉川寛子と名乗る女性から電話です」と言うので、診察を中断して取ったのだった。こんな時間帯に電話してくるのはよっぽどの用事なのだろうと考えて。すると、

「突然だけど、私は結婚するの。相手を聞いて驚くだろうけど」と始まったのだった。

「相手は柏木さん。山に登ったりしているうちに、そういうことになって……」と。

そう、これは私としては大きな驚きだった。

「今、診察中だから、また後から電話する」と切って、診察を済ますと、直ぐに柏木に電話したのだった。すると、柏木は、

「ああ、電話があったか？　その通り。結婚することになった。悪いな」と言う。

「いや、悪いことはないよ。全然。だけど、寛子さんとお前が結婚するなんて、驚きだなあ」と、私は思っているまま答えたのだった。

〈俺が絶対結婚しないと決めこんだ女と結婚する〉、しかも、〈俺の心底、尊敬するこの柏木が！　なぜ？〉……という驚きだったのだ。

「こいつはやがて大作家になる優秀な男」と私は本気で思い込んでいたのだ。そこで、〈なんでこいつがこんな軽い結婚をするんだよ〉という驚きだったと言って良いだろう。

鳥は先に、泉ヶ丘高校の全校生徒会での私の演説の応援のことを述べる中で、〈詩人の柏木さんか、定期テストで常時一番の松脇さん〉と噂っている。

柏木光夫は、松脇と同じく私の周りの優れた才能の持ち主だったのだ。

松脇は小学、中学時代からの同級生、柏木は高校に入ってからの同級生なのだが、私としてはかなりの部分で〈こいつらには到底勝てない〉と諦めていた。

それでも対抗心も抱く、泥臭い三人仲間であったと言って良い。柏木との関係だけで言うと、互いに文芸部に属して、親しく話す仲になっていったのだった。私は、〈豊かな言葉で積極的に思いのままの詩を書き、和歌を詠み捲る柏木の能力〉には到底及ばないと考えていた。しかし、一方では「人間の心を深く抉る小説の世界、哲学の世界では張り合えるぞ」などとも構えて、対抗心を捨てていなかったのだ。

彼の父親は和歌の歌詠みで、全国に跨る歌会の宮崎県の会長をしていた。中央からも注目される有名人で、文芸部の周りの先生たちにとっても、その息子は頭の上がらない高い存在だったようだ。

文芸部の部長は柏木で、私は脇役。文芸部では長らく続く「仙人掌（サボテン）」という定期文集を出していたのだが、殆ど柏木が一人で編集していたようなものだ。

私はおずおずと私小説ふうの作品を一度書いただけだったかな？　その題は「緑の出立」。

仙人掌の印刷は宮日新聞（宮崎日日新聞）の印刷局に頼んでいた。これもどうやら柏木の父親の口利きでできたことだったのだろうかな？　私は柏木と二人で蒸気機関車の引く列車に乗って、宮崎市の中心部にある宮日本社に出かけて行ったのだった。

柏木は新聞社のお偉方から極めて丁重な扱いを受けていた。

私はその脇に居ただけ。その対応の自分との格差の開きに及び難きものを感じて小さくなっていたものだ。横っちょに座っているだけで、口もはさめない私。柏木の言葉のままにことはポンポンと運ばれて簡単に済んでいたのだ。

私達は二人とも勉強にも精出した。競争のための受験勉強を下賤なものと思いつつも、壁に張り出される成績順位表を無視することはできなかったのだ。そこで外向けには、〈順位など気にするような低レベル人間じゃないぞ〉という姿勢を見せながら、こそこそと勉強にも精出していたのだった。

そう、私は、定期テストの期間になると決まって、例の盆地巡りのサイクリングに乗り出していた。柏木は映画に走っていた。彼はよく、その当時流行っていた石原裕次郎や小林旭などの日活ゴールデンコンビの歌を口笛しながら、廊下を悠然と歩いていたものだ。

それは〈俺は受験勉強などに熱中するような低次元の俗物じゃないからな〉という外向けのアピールだったと言って良いのかな？　その上で、陰では勉強にも「そこそこの力」を入れていたというわけだ。

しかし、勉強では二人とも松脇には勝てなかった。そこで、「俺達は試験勉強の点数では負けるけど、文学の世界では……」という片意地張った意気込みもあったと言って良いだろう。

そうだ、鳥が「松脇さんの下宿に柏木さんと二人で泊まったことがあったでしょ」と噂っていたことについて思い出すままに述べてみよう。

30　医学部を卒業する前の年の夏休み

医学部を卒業する前の年の夏休み、つまり二十三歳の時、私は長野県の小諸に所在した国立小諸療養所で精神科の研修を受けたのだった。大学教育の義務課程としての研修ではなくて、希望学生への文部省のサービスのような研修で、募集要項には全国の数か所の国立病院や療養所が挙げられていた。

私がここを選んだのには勉強よりも旅行気分が優先していた。〈島崎藤村の「小諸なる古城のほとり」の小諸〉、〈信濃追分の堀辰夫の宿った旅館「油屋」〉の二つがここの選択を決定させたと言って良いだろう。

そう、貧乏学生にとって、この旅は贅沢極まりない豪遊だったのだ。

この当時の中学の英語教師の給料での子供教育は大変なことだったらしい。私は男二人、女二人の四人兄弟だったのだが、大学を出たのは私と弟だけである。姉は高卒で銀行勤め。妹は高卒後、学費の要らない看護学校を卒業した。

そこで、切り詰めた生活をしながら学生生活を乗り越えてきたのだが、一度くらい贅沢をしても良かろうと甘えることになっての旅だった。医学部の五年生まで〈辛抱して凌いで来たんだから、ちょいとくらいの贅沢は許してくれ〉という甘えの結果としての。

ちょいと長くなるが、前後のことを思い出すままに書いてみよう。めったにできない贅沢ということで、〈小諸に着く前に、京都の旅も楽しもう〉となったのだった。

そう、ここではラサール高校を卒業して京都大学に進学し、考古学の研究をしていた藤丸昭八郎のアパートに潜り込んで、彼の自転車で走り回ったのだった。

深泥池という溜池の畔のアパート。ここから京都市街地まで自転車で多分、三往復はしたのだったかな？

藤丸は先に挙げた山本恵子や鷲見卓也、富岡房子などと同じく、都城の街中に所在する姫城中の卒業。私は隣の小松原中で、中学は違うのだが、小松原中からラサール高校に行った三人の中の一人である松元優哲の紹介で知り合う関係となったのだ。

そう、二十歳の頃の夏だったか、藤丸昭八郎と松元優哲と私の三人で「種子島を歩いて一周の旅」をしたのだった。松元は小学校から中学にかけての同級生なのだが、この旅が藤丸と親しくなった契機だったのだ。

記念碑の立っている鉄砲伝来の地まで辿り着くと、私は暑さに負けて、私だけ挫折して、「俺は港で待っているから」と、二人より一日早く引き上げたのだったが、この旅には様々な深い思い出がある。

静かな波の打ち寄せる砂浜で、三人で枕を並べて寝た時の「星の輝き」は今でもはっきり思い出せる。薄い霧が立て込めてきて、私達の寝ている砂場の真上の星達だけがキラキラと輝いていたのだ。私達と星空を繋ぐ空間はまるで長い円筒の内部のように思われた。円筒の縁は霧がはっきりと筒の壁を作っていて。そう、まるで古井戸の底から空を見上げているような構図で、星が私達をキラキラと照らしてくれていたのだった。

それから二年か三年。久しぶりの再会のこの当時、乾物問屋をしていた彼の実家は倒産していた。そこで彼はアルバイトで息をつないでいたのだ。

押し入れの中に、まるで暖簾のように長い弦が吊るしてあった。

「これは何だい？」と聞くと、

「カライモ（サツマイモ）よ」と言う。薄く平行に刻んで、平たい円形に出来上がった芋切れの真ん中に弦紐を通して繋いだ貯蔵品だったのだ。

「金がなくなると、これを齧《かじ》って飢えを凌いじょっとよ（凌いでいるんだよ）」と。

冷蔵庫など一般化していない時代だったのだから、弦紐保存は芋が腐敗しないようにするための工夫だったのだろう。

そんなことで、彼は夏休みなのにアルバイトで、昼も夜も暇がない。そこで私は、地図も持たず、一人で古都のあちこちをサイクリングして回ったのだった。偶然にも祇園祭の最中だったのだが、暑さと共にずっしりと満足できる疲労の思い出である。

三日ほど京都で過ごして、小諸に辿り着いた。そう、小諸での思い出は二つ。白樺林の散歩の間に見つけた「ニッコウキスゲ」の黄色い花の色への感動が一番かな。鮮やかな黄色で、しかもやや控えめな色具合に心から感動したのだ。

そして、信濃追分の堀辰夫の住まいを覗くことができたことが二番目の感動。

油屋に一泊したのだが、庭を掃除していた浴衣姿の小父さんに近づいて、

「学生で、お金は無いのですが、安い部屋はありませんか？」と、腰を下げ、小さくなって聞いたのだった。

ところが運よく、この小父さんは宿の主。

「どうぞ、いい部屋がありますよ」と、泊めてもらえることになったのだ。

しかも、この主が部屋まで上がって来られた。そこで、

「ここは堀辰夫の泊まった宿ですよね？」と聞いた。

そしたら、「暫く待ってくださいよ」と階段を降りられて、宿に宛てられた堀辰夫自筆の手紙を綴じた冊子を持ってきていただいたのだった。

そう、そして、

「未亡人がまだ生きておられますよ」と、旧家の場所まで教えてくださったのだ。

翌日、この庭を覗きに行くことになったのだが、今でも思い出せる。広い芝生の庭に、白樺が五、六株、三間ほどの距離を置いて並べられているすっきりとした光景。この庭は堀辰夫の清潔さを感じさせてくれ、心から感動したのだった。

年老いた老婆が勝手口を出入りする姿がちょっとだけ見えたのだったが、多分、あの人が奥さんだったのだろう。

動作もやや鈍かったから、旅立ちはあれから数年後だったのではなかろうか？

精神科病院の研修がこの旅行の目的だったのだが、研修の方で頭に残っているのは〈閉鎖病棟に閉じ込められ続けた患者さんたちの虚ろな表情〉くらいかな？

病棟の中に閉じ込められ、明るさを欠いた、動きの乏しい表情。研修は一週間くらいだったのだが、研修そのものの中にはあまり感動する記憶は残ってない。

そうだ、ここで私が語るのは、軽井沢を回って東京に辿り着いて、柏木と松脇と私の三人で過ごした一夜のことだった。

柏木は宮崎大学の工学部に進学したのだが、二学年終了で中途退学。そして、そのまま上京していた。私はそのことを〈文学を志す雄姿〉と解釈して、その勇気を心から尊敬して羨んでいたのだった。こいつはいずれ大作家になるぞと嫉妬の気持ちも大きく持ちながら。

そう、彼の中途退学の一年前に、私自身が鹿児島大学医学部を中退しようかと目論んでいたのだった。中退して、もう一度真剣に受験勉強に取り組んで東大か京大に行きたいと考えていたのだ。

先に述べたが、これは両親から仕込まれた軽薄な一流願望なのだが、それが〈実現できていない現状〉を完全には受け入れられていなかった、つまり今のまま〈東大生や京大生でないこと〉に満足できていなかったのだ。

東大に三回挑戦して旨くいかずに京都大学に進学した従兄は昨年の正月に癌で逝ってしまったのだが、十歳年上のこの従兄から私は様々な影響を受けたのだった。

中学二年の時だったか、友達三人で霧島連山の高千穂峰に登る計画を立てた。先に「三羽烏」と表現した男三人だったのだが、父が、「中学生だけでは危険だ」と、この従兄を先導役に頼んでくれたのだった。

この従兄の父は私の母の長兄なのだが、陸軍士官学校中退だった。肺結核が中退の原因。

その後、市役所の職員をしていたのだが、それでは不満足。私の父親も法律の勉強をしていて、中学の英語の教師だったのだが、こちらもその地位に不満足。

そこで二人は弁護士になろうと、手を取り合って司法試験への挑戦を試みていた。それ等の光景を見せられたのも、私の小学から中学にかけての時期だったのだ。そんな中で、この従兄は自分の進むべき方向の〈見本として強烈に意識させられていた〉と言える。

〈医学部を中退して東大か京大に〉という考えは、そんな経緯の流れの一環だったのである。東大に行った松脇への対抗心もあったのだろうが、大学一年の夏休み、赤い布団袋に身の回りのもの一切を詰めこんで、都城の実家に帰ったのだった。

荷物が届いた時点でやっと、親父に向かって、「これから勉強し直して、東大を受ける。理学部で天文学を研究するか、文学部を受けて作家を目指したい」と言えたのだった。理学部か文学部かも決めていない行為であるのが面白いのだが、これに対する親父の言葉は、

「お前にはそんな才能は無い。東大を出ても精々、高校の先生くらいだ。それではつまらん。俺の人生の繰り返しでしかない」だった。

そして、荷物を解かずに、布団袋はそのまま鹿児島の下宿に送り返されたのだった。私はそれに抵抗する力が無かったのだ。

柏木はポンと〈退学し、目指す方向を変えることができた〉のだ。そこで、私としては「すごい」「俺にはできないこと」と思うことになっていたのだった。

軽井沢を回って東京に辿り着いた時点で、松脇は東京大学理学部を卒業して素粒子物理学の研究室に入っていた。問うと、柏木が上京して三年近くになるのに、二人は一度も会ってないと言う。そこで、私が声掛けして、三人で会うことになった。

松脇の下宿は六義園の近くの古い住宅街だったのだが、ここに三人で泊まることに決め、駒込駅で待ち合わせた。駅近の古びた食堂で、晩飯がてらにビールを飲みながら思う存分喋り捲ったのだった。

柏木は飲めないのだが、私と松脇に付き合って、喋り明かした。まるで、話の接ぎ穂を奪い合うような勢いで。

そう、この時、店のオヤジが私に向かって、

「あんたはちょっと喋りすぎやなあ」と突然話しかけて来たのだった。怒っている顔ではなかったのだが、三人の中で一番喋っていて、勝手ゴロに見えて、

「他の人にも喋らせなさいよ」と言いたかったのかな？　それとも、煩しかっただけだったのだろうか？

松脇の下宿はお婆さんだけが住んでいる一軒家だった。

電気も消えていて、お婆さんに気遣いながら静かに上がると、松脇の部屋には布団が三人分並べてあった。

ズボンを脱ぐと、私は左端にそのまま寝たのだが、暫くすると、松脇と柏木が話し始めた。

「水野はいいなあ。どこでも気楽に眠れるんだ」と。

私は寝たふりをしたまま聞いていると、柏木は

「こいつは、どこでもこの調子だなあ」と言う。

そこで、「俺は未だ寝てないぞ」と言おうと考えたが、黙って聞いていると松脇が始めた。

「俺はもうこの年になれば、論文の三つや四つ書いとかなきゃならないのに、まだ手にもつかない。一つだけはどうにかなるかなあ。来年までには」

と言う。すると柏木も、

「俺も、詩集の一、二冊。小説の一つくらい完成していなきゃならない。なのに、まだ目途がついてない……」

と返して、自分たちの今の心境を曝しているのだ。私は、

「俺も、精神科医療を追求していくことは決めているが、研究者になるか、治療者として生きていくか、あるいは作家の道に擦《ず》れ込んでいくのか、まだ決めてない。そもそも、精神病発生の心理学的要因と生物学的要因の境界がまだ見えていない」

と喋りたくなった。

しかし、眠ったふりをして、もっとこの二人に喋らせようと考えている間に、本当に眠ってしまったのだった。

31　三鷹が柏木の住まい

鳥が、「あなたの結婚は吉川寛子と柏木光夫との結婚が引き金」と言っているのは正しい。

柏木が「ああ、電話があったか？　その通り、結婚することになった。悪いな」と言ったのに対して、
私は「いや、いや、悪いことはないよ。全然。しかし、君が寛子さんと結婚するなんて驚きだなあ」と答えた。

そう、この二人の結婚は心からの驚きだったのだ。

柏木はポンと大学を中退することができた。私は父から布団袋を送り返されて、抵抗の言葉一つ出せず、退学できなかった。

つまり、柏木に決断力の点で大いに劣っていると言える。結婚を決定するという行動でも柏木は軽くこなせたのだ。

私の中の驚きは〈こいつはもっと慎重な男と思っていたのに、どうしてそんなに簡単にこの計算高い女と〉という疑問の周りに拡がっていたのかな？

結婚する前の柏木の住まいは三鷹だった。三鷹駅から歩いて十五分程度の距離。太宰治は玉川上水に入水自殺するのだが、彼が葬られている禅林寺の脇を通って、この家にはよく出かけていたものだ。同じ構造の小さな一戸建の貸家が六軒ほど並んだ小さな団地の一角。やがてこの家に、彼の妹と弟も同居することになるのだが、四、五人の同級生の男達のたまり場になっていたのだった。四人揃うと、流れは麻雀。

私は麻雀などに時間を費やすのはもったいないと思っていたから加わらなかったのだが、同級生達と顔を合わせることは好きで、一、二か月に一度は訪ねていたかな?

二十四、五歳だったのだから皆、様々な会社に就職していた。私は八王子医療刑務所に勤務していて、週に二日は研修医として東京医科歯科大学に出かけていたので、八王子と御茶ノ水の中間にあたるこの三鷹は行き易い場所でもあったのだ。

私は吉川寛子を連れてこの家を何回か訪ねたのだった。高校時代の同級生とはいうものの、男女間の交流は未だ狭い範囲に限られていた時代だったので、柏木と吉川との会話はこの時が初めてだった。

私は「こいつは小説家として、いずれ名を挙げるよ」と言って連れて行ったのだ。人が揃って、そろそろ麻雀を始めようという時点で、私達は二人で帰るのだから、周りには完璧にでき上がった関係と見えていたことだろう。

年末だったろうか、新橋駅近くの線路下のちょっとした料理屋で、東京在住の高校同窓会をした。十四、五人くらいは集まったのだったかな？

この時、普段は飲まない柏木が少し手を付けたらしい。これから二次会という段階になると、吐き気を訴えて、動けなくなってしまった。

そこで私は、「しょうがないな。吉川さん、あなたが面倒見てよ。俺達はこれからもっと飲みたいから」と、彼女にお世話させることになったのだ。

後になって、「どうやらあれは、柏木の吉川に近づく手だったんだよ」と囁かれることになるのだが。

先に、松脇も吉川寛子に扇風機やラジオなどの手段でアプローチをかけていたと述べたが、柏木は他の何人かの友人に向かって、

「俺は水野と松脇から寛子を預かっている」という言葉を使っている。

この言葉のことはかなり後で知ったのだが、

「二人から奪い取った」という意味なのか、

「いずれ返さないといけない」という意味なのか私には分からなかった。

未だに判然としていないのだが、後者かな？　しかし、二人の結婚が私の結婚を実現させる原動力だったのは間違いない。

〈柏木が吉川と結婚するのなら、俺は誰としてもいいや〉という気持ちになれて、〈離婚しなければならなくなる事態が来るのを恐れないで〉、初志を貫徹できることになったというのが紛れもない事実なのかな？

32　学生時代の引っ越し　21回

二〇一四年三月、高輪のマンションを処分した。ここに十年ほど住んでいたのだが、私は掃除や洗濯ができないのだ。

宮崎を出る時のリュックに三日分の着替えは詰めてくる。しかし、パジャマやシーツなどは洗わなければならない。トイレや台所の残飯などの片づけにも手が要る。

初めは、結婚する前の葉子が全部こなしてくれていた。結婚した後、このマンションを葉子たちに譲って、暫く本所吾妻橋の患者さんの家に下宿したと述べたが、娘が戸建の家を国立に作って出て行った後、ここにまた帰ってきたのだ。

掃除や洗濯は従兄嫁に頼んだり、宮崎から東京に帰ってきた患者さんに頼んだりしながら。

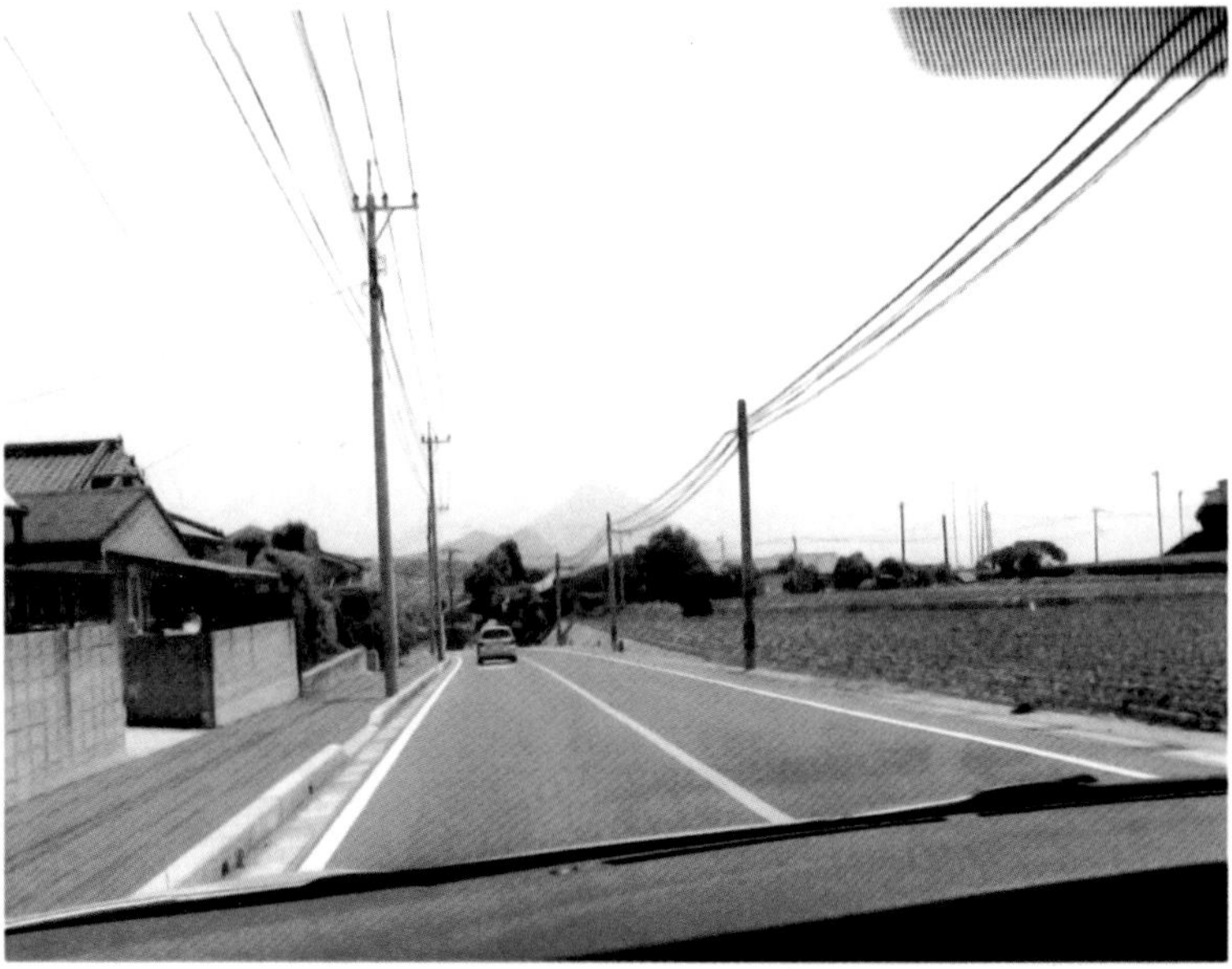

三年ほど前からは姪っ子（妹の娘）の淑子が同居することになった。たまには食事作りなどまでしてくれて満足な事態ができていたと述べたが、この淑子が三月で宮崎に引き上げることになった。

そこで、また従兄嫁に頼もうかとも考えたが、彼女も高齢ということで、〈東京滞在はビジネスホテルを利用すれば良いから処分しよう〉となったのだ。

空港からも近くて、新幹線も品川で乗り降りできる。神奈川方面に行くでも群馬や栃木や千葉方面に行くでも便利が良い。しかも静かと来ているのだが、家事のできない私にはそれだけの理由では止める力にならなかったのだ。

しかも、地価が上がり始めて、買った時とほぼ同じ値段、五千五百万円で売れた。この資金はまた〈会社の新しい仕事に向けられるぞ〉という魅力の方が勝ったとも言えるかな？

この五月、言問橋の方角から隅田公園に入って、花の終わった八重桜や新緑たっぷりの欅の大木の中を歩いた。淡い日差しの中、隅田川の堤防に上がり吾妻橋の方向まで歩いたのだが、この時、堀辰夫の住居跡を探してみた。

転居を繰り返した数か所の住まいの中の一つだったのだが、学生時代に見た小諸の油屋近くの彼の家を思い出しながら、この敷地に立っていた住まいの全体像を想像したりして。

すると鳥がやってきて、囀り始めた。

「あなたも学生時代によく引っ越ししたよね。大学の三年生までに二十一回引っ越ししたんだったっけ？」

と、上から目線の雰囲気で笑いながら。そして、

「そうそう、長岡さんがこちら側にみえたよ。あなたが高下病院に勤めていた頃に、看護副部長をしておられた長岡さん。

共産党系の労働組合が出来た時に、組合活動が病院業務の妨害にならないようにと、あなたと話し合って一緒に活動してくださった先輩。

広島通りで十九床の若草医院をあなたが開業する時に、高下病院を夫婦でポンと辞めて、あなたの下で最後まで働いてくださったんだったよねえ。

そう、〈ＰＬＯのアラファト議長と水野ドクターの顔は似てる〉と言っておられた磊落な看護師さん。この方は、あなたの第四番目のパパといって良いのかな？

そう、〈あなたの性格は、織田信長。苦労させられたが、今は懐かしい〉

とも言っておられたよ。若草病院を退職された後のことだけど」

「お酒が大好きで、健康診断なんて意味がないと言っておられたのも、あなたとそっくり同じ意見ね」と継ぎ足して。そして、また引っ越し話に戻って囀って言った。しかもドンと上から押し付けるような雰囲気の勢いで。時々は笑い顔も見せてくれたのだけど。

「夏目漱石も、熊本にいた時代にかなりの回数、引っ越してるんだけど、ベートーベンもよく家を変えたんだってね？

家主と折り合うのが下手くそで、環境を気にしたりして。自分を大切にするために妥協ができなかったということなのかな？

シューベルトもあなたと同じくらい住所を変えたのね。

どうも彼は一人で生活できなかったらしいんだなあ。「寂しがりや」だったということかな？　ドイッチェという人の研究によると、一人で生活したのは三回だけらしい。

一八二八年十一月十九日に三十一年間だけの生涯を閉じるんだけど、それまでに三十七のアドレスを持ったんだって。最後の十一年間に十六回、引っ越しているのかな？

部屋を提供する兄弟や友人達を絶えず変えていたというんだなあ。

あなたも、電車の音が煩しいからとか、隣の男が嫌いだからとか、アジサイのたっぷり咲いた庭が綺麗だからあの家にとか、様々な理由で引っ越し先を選んで、この数になったんだよね。布団袋や小さなテーブルを自転車に乗っけて。

そう、自転車一台を使っての一人引っ越し。

学生向けの部屋で、敷金なんて要らなかった時代だったからねえ。だけど、三年生になってから卒業までの三年間は一度も引っ越さなくなったのね。

それは何故？

そう、二十回目の住まいで、記念すべき事件が起きたのね。

二十一歳のあなたはここ高麗町の材木屋の二階の貸し部屋の中で、初めて射精に至るセックスをすることになるの！」

と、ケタケタと笑って、初体験のリアルな話が始まる。

「相手は、列車の中で知り合った高校二年生の女の子。あなたはお母さんから洗濯して貰った下着やシャツをリュック一杯に詰め込んで、都城から鹿児島に帰るとこだった。

そう、霧島神宮駅から彼女は乗って来たの。スケッチブックを手に持って。

この神宮駅から国分駅までは長いトンネルがいっぱいあるのね。トンネルに入ると蒸気機関車の煙突から吐きだされた煙が、列車の窓の隙間から入ってくる。うっかり閉めてない窓があると大騒ぎだった。

そう、この時、まさに大騒ぎだったんだ。

目に入ったり、汗をかいた肌に張り付く埃は我慢できなかったんだ。鼻に入り込む石炭の匂いも嫌で、あなたは胸を裸けて、目を細めて埃を叩き落としていたの。

そしたら、この子が隣の席からタオルを貸してくれたんだ。


そこで、会話が始まって、あなたは住所を教えることになるの。地図まで描いて。『近くまで来た時には寄ってね！』と。この時のあなたの心の底には、既にセックスへの大きな期待が渦巻いていたんだなあ。

そしてしかも、それが実現するんだ。そう、これが二十回目の引っ越し先。二十一回目の最後の引っ越し先が、ここから甲突川の高麗橋方向に二百メートルばかり向かった床屋の二階なんだな。

あなたはここに卒業まで居たの。ここから、東京八王子の医療刑務所の官舎に布団袋など送ったのよ。

童貞喪失の部屋は材木倉庫の東北側の角っこだった。階段を上る途中から右下に、広い倉庫の全体が見下ろせる。一、二階吹き抜けの天井の高い広い空間で、時々材木が山のように積まれる。この高くなった一角があなただけの部屋、一人部屋だったんだ。

アパートとして作られたものではなくて、倉庫番人の部屋か、あるいは事務管理室の一室だったのかな？そこで、階段はこの部屋に上がるためだけのもの。つまり大きな倉庫の東北角に一部屋だけ設けられた特殊部屋だったんだ。

流しとトイレはこの二階にあったんだけど、お風呂は無かったのね。お風呂は銭湯。

ここに、〈開聞岳、一九六五年七月〉と記されたノートがあるんだけど、思いの儘が躊躇うことなく記されているわ。読んでみるね」

・・・・・・・・・・・・・・・・・・

美恵子は「洗濯したいんだけど、乾くかしら？」。そう言った。僕はパンツとおそらくネグリジェも汚したようだから洗濯させねばならないと思って、パンツだけは買ってきていたのだった。

そう、この夜、妹がお金を持って遊びに来ることになっていた。私は、「いずれ妹にも知らせるのだが、今は未だこの状況を知られたくない」と思っていたので、妹の来るのを止めるべく出かけたのだが、その足で、パンツを買ってきたのだ。（妹はこの当時、鹿児島大学医学部付属看護学校の一年生で、寮に住んでいた）。

〈布団カバーと毛布は新しいのに取り替え、風呂に入って体を洗う。パンツだけ身に着けて寝たら、もう僕らは穢れを流してさっぱり休むことができる〉、と考えたわけだ。ネグリジェとパンツは洗濯しなければならない。僕はそれらの行いを何の汚らわしさも感じないで想像しながら帰って来たのだった。

階段を上がってドアを開けると、

「遅かったわ、もうどこにも行かないで！」と言う。

洗濯のことはその次に出て来た言葉だった。苦しそうだったので、額に手を置くと熱があった。美恵子は眠ったような、しかし、はっきり生きている眼で僕を見つめていた。

「頭が痛いんでしょう？」

「うん」

「薬買ってこようか？」

「いや、いいの」

「じゃあ、何か食べ物を」
「いや、いい」
「食べたら良くなるよ。昼飯も食べてないし。ね！　何を買ってこよう？」
「いいのよ。何も食べたくない」

僕は黙って美恵子を見つめている。今までのように虚ろな心ではなしに。今までは何を見てもそれが、末梢神経の第一ニューロンの単位で終わってしまうような、大脳が虚ろな感覚でしか女性に対せなかったのであったが。

僕は美恵子によって、この虚ろな感覚を埋められたのだ。体が繋がることによって、美恵子の魂と僕の魂とが直結したのだ。そこで、発熱して横たわっている美恵子が死んでしまいはせぬかと心配することになった。

そして、面白いことに、次のようにも考えていくことになった。

美恵子が死ぬとする……。警察が洗いざらい今朝の八時半からの僕とのことを調べ上げにくる。それは掻き消されることのない手帳に記されるだろう。そして全ての人の耳に達するであろう。

茫然とした表情の美恵子を見つめながらこの考えが浮かんだのだ。しかし、これが僕の魂に何の衝撃も加えなかった。

いや、深く触れることすらなく掻き消された。二回か三回、その想像が浮き上がったのだったが。警察の調書を見る全ての人の中に父、母の顔も見える。しかし、水の泡が消えるように完全に追いやられたのだった。

僕らが何かを考えるということは、僕らから呼び出すのではないのだろう。向こうから飛び込んでくるのだ。あるいは、やはりあの無意識という奴がおびき寄せた創造なのだろうか？　だとしたらそいつは僕じゃない。

無意識にしたことは僕のしたことではない。そんなことが起こるのだとしたら、僕らの中には無数の他人が住んでいるということになる。

仮にこうでもいいのだ。僕の中には本当の僕というのがいる。美恵子が教えてくれた。僕の中の他人のすることはガンと跳ね除けてくれる。

僕はどうにもしようがなかった。しかし、美恵子の魂と結びついていたから、やけっぱちにはならなかったのだ。

じっと見ていると、

「私、死んでしまいそう」と言う。

「え？　そんなに痛いの？　そしたら、どうしてでもお医者さん呼んでくる」

「いやいや、そんなの嫌よ」

「どうしようって言うんだい？」

私は美恵子の頭に右手を差し込み、左の手で美恵子の手を握る。美恵子も身を寄せてきた。

「あなた、今後のことを心配してるんでしょう？」

「いや、違う。僕は何でもするんだから、僕を信じて頂戴！　ね」

「うん」

そこで、

「ね、蜜柑を食べよう。頭の痛いときにはいいもんだよ」と声をかけた。また「いや」と言うかと思ったら、

「うん」と答えてくれたのだった。

そして、蜜柑を買いに出かける僕に「直ぐ帰ってきてね」と言う。

美恵子を手で支え、引き上げると、眠そうに閉じた目でにっこり唇を丸めた。

「はい、食べなさい」

「治るかしら？」

「ああ、俺は医者の卵なんだぞ」

「ふふ」

美恵子が手を出さないので、親指と中指で、剝いた蜜柑の房の両端を挟んで口に持っていったのだが、「ふ、ふ、ふ」と小さく声に出して笑いながら口をもぐつかせた。僕の心も例えば若芽の芯のように若々しく、しかも確《しっ》かりして躊躇いがなかった。


「また休むわ」

「うん、九時になったら起こすからね」

「ええ、いいわ」

「それから風呂に行こう。さっぱり洗い流してやり直すんだ」

「うん。でも何もないわ」

「何もないって何が？」

「洗面道具よ」

「僕のがあるよ。石鹸はまた買ったらいいし」

「着替えもないし」

「買って来たんだ」

「ええ？」

「パンツを買ってきた」

すると、「まあ」と言葉を切ってから、

「バカみたい」とくすくす笑い、毛布を被って隠れたのだった。


更に——

「ネグリジェは乾くかなあ？」

「いやちょっと分厚いの」

「シャツはどうするか？」

「これ洗ったら着るものがないわよ」

「ふん、僕のを着るわけにもいかないしね」

「とんでも。沢山洗濯物が溜まっているのね。明日してやるわ」

「うん、有難う」

僕は心からそう言ったのだった。


それから日本名歌百選を次から次に歌った。

「今度はあなたから歌いなさい」と何回か挑発したが、どうしても歌わなかった。見栄ん坊の恥ずかしがり屋かなと瞬間思ったが、直ぐに立ち消えた。

はにかみが可愛らしく思えて僕の心は頰笑んだのだ。


「子供は生まれたら生んでね。ね、生んでくれるね？」

「ええ」

「僕を信じてくれるね？」

「うん」

そして美恵子は僕を庇うように腕を巻き付けてくれた。

すると、高校生にしてしまった行為を罪悪に思い、僕の中にはまた戦慄が湧き上がるのだった。

僕は首筋から胸にかけてぐったり力が抜けるほど項垂《うなだ》れ、頭を布団に敷きつけて声にならないくらい、「すみません。ごめんね」と、息を乱しながら、吐くように言い続けた。

「すみません。どうして……どうして僕は……」と。

美恵子が泣いていたのかどうか僕は知らない。

「いいのよ、私が悪いのよ。男の人のところに一人で来て」という声を聴いたのはあれから何分後だったのか、何時間後だったのか見当がつかないのだから。

僕は、「いやいや僕が……」と始めて、それから先を言う言葉を探せなかった。

「僕のことを怒っていない？」

「いいえ」

それから〈やはり年上である俺としては、すべきでないことをしてしまったんだ〉という考えが浮かび上がり、何もかも投げ出してうつ伏し泣いた。

「すみません。すみません」と言葉にしながら。

列車の中で、美恵子を僕は導こうとしたのだ。

「遊びにおいでよ」とアパートの場所を教える時に、体の中で「のたうち回る欲望」に刺激されて美恵子を餌食にしようと目論んでいたのだ。

……と、何度も何度も繰り返しながら。

「いつまで泣いているの？　暫く休みましょう！」と美恵子が声をかけてくる。

僕はこの言葉に僕の乱動《みだれ》が緩やかに退いていくのを感じながら、美恵子の肩に手を置いて、

「うん、暫く眠ろう」と答える。

美恵子は黒い木蓮の実のような両目を一叩き下に振って瞼を閉じた。僕も美恵子の真似をしてゆっくり一振りで瞼を閉じた。

が、直ぐに美恵子を確かめずにはおれなかった。美恵子の目は宙を見ていたのではなかったろうか？……と。

右の手を美恵子の枕にし、汗の流れるに任せ、私は左の目を瞑ったり、右の目を開けたり、両眼で見てみたりした。両の目で見ると、右の目に映るのと左の目に映るのとが重ならないで、細い顔になるのだった。

いろんな空想が湧いたが、どれも根を下ろさなかった。私は何度も何度も同じことを繰り返した。

「いいのよ。私が悪いのよ。私が誘ったんだわ」

「いやいや、そうじゃない」

というやり取りを繰り返し、余韻を響かせながら。

目が覚めると、美恵子が口をきりっと噤んで、目を据えて私の汗を拭いてくれていた。額から口元と。

私は美恵子の右の頬の丸い印を、私の頬の跡だと判じた。そして、ずずっと、しかし実に厳かに、心の満たされていくのを感じたのだった。

タオルを美恵子からとって、美恵子の汗の拭き残しを拭いてやった。美恵子は口端を寄せて笑んだ。私は小さくなった両唇を私の口で覆って力の限り吸い続けた。

僕は二、三日したら、父母に会わせに連れて行こう。そして結婚する、と考えた。

だけど、経済的に困難だろうから、ちょっとした内職をしてもらわねばなるまい、など、落ち着いて着実に計画を立てていた。どんなことがあっても押しのけて進める計画だった。

僕は机に向かい、美恵子は何か封筒作りなどの内職でもしている光景を思い描く。すると、何とも言えぬ落ち着きが支配するのだった。そしてゆっくり目を閉じ、ぐっすり眠った。

目が覚めると僕らはびっしょり汗に濡れていた。僕は美恵子をバスタオルで拭いてやった。鼻、唇、目の縁。美恵子は初めのうちは嫌がった。たしか、初めは恥ずかしかったのだ。後からは唇を突き出して拭きやすくした。

そして手を髪の下に入れ、手枕にしてやると、恵美子はぴったりと体を寄せてきた。僕たちは二回目の性交をした。

二回目も僕は要領をわきまえず、というより、悪いことをしている気にかられて直ぐやめた。美恵子は棒のように体を伸ばし切って、僕に対して何もしなかった。というよりか、痛がっているふうに見えた。

僕らはそれから顔をいじり合った。手を背に回して、体を撫ぜあった。美恵子はその間ずっと目を閉じていた。

僕はやはり罰、罪悪のことを考えていた。しかし考えていただけで、決して感じてはいなかったのだ。感じないで、ただ堕落と考えながら、僕は美恵子の乳房に手を触れ摑んでいた。それから三回目をやった。

この時も美恵子は体を伸ばしたままであった。目を閉じて、口をゆがめるだけだった。「またやってしまった」と言いながら、僕は乱息《みだれいき》していた。

美恵子はタオルで僕の汗を黙って拭いてくれた。それから彼女が発熱を訴えて、二十回ほどタオルを変えた。

八時過ぎ、お風呂に行くことになった。

手を取り合って歩きながら私は「もうあんなことはしないよね」と言った。美恵子は「うん」と応じた。

家に帰って洗濯をして、歌を歌った。城ヶ島の雨。この道。カラタチの花。出船。平城山。浜千鳥。

そして寝たが、またやった。しかしこれは全く僕の一方的行為で、完全に美恵子は寝ているのではないかと思われた。一声もたてず、ただ足を少しうごかしただけだった。

翌朝僕は早く目覚めた。美恵子を目覚まさないようにと静かに起きると、机に向かってダンテを読んでいた。

美恵子は眼をこすりながら、薄桃色のネグリジェを纏って起きて来て、僕の横に座って本を覗き込んだ。

「よく寝るねえ」

「まだ眠いわ」

「ええ。もう十六時間ほど寝ているぞ」

「そう？　そんなになるのかしら」

「何なら、未だ寝なさい」と言って薄布団をめくると、美恵子はにっこりと笑った。

僕はうつ伏せになって横を向いていたのだが、直ぐ向き直り目を閉じた顔を見ていると、なにか寒天のようにすがすがしい甘いものに誘われて、頬に口付け。すると美恵子は唇を僕の口に入れて吸い続けた。僕は乳房を吸った。

それから美恵子の上に乗ると、初めて美恵子は僕の体に両手を巻き付けて力の限り引き寄せた。確か三分ほど交わっていた。恵美子は初めてせわしい息をついていた。しまいに、僕は何か完璧な満足感に浸されて抜いた。

全然、不全感が無かった。心からの満足感。

五分ほどして美恵子は起きて来て、

「この歯ブラシ使っていい？」と言う。

「ああ、いいよ」と、僕は心の底から喜びを感じながらそう言ったのだった。

その流れの中で、

「あんたは開聞岳見たことがある？」と聞く。

「うん、でも、霧島からよ」と言う。そうか、桜島の右側に見えるのかな、左側かなと想像しながら、

「ああそうか。桜島の右側だろうな。近くに行ったことは？」と聞くと、

「ないわ」と答える。

「じゃあ今日、見に行こう。きっと絵を描きたくなると思うよ」

「そう？　じゃあ、スケッチブック持って来りゃ良かった」

「うん。買ったらいい」


しかし僕たちは心のスケッチブック、一つの心のスケッチブックに刻んだのだった。

二人で「日本最南端の駅に降りたこと」をはしゃいだ。無人駅で、右も左も畑。人工の工作物は待合スペースの屋根一つしかないのだ。延々と広がる煙草畑の煙草の葉っぱを見ては不思議がった。芋の畑のことを美恵子はしきりに言った。

「まだできてないかしら？　ほって食べたい」などと。

西瓜の畑がたくさんあった。僕等は、「あの畑には沢山実っているかどうか」の当てっこをしたのだった。胡瓜を作る時のように竹柵に持たせかけられた西瓜が、握り拳ほどの実を三個下げているのを美恵子が発見して大騒ぎだった。赤子のような小さな実が一人前の西瓜の縞を見事に具えていたのだ。それも鮮明に。そして、「西瓜の心は僕らの心」「僕らの心は西瓜の心」と歌いながら歩いた。

そう、彼女は僕が「お腹がすいた。お腹がすいた」と何度も言うので、力を込めて怒り出したのだった。

「あ、あれは食堂みたいだ」と言うと、

「食堂に着いてからそのことは言いなさい」という具合に。

海岸には三十歳くらいの樹齢の松の林が見事に伸びていた。

青い海がこの林の合間に広々と覗けた。そして、なんと波の泡が白かったことだろう。その奥に開聞岳が富士山のようにニョッキと聳えているのだ。

「波の泡より白いものはない」と僕たちは言い切った。その時、「僕たちはこの波ほどに白いのだ」と言っていたのだろう。

波は僕たちの足跡を綺麗に消してくれていたのだ。
・・・・・・・・・・・・・・・・
そこまで淡々と朗読すると、

「細かな面白い初体験記録。だけど、二人の関係はこの二日間のままで終わるのね。開聞岳旅行の日が最後。

七十歳になる今日の今日まで、唯の一度もこの子と再会できてないんだよね。医学部専門課程一年生の秋の、一人で黙々と霧島の山麓を歩いた時のことを思い出してみて！」

と、押し付けるように言って、じーっと睨んだ。

そう、私は彼女の家の住所も、そう、姓すらも知らなかったのだ。美恵子という名前だけで、姓も聞いてなかったのだ。

何時でもまた来てくれると確信して、聞く必要も無いと考えていたということだったのだろうか？　多分そうだったのだろう。

そう、七十一歳を迎えた未だに、彼女の素性や状況を一切知らないのだ。


携帯電話など無い時代。連絡を取りたかったが、取りようがなかった。私としては彼女が訪ねてくるのを待つ以外に手がなかったのだ。

初めのうちは〈両親に、無断外泊のことを叱られて、抑え込まれているのか〉、〈俺との関係のことを喋らされることになって、監禁されているのか〉などと考えたりしていた。

多分一か月は待ったのだったろうか？　すると、私の頭の中に、

「もしかして彼女は自殺などしてないだろうか？」という想念が湧き上がってきたのだった。

そこで「彼女を探しに行こう」となったのが、鳥の言う霧島山麓一人歩きである。

彼女の住まいについて知っている情報は「霧島神宮の町内」ということだけだった。そこで、霧島神宮の周辺を、様々なことを想定しながら探し歩くことになったのだ。

大きな杉の木や桜の大木が枝を拡げている広い農家の家であったり、小さな構えの雑貨店であったり、その中での「様々な家族像」を想像しながら歩いた。

もしかして、偶然に会えないかと、おどおどした期待も抱いたりしながら。人に簡単に聞ける話でもないわけで、偶然を期待するしかなかったのだ。

人里を離れた山道で、背中に荷物を担いだ優しそうな老婆に出会った。結構な高齢で、背中の荷物の重さがかなり限度に近いような、よちよち歩行。一人、体を左右に揺すりながら坂道をてくてくと降りて来られたのだ。

そこで私は躊躇いながらだったが、勇気を出して聞いてみたのだった。

「この辺りで自殺した女の子の話などありませんか？」と。

すると、びっくりしたような、怪訝そうな表情で、

「いや、そんな話、聞いてませんね」という低調な答えが返ってきたのだった。怪しまれるかのような不安の中で、この言葉は私の心をジーンと静めてくれたのだった。

その後、私は間をおかず近くの床屋の二階に引っ越した。

これが私の学生時代の最後の居所となるのだが、彼女が来てくれることを期待する心も少しだけあったのだ。

彼女が本気で連絡したい気になれば大学の門の辺りで待つなどの手もある筈だ。……などと考えたりしながら。しかし、連絡は全くなかったのだった。

いろいろのことを想像しながら、それ以上の探索もしなかった。

そう、二〇一六年四月の現在、情報は全くない。美恵子という名前以外の彼女を特定する情報は何も持ち合わせていない。

33　高校３年の時に書いた『緑の出立』

太陽は沈んだばかりで、空にはまだ明るさがキラキラと残っていた。しかし、明るいのは桜島を頭だけ浮かせている西の山々の山際だけで、北へ向かい霧島山への連なりを辿ると薄墨色の雰囲気がだんだん濃くなっていた。

この景色の中に鳥が飛んできて、話しかけてきた。

「泉ヶ丘高校三年生の時に文芸部の機関誌仙人掌に載せた『緑の出立』も読みたくなった。小説としては百点満点の四十九点だけど。

この開聞岳初体験の二、三年前ということになるのかな？　手を取りながら谷間を歩くこの女性は「中学二年から大学一年までの間の女神様」、あなたに「盆地中を走り回るサイクリング狂いをさせ捲った女神様」と重なるのかな？

女神さまそのものなのかな？　つまり、あなたの〈十七、八歳前後の、女性への願望〉が判り易く表現されているの。

この小説の中の女性もあなたと一緒になれずに、離れていくんだけど。」

と、谷川を走り回るカワセミの雰囲気で朗読し始めた。

・・・・・・・・・・・・・・・

〈緑の出立〉


雑木の茂みを脱けると、僕ら二人は急な登り坂になっている山道を並んで行きました。

僕達の足下は灰色の枯草か、雨に抉り出された赤ボラでした。

それでもどこかに緑が潜んで、今にもどっと押し寄せてくるかのように思われると言ったのは君でした。

僕達の周りには綿毛がなくなっただけで、まだそのままの形を保っている薄の穂が垂れていて、陽の熱にパチパチはしっておりました。

「あら野火?!」

そう言ったのも君でした。

その山道は岩ばかりの谷川に続いておりました。僕達の立っている所は二間ほどの高さの滝の下で、かなり深い滝壺が出来上がっておりました。

それは青い水で満たされ、落水がそれを突き刺すかのように水の棒となって落ち込み、その水泡が水面に散っておりました。

「私を支えていてね」、君は左の手を僕に持たせ、流れてきた落ち椿を、二、三回位置を変え、やっと取りました。

紅いその椿を手の平でついていた君は、

「椿拾いに行きましょう」と言い出しましたね。

ちょうど僕達の肩の高さくらいの岩を越さねばならないことになった時、君の助けを求める声をわざと聞こえぬふりをしたのでしたね。

そしたら君はもう一度僕の名前を呼んだきり、足音もさせなくなってしまったじゃないですか。岩間から君の様子をうかがおうとしたら、君の視線とピッタリ合ってしまって大笑いでしたね。

谷川は無数の大木に覆われて、陽の光は殆ど届いていませんでした。この谷間でも生き物は未だ寝ておりました。

行っても行ってもそんな谷間でしたので、君が右の手に持っていたにもかかわらず、椿の実物がはたしてあるものかと疑い始めました。


「じゃあこの椿はどうしてあそこにあるの？」

「薪取りに行った人が他の山から取ってきてあそこに捨てたのかもしれない」と僕は答えましたが、君も僕もそれ以上何も言わず、やはり谷川を登って行きました。


「あなたは大金持ちになって立派な邸宅に住みたくって？」

「大学者になって、有名になりたくって？」

「人に貢献したくって？」という質問。

僕は全部、「ううん、全然」と答えたから話はそれっきり途絶えたけれど、君はたいへん満足気でいてくれました。


半分無いだろうと思いながら、どうにか見つからないかなあと軽い望みを掛けながら求めて来たものがありました。

雑木の間に僕達が見ている間にも真紅な椿がまっすぐ地に落ちていたのです。あるものは木の枝に跳ね返って流れに落ち、見る見る遠ざかっていきました。

紅椿の埋め尽くされた紅い地面を見た途端、

「まあ」と君が嘆ずるのを僕は確かに聞きました。


長い長い紅椿の紐、君は幾つくらい椿を繋いだのか覚えておりませんか？　僕は五十ほどの椿を拾ってきて、君の膝の上に加え、君の横に腰を据え、君の仕事をじっと見ていました。

僕達は町に帰って何かしなければなりませんか？　町の皆が何かを求めてせかせか蠢いている中に僕達のようなものは君と二人だけです。


この前、町の中で「あなた達はあなた達が今、何をしていることになると思っているのですか？」と問うと、僕を気狂視して、笑って去りました。

ただ一人がこう答えました。

「実は自分はこうして生きていて、果たして何をしていることになるのか知りません。

しかし未来の何時か、それが何であったかを知ることができるのだと思って、こんな日々を送っているのです。

私にはそれ以外の何事もなせません」

このように町の活気は虚の活気でしかないのです。みんな誤って生きているのです。

「ここで、二人で暮らしましょう。そこの野原を耕して畑を作るの。私が料理をしている間にあなたは谷川から魚を釣ってくるの。秋にはモミジでこの谷は美しいでしょう。栗や、椎や、柿など果樹も多いことでしょう。私達には子供が生まれて、今私達がこうしているように落椿で花の輪を作って。子供はほら、あの深みのところできっと水遊びをするの」

頬を紅くしてあっちに指さしこっちに指さして説明する、君と僕達の子供との生活を一喜一憂思い浮かべながら、それを請う心で僕の心はいっぱいでした。

僕達は夕闇の中を無言で歩み、雑木の中で無言で離れました。

僕は何をしなければならないのかと問うのは誤っておりました。僕はどこかに存在するのではありません。僕の周りに全てが存在するのです。

「それらは何であるのか」。潮のようにその問いが僕に迫っているのが解ります。

潮が僕の全身に襲い、僕の全身をその大海の中に引き込んでいくであろうことを認めることができます。かなり遠くに、かなりゆっくりではあるが、確かに僕に向かって山のような潮が。

僕らの町は平々とした湖底。

青がしきつめ、青は四方の山まで散って。

青の底、君の居るのは青の底。

深い深い湖の上を薄っぺらい一枚の紙が漂い、その上に人間が。

君が。

青い青いその中に君が。……僕に何故見えぬ。

やはりここの松は七本ですよ。僕達の町には珍しく雪が降りつめた時、こっちの山が銀色に光って。君はここの松はどうしても九本だと言い張ったじゃないですか。やはり七本ですよ。

「絶対に動かない。死んでも。ここでこうして、あなたと手を取り合って居続けたらそれだけで死んでもいいの」

パチパチパチパチ、僕達の周りは燃え出しました。

君の小さな手を通して君の全生命が僕の体に。やがて僕の周りに君は居ませんでした。君の遺物もありませんでした。

34　孫の言葉に振り回されて

二〇一五年の正月を迎える前後、私は新潟まで往診に出かけた。三人兄弟、長男の大学生の不登校、引きこもり。

大晦日の昼過ぎ、宮崎から羽田に駆けつけると、そのままモノレールに乗って、まっすぐ東京駅。そして、新幹線で燕三条に辿り着いたのだ。

まさに国境のトンネルを抜けると雪国で、新幹線の窓から雪はたっぷり見えていたのだが、地面に降りて雪に取り囲まれてみると、その量に圧倒され、雪の中に居ることをそのまま意識させられた。

幹線道路は雪掻きされて両脇に積まれ、長い山脈のように延々と伸びている。雪掻きされた路面は車が踏みしめ、黒いアスファルトが姿を現し、すっきりしている。ところが、横道に入るといきなり厚い雪の層が重なっていて歩けそうにもないのだ。

患者さんの母親のお迎えだったのだが、助手席に乗っている私としては不安の連続だった。タイヤの跡の残った上を走る時にはまあ安心。だけど、新鮮なふわふわ雪の山に乗り上げる時には、「チェーンは填めてるのだろうが、大丈夫かよ」と心を緊張させて。

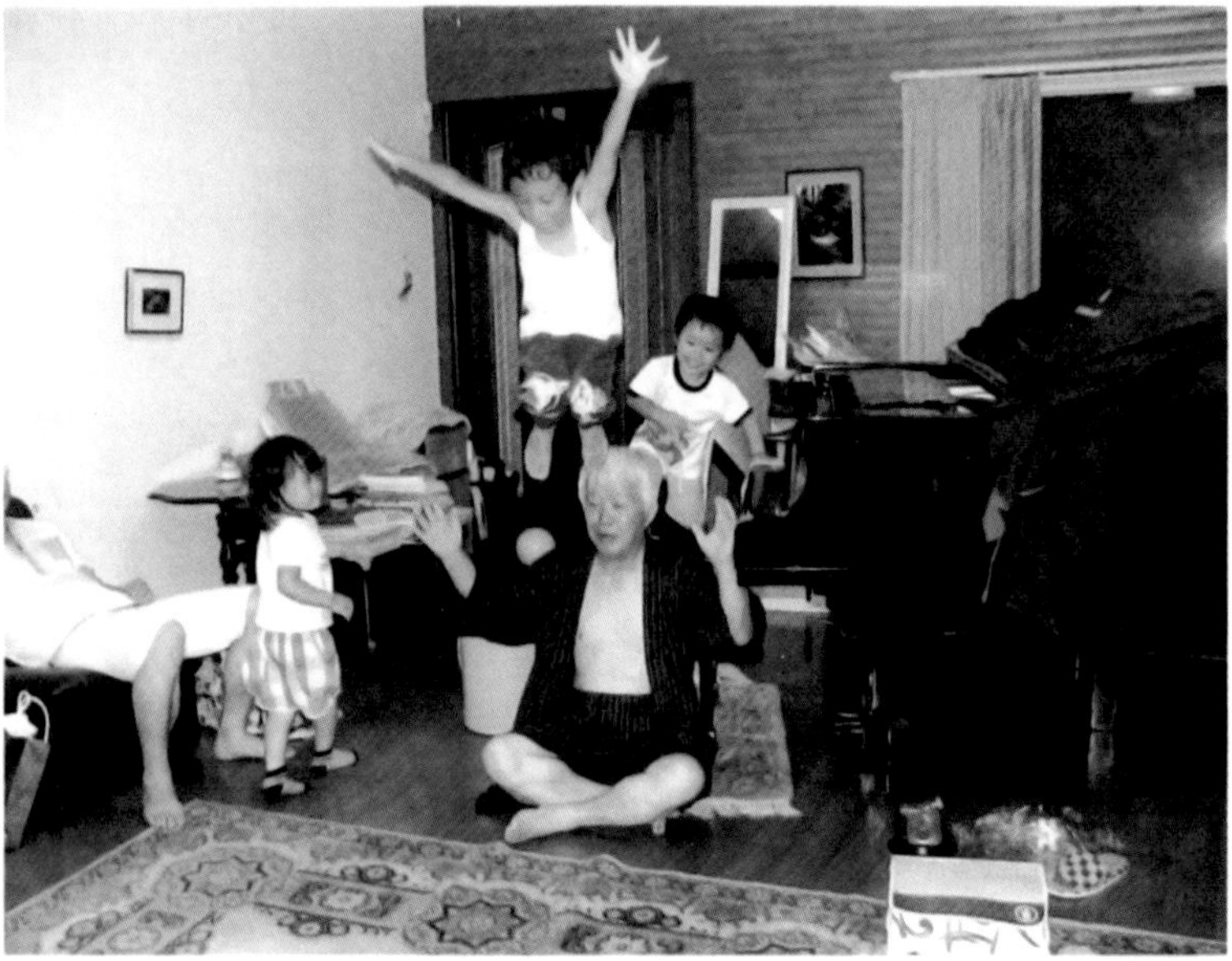

ここの診察を済ませると、この夜のうちに群馬の高崎まで引き返した。元旦は冷たい空っ風の中だった。雪は全然ないものの、骨の髄まで冷やしそうに体中の皮膚を打ち返し続ける風。引き籠りから立ち直るために家族を離れてやってきた、二十一歳の青年と駅近くのビジネスホテルで面接したのだった。

それから、孫たちの待つ宮崎に向かうために新幹線で上野に向かって、走る勢いで山手線に乗り換え、羽田に辿り着いた。

年末の飛行機は東京から宮崎に帰る人が多くて、下り便は満席になることが多い。そこで、十二月中旬以降の宮崎からの往診は、正月までは帰りが難しい。逆に年末に宮崎から東京に出かける人は少ないわけで、大晦日前に出かけて正月に帰るという手段を取ったのは飛行機の混み具合の逆方向を取るということだったのだ。

ところが、孫から電話が入った。

今年の八月には五歳になる、一人娘の葉子の長男は結構なお喋りさん。この、せかせかバタバタの旅は孫の言葉に動かされての結果なのだ。

それは、「お正月なのにお爺ちゃんは帰らないの？　皆で大婆ちゃんの百一歳のお祝いをするんだよ。そのために、僕たちは東京から帰ったんだよ」と、「許さないぞ！」という勢い。

ここまで言われると走り回らざるをえなかったのだ。

元旦の東京は山手線もモノレールもがら空きだった。空港もまばらな人並み。シルバー割引の航空券購入を済ませて、ボディチェックを受けて中に入ると、時間の余裕があった。

搭乗口に向かって歩いていると、夕日が窓にはいりこんでいて、青空が拡がっていた。

すると鳥が近づいて話しかけてきた。

「羽田空港から見える富士山を見た時のこと覚えている？　第一ターミナル、今の、日本航空六番乗り場の右側窓から見える富士山。

手前に神奈川の低い山々が連なって〈横長な、への字の黒い塊〉になっていて、左側のへの字の頂上部分に富士山の左肩があるの。

「へ」の字の右端の一番低くなった部分の真上が完璧に水平になった富士山頂上の右端。

そう、この一番低い地点から右の方に向かって黒い山の連なりは高さを上げて、富士山の右肩の下り姿を見えなくさせている。

あなたはこの光景は高千穂峰を中心とした霧島連山と一緒だと言ったの。だけど、霧島山の方が堂々と構えているなあ、と付け足したの。」

そう、彼女があの世に逝く四、五年前だったのかな？　お正月を東京で過ごして、一緒に宮崎に飛んだのだった。

そうそう彼女の車で、相模原の住まいから浅草の雷門まで走ったんだ。元旦当日だったのかな？　幹線道路はがら空きで、爽快なドライブ。

「この清々しさはないなあ」と語り合ったのだった。

鳥は独り言のように囀った。

「富士山の前のへの字の山の連なりは墨のような真っ黒の塊で横たわっていたの。この塊の奥は夕日が燦々と照らして赤い特別な空間となっていて、その上に富士山がまるで絵みたいに浮いていた。

山の周辺ばかりが明るくて、この上空との境界線は霞みながら消えて、広い大空はもうすぐ夜だなと、ゆったり構えていたなあ。

そしたらあなたは〈見事だね。だけどこれは物語の世界みたいだよ。霧島山の方が俺の山〉と返したのよ……」と。

私には、この鳥の言い方は「納豆くらい混ぜてみて！」と命令した時の彼女の言い方にそっくりだなと思えたのだった。

35　母と姉の逝去

大空館のホタル池を弄っていた。滝になっている部分が三か所あるのだが、私はここのうち、二か所の滝に〈水の落ちる音が生まれるように〉工夫しようとしてきていた。ところが、なかなか旨くいかない。そこで、久しぶりに時間の空いた火曜の午後、この工事に気合を込めて挑戦していた。大きな岩を移動させて、〈下に水たまりを作ってここに滝が直接落ちるようにしよう〉と、汗をかいていた。

竹の長い筒を使って軽い音は出ていたのだが、岩の上を流れる水の勢いで、もうちょいと強い音を作ってみようと挑戦していたのだ。

するとｼが話しかけてきた。

「四月九日。淑子さんからメールが入ったでしょう？

〈二十一時十分ごろ、孫が見守る中お亡くなりになりました。動揺せずに気を付けて〉というメール。

お母さんの旅立ち。百一歳には届かなかったんだけど、幸せな旅立ち！」

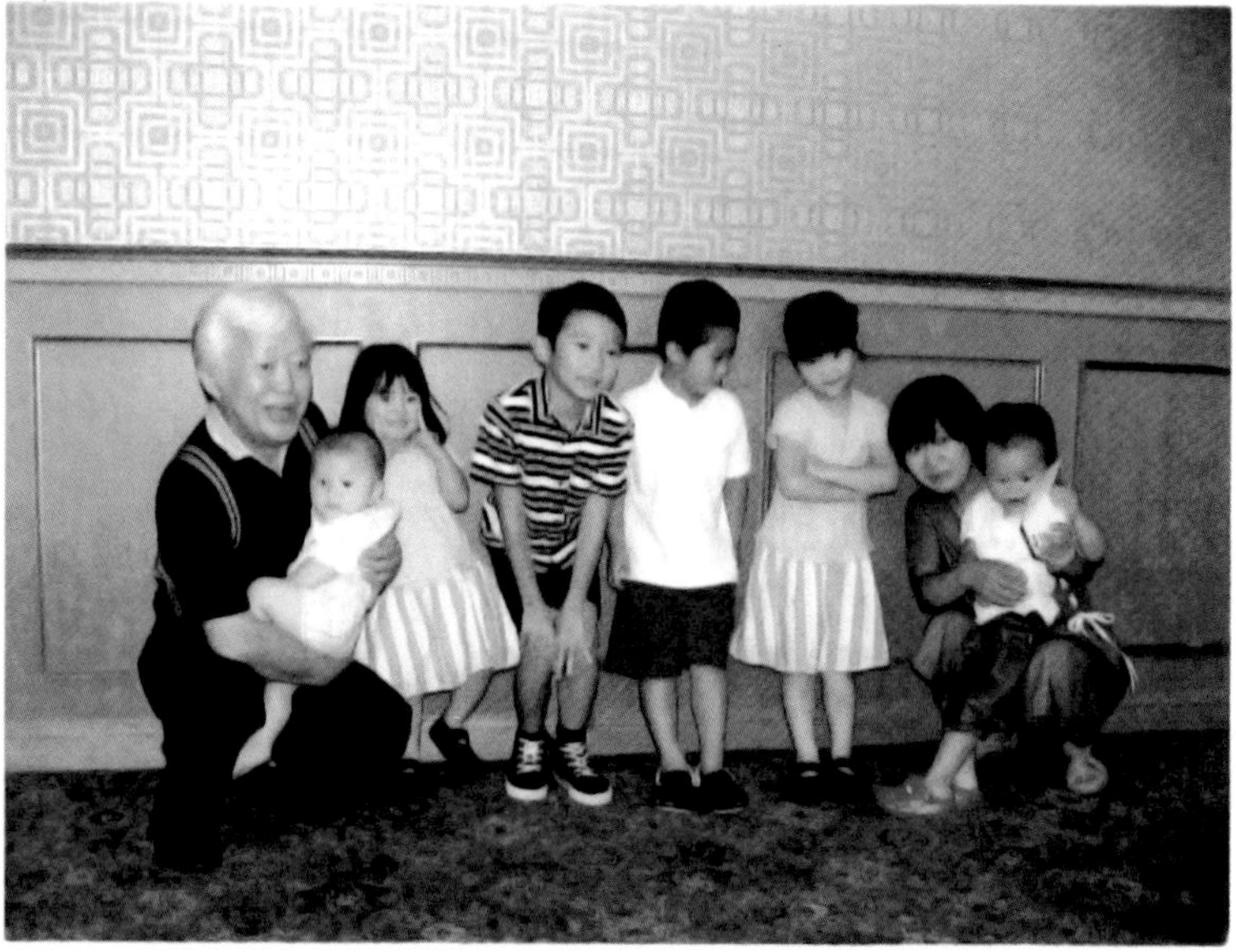

淑子とは私の妹の娘で、看護師をしている。そう、高輪のマンションに私と暫く同居していて、飯を作ったり洗濯をしてくれたりしていたと綴った姪っ子。

母は妹の家で死んだのだ。医師二人、薬剤師一人、看護師一人という四人の孫達にとり囲まれて。

八月十四日。この母の初盆のお弔いをしている最中、認知症を患い、食思不振に陥っていた姉も逝ってしまって、お葬式続き。


ところが、曾孫達は大勢集まれることが嬉しかったらしく、

「お葬式は楽しいなあ。今度は誰が死ぬのかなあ」などと、燥ぎまくっていたのだった。


鳥は続ける。

「去年二〇一四年夏の宮崎市郡医師会機関誌に〈国連の五大国特権を廃止させ殺戮兵器の全廃を目指そう。世界中の刀狩運動〉という文章を載せているね。六月十八日の日付なんだけど、先ず、その〈はじめに〉の文章から読んでみるね」

と、ゆっくりと囀るように読み始めた。

・・・・・・・・・・・・・・・・・・・・

〈はじめに〉

この四月で七十一歳となりました。母は七月一日で百歳。そこ辺まで生きれるとして、私の残りは三十年。精査すれば、どこかの臓器に癌細胞が見つかるかな？　心臓や脳の血管の老化も進んでいる筈。つまり何時お迎えがあっても可笑しくない年齢です。

しかし、やり残したことが山ほどあります。検査などして、悪所を見つけ、心配に時間を潰すのはバカバカしいこと。残っている命を心の限り楽しもうと目論んでいます。

私はあちこちではみ出しの生き方（人に睨まれる生き方）をして来ました。適当に迎合・妥協するのが嫌いで、様々な喧嘩を派手にして来ました。見る人によっては「目立ちたがり屋の勝手ゴロ」となるのかな？私自身は正義漢の塊の積りだったのですが。

三十数年前、「市民の健康を守る会」という団体を作って〈医療事故被害者の支援運動〉を始めたのでした。すると、当時の医師会幹部達から「支援運動を止めるか、医師会を脱退してください」と迫られたのでした。

私は「医師会の将来のためにこそ頑張っているのです。医師会は市民の健康を守っていく団体。どちらも止めません。僕を追い出したら赤恥をかきますよ」と突っ張ったのでした。

医学部卒業は昭和四十三年。全学共闘会議が日本中の大学を荒らしまわっていた時代のど真ん中でした。その中核が医学部だったのです。

この年からインターンが無くなって、卒業と同時に医師国家試験が受けられるようになったのですが、国家へ「完璧反対の共闘会議」は国家試験ボイコットを叫ぶ。そこで、私達の教室でも議決の運びとなったのでした。この時も、私は、

「僕はそんなばかばかしい議決には応じません。ここで議決しても、僕は一人で受けますよ」と宣言したのでした。

リーダー達からは「卑怯者」のブーイング。私は「ここは医学を勉強するということだけが共通の集団。同じように考え同じように行動しようという同志団体ではないぜ」と徹底的に反論したのでした。隣の席からは小さな声で、

「馬鹿じゃねえ。黙って知らん顔して受ければいいんだよ」と聞こえてきます。しかし、そんな声はむしろ私を焚きつけるだけとなるのです。まさに「ヒットラーや東条英機の全体主義」へのたった一人の反論。そして、結果は完璧な私の勝ち。つまり、この〈インターン無しの第一回医師国家試験〉は私だけではなく、クラス全員が受けるに至るのです。

その他にも様々な「はみ出し」を様々な場所で重ねて顰蹙《ひんしゅく》を買ったりして来たのですが、私としては面白い人生だったかな？

・・・・・・・・・・・・・・・・・・

「国家試験ボイコット反対の話は別のところでの話と完璧二重なんだけど、面白いからまた繰り返して読んでみた。

大方の人間が人の動きを見てから行動するということ。あなたは周りがいかに大勢であろうが、決して自分の意志を曲げないということ。一人になっても迎合せずに大声をあげるということね。〈殺されても、小狡いことはしないというこのプライド〉が大好き。

次の項目の〈2．残りの人生の目標〉以降もゆっくり読んでみよ。人生の締め括りには良い仕事かな？」

・・・・・・・・・・・・・・・・・・・・・・・・・・・・

〈2　残りの人生の目標〉

その後、「国家に支配されない医療」を合言葉に、精神科医療改革に頑張ってきたのですが、やり残したことが未だたっぷりです。残り少ない人生の中で〈可能な限り挑戦していきたいこと〉を整理すると、次の三つになりそうです。

①在宅医療の充実。

そのために自立支援アパートを更に拡大する。（大淀川の周辺から県庁裏までの市街地に三百六十人分の支援アパートを作りましたが、高岡町花見の山には自然や農耕園芸を楽しむ人のための自立支援アパート村を作っていく予定です）

②〈薬物療法を中心とする管理医療〉に偏りすぎている精神科医療の改革のために「往診家族療法」を普及させること。

（病気の発症には家族間の心理的問題が深く関わっていて、家族全員で話し合って、意識を変えること

が必要なのです）

③世界から「殺戮兵器を完全に撤廃して、戦争を無くす運動」を具体的に始めること。

この③が本稿の主題ですが、戦争が廃止されない限り、①も②も実現はできないのです。この〈①と②〉に関しては、二〇一四年五月に出版された以下の二冊を読んでください。

A『自立支援アパートと往診家族療法……七十歳の医師からの呼びかけ』

‥これは私自身が書いて、ルネッサンス・アイから出版したものです。

B『引きこもり五百人のドアを開けた……往診家族療法　三十七年の記録』

‥角川からの出版。歌って踊るジャーナリスト、「セクハラ」という言葉の創始者であるフェミニスト宮淑子さんが取材して書いてくれたもの。

〈3　戦争をなくすこと〉

刀狩り運動は豊臣秀吉が始めたものでした。戦国時代の悲惨な混乱を二度と起こしたくないという「人間の心」から生まれた発想だったのでしょう。国際連盟、国際連合も第一次世界大戦、第二次世界大戦の廃墟の中から生まれ、戦争回避を目指したのです。

日本国憲法は完全な戦略兵器の廃棄を宣言しています。日本はこれを〈世界中の国家に拡げていく努力〉をすべきだったのです。ところが、朝鮮戦争を契機に自衛隊が作られ、この時点から憲法の根本精神は踏みにじられていくのです。

そして今、集団的自衛権などと言い始めているのです。しかも今朝、六月十七日のＮＨＫによると、兵器の輸出までするとのこと。とんでもないことです。


「勝つか負けるか」「取るか取られるか」の争いは〈人間が動物である限り絶えることはない〉でしょう。そこに「喜び・憎しみ」という感性が生まれるのです。

人間はその上に「憐れむ・助け合う・共に喜ぶ」という知性を持っています。いわば、「神の心と悪魔の心との間」を人間の心は上下しているのです。

争いを避けるために、話し合い（政治）が行われ、約束事（法律と取締り）が決められ、一つの国家が生まれます。ところが、その国家間の利害の対立から争いが生まれ、悲惨な戦争に至るのです。

それを防止するために国連が生まれたのですが、国連はその務めを果たせていません。その原因は〈五大国の特権を認めたままで、改革しようとしてこなかった〉ことに尽きると思います。

〈五大国だけが拒否権を持ち、核爆弾を持つこともできる〉などという規定を世界中の国々に押し付けてきたことがいけなかったのです。弱い国は「奴隷のように五大国に従いなさい」と言っているのですが、隷属させられたままで納得できる筈がないのです。すると、弱い国はテロに頼るしかなくなります。

九・一一テロ事件以降のアメリカの対応は全て完全な失敗に終わっていると言えるでしょう。この五大国特権が廃止され、全世界の国々が平等になった時点で初めて国連の力が本物になり、世界中の殺戮兵器を全廃できるでしょう。

〈4　オリンピックも国旗の数争い〉

オリンピックは世界中が仲良くするための行事です。ところが、ここでも〈勝つか、負けるか〉、国旗の数争い（国家間の競争）が大きなテーマになってしまっています。

心の健康を目指す筈のスポーツが、〈強者の弱者苛めを煽る〉という戦争心理へのエネルギーとなっているのです。

これは、国連の中の〈力を持つ国家群（五大国）の「無様で身勝手な威圧関係」が改めようともされない〉という流れの中から生まれているのです。

別な表現をすると「オリンピックという似非祭り」は国連の汚点を「騙し隠すための卑劣道具」として利用されてきたと言えます。多くのマスコミはこの中で、悪い働きをして〈この詐欺犯罪行為への共犯者〉に落ちてしまっているのです。勿論、冷静に判断できる人も少数ながら残っているようですが。

例えば、この冬のソチ・オリンピックの場合で言うと、テレビも新聞も連夜連朝、賑やかに舞台を盛り立てていたのですが、閉幕の後で少しだけ、テロ防止に関する情報を放映してくれたのです。

テレビの画面では〈あれだけ華やかな場面を祭り上げていた〉のに、実際には〈観客席ががら空きであった〉という事実を。〈テロ防止のために監視カメラと警察と軍隊で厳重に取り締まった〉こと等などと共に。

これは大きく取り上げられるべき情報なのですが、流石に隠せなかったのか、ほんの少しだけ。だけど、少しだけではあったものの重要な情報が流されたことに〈マスコミの健全性が完璧に失われたわけではない〉という匂いを嗅ぐことができて、嬉しいことでした。

〈5　多数決というエゴ〉

原爆被災国の国民である私達は戦争防止に全力を挙げるべきだったのです。ところが、平和憲法を世界中に広める努力はできてこなかった。

どころか、逆方向に後退し続けているのです。

朝鮮戦争、ベトナム戦争、中近東戦争、九・一一テロ、最近のエジプト、ヨルダン、中国や北朝鮮やウクライナなどでの状況など、再考するチャンスはいくらでも有ったのです。ところが、これらは「自分達だけよければ今のところこのままでいいや」と、〈人間性を低いところに落とし込み〉大切なものが見えなくなっていると言えそうです。

〈国連は確かにおかしい、しかし、今この状況を変革するのは難しいのだから、多数の人が認める流れの中で自分の利益を確保していけばそれでいいや〉という狡さ。

この事実は、

〈原子力発電所は怖い、しかし、被害を受ける地域は過疎貧困地域。電力が少なくなることへの不安より今のままがいいや。民主主義の多数決で決めるのだから〉という狡さと同じ次元と言えるでしょう。

現在の勢力（投票券の数）を持っている都市生活者は原子力発電所を廃止しようと主張する勢力に投票しなくなる……という今の状況と全く一緒なのです。

こうして、平和憲法が堂々と踏みにじられ、兵器使用を躊躇わない、〈儲けるために殺戮兵器を輸出するのを恥ずかしく思わない〉という事態までが生まれて来ているのです。

〈6　五大国特権を廃止させるための具体的運動〉

五大国特権規定を訂正できないで、真面目な政治機能は果たせる筈がないのです。国連創立の初期にはこの二つを容認しなければ、出発できなかったのでしょう。しかし、「こんな不条理は十年以内には廃棄します」と宣言して、邁進すべきだったでしょう。ところが、五大国は「私達の命令に従う奴隷のままでいなさい」という命令を晒し続け、訂正の方向への議論さえ始まってないのです。

家族療法の中でよく見られる現象なのですが、〈健全な子供ほど「力で押さえ込もうとする親や大人に徹底的に反抗する」〉のです。権力を押し付ける親の側が変わらなければ、子供達はますます親への反感を強めて家族は崩壊していくのです。

国連の今は全く同じ状況といえるでしょう。この子供達は〈五大国特権は国連の力を低下させてきた容認され難い汚点〉と表現するでしょう。

私は今まで、社会党や民主党の応援をして来ました。最近の十数年来の社会党は労働組合に偏りすぎていると感じていましたから、反自民勢力として民主党が生まれた時に大きく期待したのでした。ところが雪山が崩れるかのごとく崩れ去ってしまいそうな現在。

しかし、〈自民党ではダメだと言って期待してくれていた人が過半数いた〉という事実を大切にしましょう。

その人達を裏切らないために、もう一度体制を整え、立ち上がりましょう。

武力を蓄えていく国家の視線は〈外国にではなくて国民に向く〉のです。国民が管理され、権力の刃を突きつけられて国家の奴隷にされ、戦場に向かわされます。

つまり、国家を支配している勢力の奴隷にされるのです。安倍政権は露骨に教育基本法への介入まで始めようとしています。そこで、〈「世界中から殺戮兵器をなくす」「国民個人の人権をどんな少数派であっても侵害しない」の二つを基本に据えた政党を育てていく運動〉を早急に起こさなければなりません。

具体的にこの政党の基本を整理してみましょう。

一、五大国特権を十年以内に廃止する運動を強力に進め、国連の政治機能を強化する。そして世界中の殺戮兵器を全廃する。
①そのために、オリンピックの五輪の旗の中に「五大国も核兵器を十年以内に捨てよう」と記載させる運動を市民運動として始める。
②核兵器、その他の殺戮兵器は全て、全廃するまでは国連が管理する。
二、原子力発電は危険性が改善され、安全性が高まるまでは禁止する。
①危険とわかっているからこそ、過疎地域に交付金なるお金をちらつかせ、貧困者の人権を侵害して来ていた。人口の多い特定の地域の繁栄（国家の繁栄）のために過疎地域の人達を犠牲にするような人権侵害はしない。
②電力不足は無駄な消費を控えることで補う（野球やサッカーなどのナイターは不要。夜間の無駄な街灯、贅沢な交通機関なども減らして、消費電力量を減らす）。
③風力や太陽光発電だけではなくて、足踏みで起こす発電も良い。スポーツを兼ねて、各家庭で使用する電気は自分達で発電するなどの工夫をする。井戸水もポンプで汲み上げていたのだ。
三、人口は減少していくのだから工業を基本とする経済成長はあり得ない。そこで、農業や漁業などの自然産業を育成する。

①自衛隊や娯楽に使ってきた費用を農地の拡大と改善に向け、食料自給率を上げる。
②製造業で利益を上げて、食料を海外に求めるという今までの経済構造を根本から変更する（経済成長への期待は経済的強者の弱者搾取が前提と考えられる）。

四、教育委員会

①国は介入せず、地域住民に任せる。つまり、教育委員の公選制を復活させる。
②平和憲法を守る教育を中心に据えて、人間の心を豊かにする。

〈7　終わりに〉

社会が「神の心と悪魔の心との間」の人間の集まりだからこそ、健全に保つためには強力な政治が必要なのです。

今、力を振り絞って、個人の人権を尊重する政党の育成に励みましょう。

様々な考えの政党があるのですから、排除するのではなくて、成るべく大勢の人が合流できるように、窓口を可能な限り広くしましょう。

特定の宗教信者たちのように、「自分達は関心を持たない特別な活動をする人」もこの集団の中で運営していけるように、奥にも広い部屋を準備しておきましょう。

なるべく多くの人が余裕を持って活動できるような、心の広い政治組織に育てていきたいと思います。

・・・・・・・・・・・・・・・・・・・・

読み終わると、ぴょんと跳ね上がって、毅然と羽を揃えると命令口調で始めた。

「お母さんが二〇一五年四月九日に亡くなって、その初盆の最中、八月十四日にお姉さんが亡くなったのね。お父さんが亡くなったのは二〇〇一年一月九日。

〈国連の五大国特権を廃止させ殺戮兵器の全廃を目指そう。世界中の刀狩運動〉というこの文章の実践をあなたの人生の締めくくり作業にしようよ」

そして、両方の羽をばたつかせると、

「国家に支配されない医療を合言葉に、精神科医療改革に頑張ってきたんだよね。しかし、この文章からはまるで、私達のすぐ傍まであなたが来ているかのように感じられる。

まだまだこちらには来させないわよ」

と囀って、羽搏きながら、もう暫くはあなたの前には飛んでこないからねという雰囲気で西の空に消えていった。

陽が沈み、空も色を失い、薄墨の拡がっていく西の空に。

遠ざかりながらも、叫ぶ声は以下のようにすっきりと聞こえた。

「大学時代のあなたは、高千穂河原、新燃岳までの山道をよく歩いていたよね。

都城からリュックを背負って鹿児島に向かう時、汽車の上から霧島山を見ていると、

『今日は学校を休んで山に登るか』なんて具合に。

あれでよく医学部を卒業できたわねえ。

ミヤマキリシマのツツジの季節、カッコウや鶯の鳴き声の響き渡る初夏緑の季節、紅葉の季節……などなど四季折々登っていたかな。

そう、鹿児島大学医学部付属看護学校を卒業した満子さんは、山の中腹、湯之野に所在する労災病院の看護婦として勤務するんだ。

そこであなたは、彼女を訪ねて、病院の東下のみやま荘という宿に泊まったりしたこともある。少なくとも二、三回は泊まったんだ。

けちん坊のあなたが学生時代には結構のお金を使って。

病院の宿舎に泊まっている彼女は、宿にあなたを訪ねて来て、一緒に赤松林や滝巡りなども楽しんだ。二人の関係の外観は、完全な恋人同士。勿論、二人は手を繋いで。

なのに、口づけすらできてないんだなあ。

医学部は六年、看護学校は三年だったんだから、多分その差の三年の間の殆どの休暇はこの山で過ごしているの。なのに、口付けすら交わしてないの！」

鳥は、両羽を精一杯広げて、きりりと私を睨みつけて、雲の中に消えていった。怒った顔ではないのだが、私は言葉が返せなかった。

36　富士山の周囲の光景

二〇一五年十二月二十八日の朝八時半。飛行機の中だった。年末で、帰りの飛行機が取れないだろうから、去年と同じく二十九日に出発して正月に帰ることにするかと考えていたら、ソラシドエアの朝八時五分発のチケットが取れたのだ。

そこで、二十四日木曜日の午後の便で伊丹空港に降りて、北陸地方を回り、新幹線で東京に駆けつけ、全部で八軒の往診を済ませて宮崎に帰ることになったのだ。

昨夜は世田谷の患者さんの家に泊まったのだが、この飛行機に乗るために未だ暗い五時半に起きて、お茶だけ頂いて駆けつけてきた。

空港で買った弁当を早く食べたいなと思いながら駆けつけたのだが、宮崎に着いてからのことを考えたりもしていた。

〈一旦大空館に帰って、昨夜、石川県の白山の松任から駆けつけてくれた老夫婦を面接し、それから神宮の家に帰るかな?〉。

〈お正月で東京から帰郷している孫たちと早く遊びたいな〉……などという具合に。

二十四日、家を出る時に、二十三日に東京から帰って来た五歳の孫から、「僕達が帰って来たばかりなのに、また今年も出かけるの？」と、昨年と同じ流れの言葉を投げつけられての旅だったのだ。

薄暗い中、小田急線の成城学園駅に向かって歩いて来たのだが、満月を過ぎて三日目くらいなのか、かなり壊れた月が西の空に残っていた。まだ黄色の雰囲気の匂いを少しだけ残して。そう、ニッコウキスゲの柔らかな黄色。

品川から羽田に向かう電車の中から、角度と時間を計算して月を探したが雲に隠れてか、見つからなかった。羽田に着いても見つからないので、

「そろそろ地平線に沈む時間なのかな、するとあの雲の中か」と、水平に長々と横たわっている太い雲の紐の中に隠れているのかと諦めかけていた。

一方で、「飛行機が上昇すれば、見れるかもしれないぞ」と、期待も膨らましたりしながら。

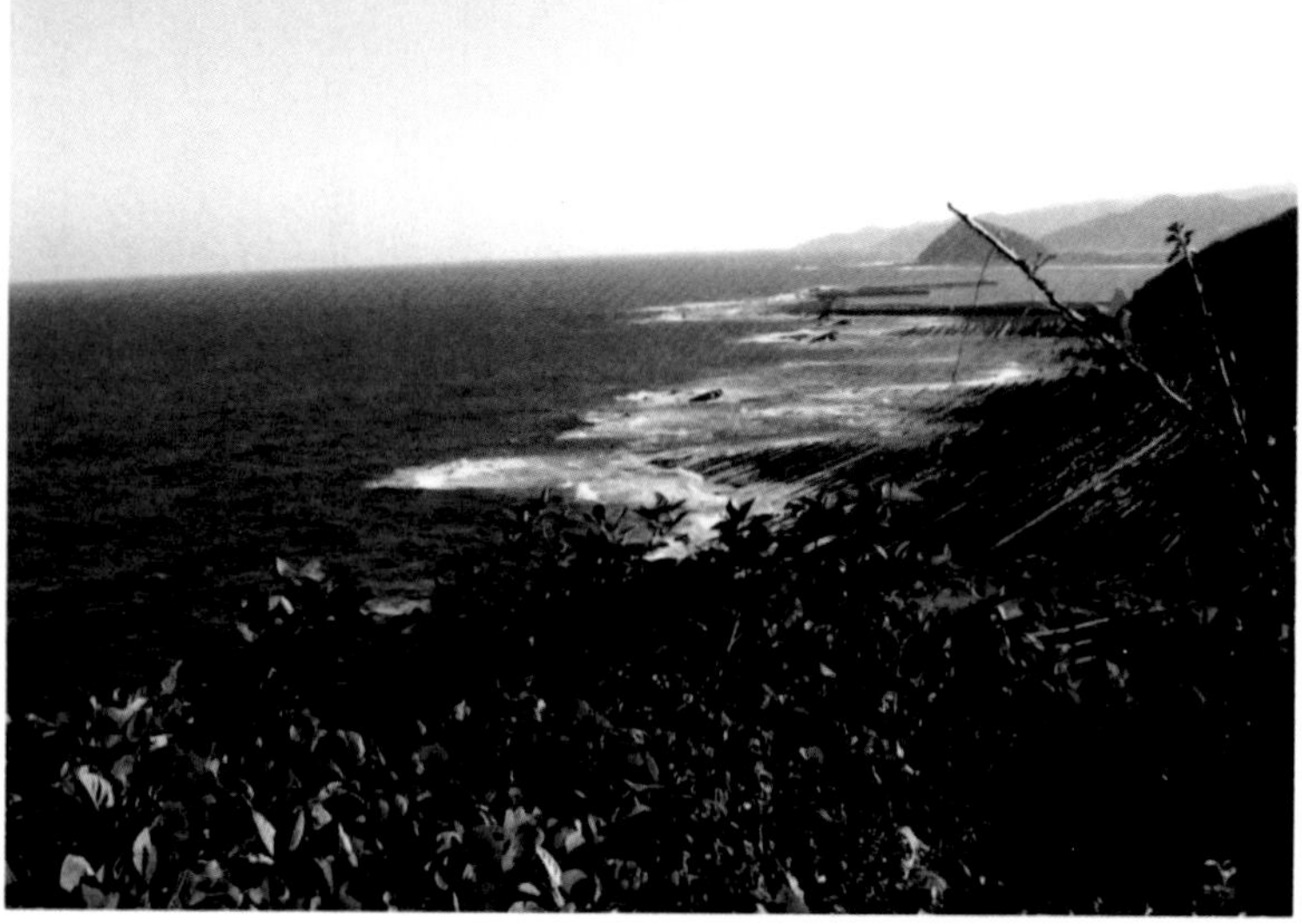

飛行機は東京湾を千葉の海岸上空近くまで上昇し、南西方向に旋回。川崎の工業地帯、横浜湾のベイブリッジを中心とするビル群を見下ろさせながら東京湾を跨いで、ぐんぐん上昇していった。

水平線すれすれに月を探したが、雲が厚くて見つからなかった。

そこで諦めて、頭の見え始めた富士山の方角を眺めていた。水平に横たわる雲は、東側は分厚かったのだが、西に走るにつれて薄れていく。そして、富士山が綺麗な姿をぐんぐんと大きく見せ始めた。

広大な地面は雲に覆われていたのだが、富士山の周りだけは雲が遠慮しているかのように見えた。山に近づき触れてしまいそうな雲の端は、遠慮してうずくまるかのように雲綿の丸まった曲面を作って。

綺麗だなと思っていると、鳥が現れた。


「素敵ね！　ほら、この山頂の南側斜面にできた大きめの谷間、噴火でできた窪みなの。新幹線の三島駅から結構大きくはっきり見えるでしょ？

四方の崖は少しずつ壊れていっているの！　雨のたびに砂や小石がずり落ちて、壊れていくの。時々地震が大きな破壊を齎したりして。時々刻々姿を変えていくのよ。

そう、やがてこの富士山も大きく姿を変えることになるの。何万年か何億年かしたらということだけどね。確実にこの姿ではなくなるの。

北側後方には南アルプス、北アルプスが見えるでしょ。今年の晩春、あなたが往診した小淵沢の位置は確かめられるかなあ？

四月半ばなのに桜が残っていて、あなたは感動したんだ。ほら八ヶ岳があそこ！」

と、優しく囀る。

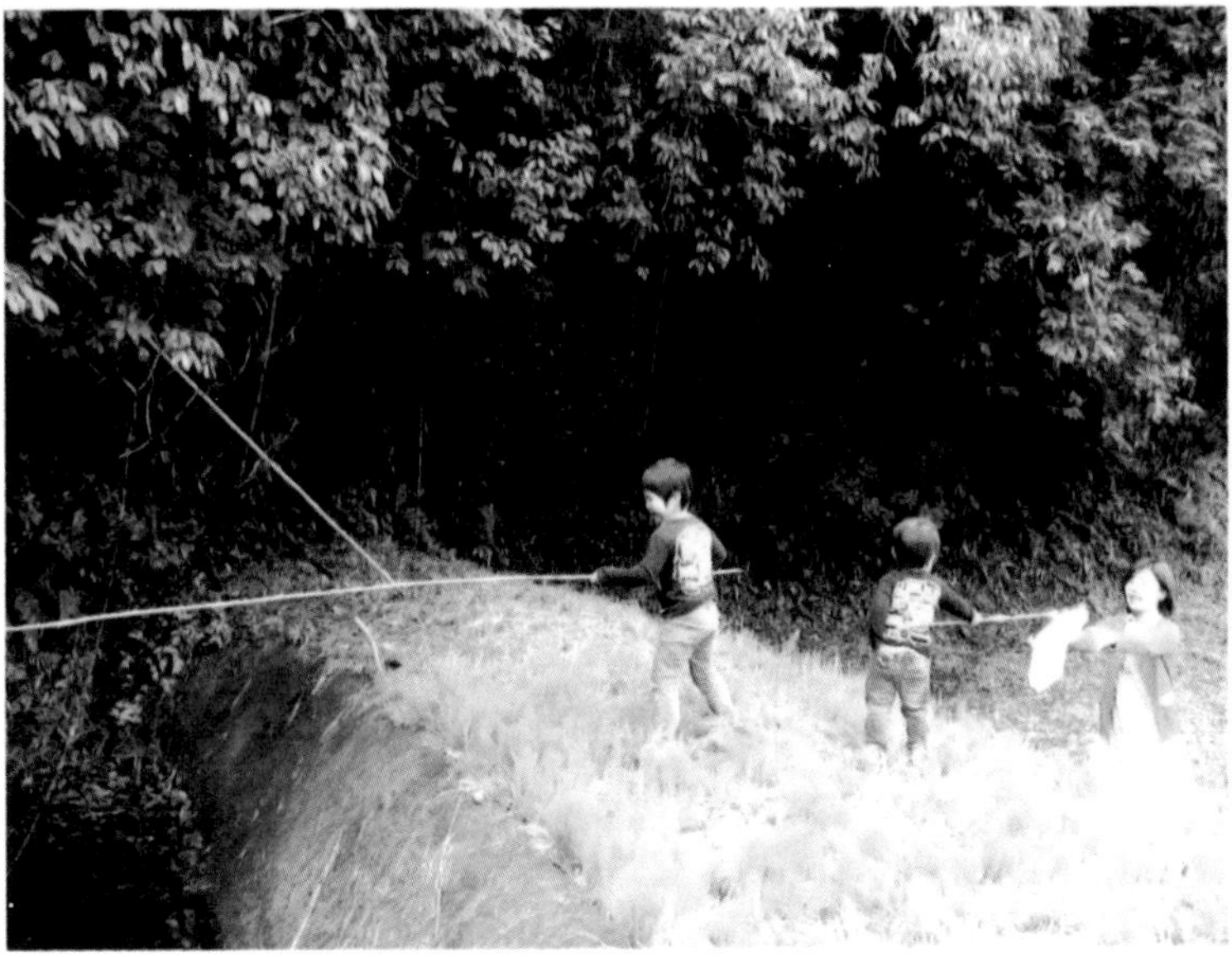

水平飛行に移って西に進むと、雲は徐々に薄れ、大井川や天竜川などの流れを生んでいる緑の広々と生い茂った山々が元気で邑楽《おおら》かな姿を見せ始める。

所々にダムや人家も見えたが人工物は完璧に自然に飲み込まれている。高速道路も探せた。中京圏と関東圏を繋ぐ送電線の鉄塔も姿を見せた。

日本の産業のための大動脈である送電線は山々のてっぺんを繋ぎ、自然の佇まいに対して一番抵抗していると言って良いのかな。

しかしそれでも、濃い緑の山々が確実に勝っていて、全ては飲み込まれている。


十八世紀にイギリスに始まった産業革命以来、原子力発電所から核爆弾やミサイルなどの大量殺戮兵器など、人間は自然を完璧に壊す方向に進んできている。

この延々と山の上を走っている送電線はその象徴と言って良いのだが、大きな破壊物には見えなかった。まだまだ自然の邑樂かさの方が勝っていて、送電線の存在は軽視できる光景なのだ。

しかし、勿論それは見た目の上だけのことで、実際には地球温暖化という形で徐々に自然破壊に向かっているのだが。

つまり産業革命は〈経済的強者が弱者から力を吸い上げるという経済構造〉に乗っかって人類を壊滅に向

かわせて来ているのだが、邑楽かな自然は、

「この流れのままでいいの？」と語りかけているのだ。

鳥は尻尾をはたきながら小さな声で話しかけてくる。

「ほら、あの辺りが天竜川。ここの上流、飯田市が宮淑子さんの生まれ育った故郷ね。

去年二〇一四年の五月、往診家族療法の本をカドカワから出版してくださった宮淑子さん。そして一年も経たない今年の四月四日、こちら側にみえたよ。

突然発見された膵臓癌だったのね。元気にシャンソンを歌っていた彼女が、血糖値が高いからというので調べてみたら、膵臓癌と判ったのね。発見されたのが、十月。亡くなったのは四月四日だから半年なかったんだ。

保険の利かない免疫療法をするから『お金を貸して！　治してから本を書いて印税で払うから』なんて頼まれて、あなたは二百万円貸したんだ。

一九四五年生まれ。毎日新聞の記者をしていて、月刊教育の森の編集部員だったのかな？　女性問題、教

育問題、医療問題に詳しくて、フェリス女学院大学の非常勤講師もしておられたんだよね。女性学という講座名で。

そう、朝日文庫や新潮新書などから、数多くの本を残されたんだけど、カドカワからのあなたの『ひきこもり五〇〇人のドアを開けた！』が最後の出版本。あなたが書いた文章はちょいと硬いけど、こっちは一般受けして、読みやすい。結構売れているみたいだね。

あなたのことを〈空飛ぶ精神科医〉なんて紹介してくれたりしてたんだけど、彼女との付き合いも永かったね。

そう、三十年を超えているのかな？

そうそう、あなたが地元の鉱脈社という出版社から出した『思春期病棟』。あの本が朝日新聞西部版の書評に掲載されたんだ。

東京本社の陳列室には全国の地方版が並べてあって、ここで、宮さんの目に触れることになる。そして彼女は宮崎まで飛んで来て、仲良し関係が生まれていくのね。

ちょっとこの『思春期病棟』の〈はしがき〉を読んでみよう。昭和五十九年二月二十五日と書いてあるから、四十一歳の時の本ということだけど、面白い。

宮さんが飛んで来たくなった筈だわ」

と、いつもの朗読を始めた。

・・・・・・・・・・・・・・・・・・・

はしがき

登校拒否、家庭内暴力、非行等の治療に取り組み始めてから八年以上の月日が経った。スタッフが増え、思春期病棟として独立した病棟を作ってから数えても、三年を超えたことになる。

試行錯誤の積み重ねでやってきたのであるが、ようやく自分達のやってきたことの中間的な整理ができそうである。この本は一昨年から計画されたが次つぎに延ばされてきた。それは怠惰によると言ってよい。もっと完全に近いものをという自己弁護で逃れてきていたのだが。

しかし安易に投薬を受けて薬物依存症になってしまったり、治療を受けずに放置され、大切な日々を延々と失ってては一家の悲劇となるような状況を思うにつけ、不完全なものであれ、まずは出版してみようということになった。

この本の第一の目的は「こんな病院があってこんな治療法がある。」ということを知ってもらうことである。総論の殆どは私が書いたが、治療症例は直接の担当者に書いてもらった。これも治療者の各々を読者に知ってもらうことが目的の一つである。

このうち三名は大学卒業後一～二年で、治療者としての適格性は未知数である。また一人のカウンセリングのためにどれだけの時間と労力を要するかということを読みとって欲しい。先生にも親にも友達にすら口をつぐんでしまった子供達の心を開かせること。〈カウンセラーという鏡に自分の心をぶっつけてみる〉ことで子供達は自分の心を見ることができる。鏡はなるべく静かに澄んでいて動かないでいてくれる方がよい。七人の治療者という鏡はそれぞれに個性をもっていて、自分に適する患者さんを担当することになっている。

症例報告から〈各々の鏡の質の程を判定していただく〉のも結構である。治療法に関する批判をあおぐこと、あるいは治療者としての参加を募ることも本書の目的の一つである。

いま一つの目的は学校の先生、一般家庭の人々に症状の意味を理解していただくことである。一部第四章

に詳述したが、私達の生きている社会は、
〈その中で生まれ育っていく子供達にその全ての影響を伝達する〉。
症状はいわば、〈周りの人達への彼等の反応である〉ことをこの本によって理解していただければ幸いである。

・・・・・・・・・・・・・・・・・・

鳥はちょっと休憩という格好で一回り羽ばたくと帰ってきた。

「彼女は三週間ばかり滞在して、若草病院の思春期病棟と青島の奥に新設した野島診療所の患者さん達を取材して、『思春期痩せ症』という本が出来上がるのね。

そう、彼女が、『新聞記者という立場ではどの子も話してくれない』という嘆き声を漏らすので、あなたは、

『それならあなたを心理療法士の卵ということにしよう』と偽装提案をして、それが大成功の元となるのね。

彼女は大満足。さらに、野島診療所の海で患者さん達と泳ぎながら、彼女自身が泳ぎに夢中に嵌ることに

なるんだ。そこで、東京に帰ってからも泳ぎに夢中でスイミングクラブに行くんだ。シャンソンに嵌り始めるのもこの頃からかな？　そして、あなたとの関係は深まっていったんだ。

日本評論社からのあなたの出版が始まるのは彼女のお世話ね。久米宏のテレビ朝日の番組やサンデーモーニングとか、NHKのテレビやラジオ深夜便などへの出演とか、全部彼女の力がなければ実現してないなあ。

『思春期病棟』の第一部・第一章の〈歩みと展望〉もそのまま読みたくなった。

ちょっと長くなるけど、〈往診家族療法があなたの中で根を下ろし始めた〉というか、これこそが〈精神科の治療手段として中心となるべき大切な方法なのだ〉という宣言と言っていいのかな。

そこに至る歴史まで明確にし、書き込んでいるのが良い。そのまま読むね」

と、また、優等生朗読が始まった。

・・・・・・・・・・・・・・・・・・・・・

第一部　第一章　　あゆみと展望

事物の誕生ほど語ることの難しいものはない。例えば、人間の誕生は誕生日か。受精卵が子宮粘膜に着床した日か。受精した日か。精子と卵子の誕生まで辿り始めたら生命の誕生までさかのぼることになる。この思春期病棟も心理スタッフが五人に揃った時点が誕生とも言える。しかしどうやら着床した日ごろまで遡って単純な事変で区切ってみよう。

(イ)　S五十年　九月　宮崎市広島通一丁目にて若草医院開設。
(ロ)　S五十二年九月　思春期の患者のため別館を新築。(四人分の個室と管理人室)
(ハ)　S五十五年二月　現在地へ病院全体が移転。(若草医院が若草病院に成長)
(ニ)　S五十五年五月　副院長Dr中江着任。思春期病棟を分離する。
(ホ)　S五十六年四月　心理療法士が三人になる。
(ヘ)　S五十六年十月　心理相談所開設。行軍開始。
(ト)　S五十七年四月　心理療法士が五人になる。
(チ)　S五十八年八月　病棟を改造し個室六室作る。

(イ)の頃より思春期の患者を扱っている。当時は十九床の医院で看護スタッフ六名、心理療法士一人、その他四名の少人数。狭い中庭に卓球台一台というみすぼらしい姿であった。しかしここで体験したことが、現在の体制を作るための基礎になったと言える。

私が初めて登校拒否に接したのは昭和四十六年、宮崎県立富養園（単科精神病院）の中、であった。約三百九十床の病院の中に五十床の小児病棟があった。自閉症が全国に知られ始めた時期で、進取好みの当時の県知事がルピナス学園と称する情緒障碍児治療施設を作って、この小児病棟に併設させている。

当時情緒障碍児の治療をとなえる施設は全国に四~五か所しかなかった。九州ではここだけであったので、全九州からいろんな子供が集まっていた。てんかん発作の合併、失尿失便、他の子供を咬みつくなど、取扱いの困難な重度精薄、大抵の病院が入院拒否をするような重症児が殆どであった。

ところが情緒障碍の治療に取りかかる人員の少なさは言うに及ばず、身辺環境の整理をするための人員すら不足していたのである。現在も三百九十床の病院に心理療法士は一人しかいないのだが、その他の状況も大差はない。

このことを如実にもの語るものは遊戯室と食堂の間の柵である。食事の配膳をする間に手を出す子供達を隔てるのがこの柵の役目である。配膳し終えると扉が開けられる……すると、子供達は一斉に食べものめがけて走っていく。それが朝昼晩くりかえされるのであるが、五十九年度の今日なおそれは続いているのである。

私が初めて接した登校拒否児はこの中に生活していた。今思えば背筋が冷たくなる。彼はカモシカのように足長の、利発そうな顔立ちのスポーツ少年であった。私は小児病棟の担当ではなく彼の主治医ではなかったのだが、心理療法士に頼まれて関係することになった。実はこの心理療法士が現在の私の妻であり当院の心理スタッフの一人であるが、

「自分でどうしたら良いかわからない。ともかく学校に誘ってみたいから一緒に行ってくれないか」と依頼されたのだったと想起する。

私は殆ど何の予備知識もなく早朝の彼の家を訪れてみたのだが失敗だった。私には、畳の部屋から玄関まで出ることができずに敷居の上に崩おれる少年を見てなす術がなかった。血の気のない顔には表情も消え、ひっぱりあげようとしても手も足もまるで死人のように筋肉の緊張はない。

こういう登校誘導を二回程試みたのであったろうか。今思えば全く恥ずかしい限りであるが、どうしてよいか分からず、ただ狼狽えるばかりであった。

小児病棟には、先にあげた重症児のみならず、教護院を脱走して手におえない非行児まで入院させられるしまつになっていた。しかし登校拒否のカモシカ少年にとってはそれはむしろ幸いであったのかもしれない。少年は小児病棟に併設されたルピナス学園へ昼間の数時間は通う。帰ると、この柵の中なのだが、この非行

少年が唯一の違和感をもたなくてすむ相手であったのだから。

彼は時々、職員や成人病棟の患者達と野球に興じていた。しかし夕方から朝の明けるまでの長時間は、非行少年達でもいなければ耐えることのできない時間であったはずである。


私は昭和四十八年三月にこの県立富養園を事情があってやめたが、殆ど何も彼に対してなすことができず、時々顔をあわせると、むしろそんなみじめな状況から救い出すことのできぬ自分に恥じるばかりであった。私は、精神病院の改善は行政と精神病院従事者の双方から進められなければならないと考えて行動していた。ところがそれは既存の病院とか県当局からは社会秩序を乱すものととられて、「あいつはアカだから」という田舎では強烈なレッテルを貼られ職場を干されるはめになってしまった。

そこで昭和五十年九月にやむをえず開業して糊口をしのごうということになったのだが、この時の当面の目標が〈登校拒否や神経症の患者を中心とした病院を作ってみよう〉ということであった。それは閉鎖の病棟がないからという現実からの要請でもあったのだが、神経症圏の患者を中心に扱う病院が是非とも必要だという考えからでもあった。

もちろん、不十分な治療で廃人のようにされていく精神病患者の多い状況を早急に改善する道を開こう、という意気込みは胸に秘めながら、さし当たりという発想である。それにはカモシカ少年から味わわされたみじめさがかなり強く影響していたと言ってよいであろう。

教育研修センター、児童相談所あたりから個人的つながりのルートで患者の入院治療を依頼された。私は蛮勇をもって引き受けたのだが、その蛮勇を支えた最大のものは「どこにも登校拒否の治療場はないのだから」ということであった。

昭和五十～五十三年にかけて二十四人の思春期の患者を診療している。

この内訳は、

(A)　思春期自己確立葛藤症

(イ)　登校拒否および家庭内暴力……………十二名

(ロ)　非行……………………………………一名

(B)　性格障碍が固着した群……………一名

(C)　神経症領域にまで進展した群………三名

(D)　知能低格者の不適応…………………一名

(E)　精神分裂症その他の精神病……………六名

以上であるが、この間は試行錯誤の時代であった。思いもかけず治療が進展したり、捗々しくなく停滞しては一喜一憂していた。

そんな中にカモシカ少年がひょっこり遊びに来てくれた。前記のような治療状況の中でルピナス学園に在籍し、やがて小児病棟から地元の中学へ通学できるようになって卒業し、ある会社に勤めていた。定時制の高校にも通ってやがて大学も受けると前向きの姿勢を見せに来てくれたのであるが、少年の身体を支える筋肉の一つ一つが何処となく一まわり豊かさを失ったように思えてならなかった。

それは、確かに学校へ通えるようになったが、しかし自由と対話を拘束されたあの閉鎖病棟における長時間の空白は、大きな障碍を残さずにはすまなかったということを示すものであった。この事実は私にとっては思春期病棟を進めていく上での大きな指標となった。

さらに十九床という小さな病棟単位で見たからよくわかったのだと思うが、患者間で交わされる影響の治療作用としての重大さである。もちろん分裂病の患者同士でも意味のある影響を与えあう。例えば、症状の鎮静した時期の分裂病の患者は、症状期の患者を見て「俺も悪い時にはあんなにあったがな」という種類の言葉を言う。そして、相手が何をしていようがおかまいなしに喋りかけてくるわずらわしさを我慢しながら、彼をうまく指導するだけの理解をもつことができる。

しかし、神経症圏の患者同士の場合はもっと心の中まで入っていき、お互いの質的変容をもたらすことのできるほどの力にまで至る。

また、神経症圏の患者たちは積極的に発言するだけの行動性をもたないが、分裂病圏の患者のあるタイプはきわめて行動的であり、諸々の集団行動の中で牽引車の役を果たしてくれることがある。そういう意味で一～二割の範囲であれば、神経症圏だけの患者グループの時よりか分裂病圏の患者が混在する時の方が雰囲気は活性化され、症状の改善が早く進むことがある。

しかし、非行群はどうも別である。神経症群とも分裂病群ともなじまない。むしろ治療的雰囲気を破壊してしまう。

閉鎖病棟を可能な限り避けて患者の自主性を尊重するということ、患者間の行動を重視するということの二点を述べたが、この初期の段階で得た第三の教訓は、〈患者の家庭・学校をなるべく自分の足で訪れてみる〉ということであった。

まさに百聞は一見にしかずということであるが、それはそのことを通して患者の周辺をよく理解できるということにとどまらず、患者自身あるいは患者家族の中にもたらす効果である。

〈全てを知られたということ、治療者側も自分を裸にして踏み込んできてくれたということ、その事実から生まれてくる親密感と信頼感〉が無駄な防衛を吹き払ってくれる。

第四の教訓は、親あるいはその他の家族のカウンセリングは必要ではあるが、治療の中心にはならないということである。中学生前半までの登校拒否は直接的な事象で誘発され、家族の対応の仕方で改善される場合が多い。しかし思春期以後の登校拒否はもっと根深い。〈カウンセリングで変容可能な親の変化で子供が立ち直るには、あまりに深く長期にわたって子供の心は病んで敵対している〉のである。

例えばある父親は子供に、遊ぶ時間を殆ど与えないくらいに勉強を強いた。少年が近所の子供と遊んだ記憶は小学四年までである。〈ソフトボールを夕方遅くまでやっていてこごえる指をさすりながら帰っている〉のを彼は回想してくれた。知能指数も高い彼は某進学校で抜群の成績をおさめていたが、高一の二学期より突然不登校が始まった。

当院へ来院したのはそれより二か月後であるが、まず父親の硬直さにおどろいた。少年の鋭敏な感覚は父親の発する刺戟を殆ど逃がすことなく反応しているのがよんでとれた。

入院を説得すると本人は即、家族も「それが一番よいのであれば」と応じて、即日入院ということになった。私は学校のことはしばらく忘れようと指示して自由連想による接触を重ねた。卓球、バレーなどのスポーツもめきめきとうまくなっていく。本屋から「将棋の手ほどき」という本を買ってきて研究する。……そのうちに私も負けるようになってしまった。

外泊させると弟にも将棋を教えて相手させる。父親も時々相手をしてくれるほどに変化してくれた。しかし彼は〈外泊させると必ず落ち込んで帰ってくる〉ようになった。将棋の相手をしてくれるようになっても父親の中に彼は、〈「勉強をして東大に行って大政治家になる夢はどうしたのだ」という声をきかずにはおれなかった〉のであろう。

ある日彼は、病院に帰るといって家を出て行方不明になった。県北の祖父の家にいるということがわかったのは一両日経ってからだったが、私は翌日その家を訪問してみた。

十二月の風の少ない日だまりで、七十二歳の老人が竹籠を編んでいた。

「若草病院の者ですが」と問いかけると、老人は頤《あご》で返事して視線を合わせてくれなかった。直ぐ、おばあさんが出てきて、

「裏山におります」と言うので、その足で谷を下り、山を登り、杉山の音のする方向を辿って行ってみた。

彼は黙々と杉の枝落としをしていた。私が来るということは本人には伝わっていなかったらしく、本人はえらくびっくりした。私は、

「ちょっとオレにも貸してみろ」と先端に鋭い鎌のついた長い竹竿で枝を落としてみた。二〜三回で汗をかかんばかりになる重労働である。

「随分大変だなあ」と言うと、

「要領をおぼえればそうでもないけど、やっぱりきつい」と答える。

後日、母親からこの祖父と父親との関係をきいた。祖父は、学校の事務官をしていて父親が十四歳の時、公金を持ち出し若い女とかけおちしたのだという。

父親は世間の嘲笑の中で苦学しながら高校を卒業して現職についた。父親の思春期から青年期にかけての外傷体験は今でも尾をひいていて、祖父との間には越しがたい溝がある。少なくとも短期間のカウンセリングで埋め得る溝ではない。

そこで、〈十年一日のごとく変わらない親よりも、竹の子のように日々成長してゆく子供達の治療を中心に考えよう。逆に成長した子供が親を変えていく〉という発想に辿り着いたのである。

五番目の教訓は、四の延長と考えてもよいが、〈親と子の生活の場を切り離すことでお互いに反応しあっている悪循環の輪を断ち切る〉……〈そこで子が親を客観視できるように成長するのを待つ〉……という現在の思春期病棟を運営する基本概念となっている方法を確認できたということである。

思いつくままにあげてみたが先に述べた〈(イ)から(ハ)の期間に大体の骨組ができた〉と言ってよいと思う。

廃業したホテルを買い取って昭和五十五年二月、如月の月に現在地へ移った。三億五千万円で買収、改装費二億円、運転資金一億円。いろいろの人のお世話になったが随分と冒険でもあった。病棟構造の欄に記載しているが、百六十四床の内科、精神科の病院の一角に思春期病棟が棲息している。

これだけの規模と資金がなければ思春期病棟の経営は無理だったと言えるだろう。

昭和五十五年五月、Ｄｒ中江が着任して、思春期病棟がようやく現在の形を現わすことになった。経営の関係上心理療法士を増やせずに宮崎医大の学生や就職浪人生のアルバイトなどを応援に頼んだりしていたが、昭和五十六年四月より心理療法士を二人増やして三人になった。

昭和五十六年十月には心理相談所を開設した。これは、精神科という看板の病院にくるのが嫌だという対象を意識した面でもあるが、心理療法士の社会的自立ということを目ざしたものでもある。

心理療法士には現在のところ国家認定の資格制度はない。看護婦、臨床検査技師、理髪屋さん、アンマ、ハリ、キュウ、大抵の職業に資格があるのに、心理療法士（以下ＣＰと略す）にはない。そのため、大学の心理学科を卒業しても大学に残って研究者になる人以外は、企業に勤めて専門外の仕事につく人が殆どである。

少し心理専門職の色がついたものは児童相談所、少年鑑別所、家庭裁判所の調査官などごく限られた公務員、病院等の心理判定屋さん等である。治療者としてはきわめて少数の例を除いては、理解のある病院の中で病院の経営におんぶされて細々と成り立っているだけである。

ところが心理療法の必要性は甚大であり、ますますその必要性は増えていくであろう。心理療法院が人口十万の街に二〜三か所は成立するはずである。それがあれば自殺、心中、非行、犯罪等のかなりの数が救えるであろう。あるいはいいかげんな精神病院にかかって精神安定剤の中毒にされてしまうとか、性格障碍を固着させてしまうなどの犠牲者を防ぐことができるであろう。

しかし心理療法院が街中に自立できるためにはＣＰ自身がもっと力を蓄えるしかない。そのための準備の場所として「わかくさ心理相談所」を作ってみた。

昭和五十七年四月にＣＰが五名に増えた。大学の新卒者が三人であるが医師は往診に走り回る度に彼等を症状の現場に対面させている。そこでは知識として学んだことは直接には殆どの役に立たない。ただただ狼狽えるだけのようである。

しかし彼は患者に対して応答しなければならない。言葉で、目で、暴力という動作で、患者は問いかけてくるから。試行錯誤でＣＰは自分の技術を開拓していくしかないのである。

その時に大学で習った知識はいくらかの役割は果たすであろう。心理劇、森田療法などの特殊心理療法に取り組むＣＰも出てきた。しかしそれは少年達の心を開かせる単なる手段なのであり、治療の全体理念は精神分析の理論の中に包含されると認識しておくべきであろう。

症状の現場の中で考えること。そして少年達の問いかけに誠意を持って答えること。この二つを忘れなければ治療者は治療上のどんな冒険でも試みてよいであろう。

これからの差し迫った目標は二つある。

一つは思春期病棟を独立した看護単位にすることである。現在は女子病棟の一部になっていて総患者数四十二名のうちの十二名である。そこで痴呆老人、成人の精神分裂病、躁うつ病、神経症、多動傾向の精神薄弱などの病棟と繋がっている。これは時として治療的効果を果たす面もあるが混乱の原因でもある。

あと一つは非行群を治療する施設を作ることである。非行も、別項で述べるように明らかに心理療法を待っている（それは成人の犯罪でも同様である）。

しかし登校拒否、家庭内暴力等の群と違って、自己成長を待つという方法では処しきれない。シンナー、暴力、異性交遊……どれをとっても放置しておくわけにいかない。

私たちの思春期病棟でもやむをえず何人かの非行をあずかってきた。彼等はきわめて素直である。特に閉鎖の病棟に入れると初めの数日は悪態をついて叫びまわっているが、「やはり自分が悪かった」と言いはじめる。

涙ながらに心の内を吐露し、立ち直る決心を約束する。そこで老人等のお世話、ボイラーの手伝い、木工作業室などの院内作業を始め出すと、心理療法士は一旦ホッと一息つく。

ところがそれは一週間と続かない。三日ともたない子もいる。

無断離院、シンナー、泥棒、そして警察に保護。警官に頭を下げて再び収容する……という失望の繰り返しを味わわされる。

しかし彼等は決してＣＰに虚言を弄したわけではない。そのときは心底からそう思いたかったのだ。思っていたのではないにしても。彼等に欠けるのは意志力と忍耐力である。

その背景に劣等意識がある。忍耐を支える意志と彼らの心の内に耳を傾ける余裕をもって当たれば、彼等を必ず立ち直らせることができると考えている。そのために考想している治療訓練施設は以下のごとくである。

土地：十町歩以上

そこで農業、林業、土木作業、木工作業等の〈創造する作業訓練〉を行う。

少年四人に心理療法士一人。

若草病院思春期病棟の治療システムとの連携。

・・・・・・・・・・・・・・・・・・

ここまで読んで、鳥は一服したくなったのか、羽をばたつかせながら一回りして帰って来た。そして、「高岡の花見運動場が十七ヘクタールという広さになったのにはこの思いがあったからなんだねえ。まだ、いっぱいあるんだけど、行軍のことと思春期自己確立葛藤症のとこだけ読ませてもらおう」と始めた。

・・・・・・・・・・・・・・・・・・

行軍

毎週火曜日の昼に青島まで出かける。冬は山登り、夏は海水浴か川遊びであるが、これを行軍と呼んでいる。昭和五十六年の十月下旬が始まりである。

青島のこどものくにを流れている知福川の上流〈加江田自然休養林〉の山神山（標高二五五m）を治療場に使い始めたのは、私が家族連れで遊んでいて発見した偶然の思いつきからである。

急角度の斜面を登っていくと杉山の奥に日向灘が見えてくる。波状岩と青島。白浜の灯台。さらに七合目まで登ると北面眼下に宮崎市内が一望できて、奥にはうっすらと尾鈴の山脈がうかがえる。

この展望台までで、ずい分とこたえるのだが、これからさらに急傾斜（私は心臓破りの坂とよんでいる）が続いて、五十五段の踏み段をのぼると頂上につく。

ここからは堀切峠の切抜から内海まで見渡すことができる。

トンビが悠然と海と空と杉山を背景に舞う。モズがけたたましく叫びまわる。ウグイスがやさしくさえずる。移り変わる季節の中で、野の花々、木の実の色づき、落葉・新緑を楽しむ。

六月以後は暑いので青島で海水浴ということになる。私は合歓の花が見たいので、「今週までは山にしよう」とねばるのだが、子供達が、「もう海にしましょう」と責めたてるので負けてしまう。そのため今年はとうとう合歓の花は楽しめずにおわってしまった。

八月に入ると海にはクラゲが出没し始めるので、川に行こうということになる。奥に入るとけっこう深い渓谷があって、魚を追っかけたりとび込んだりすることができる。昨夏は三十年ぶりに発見したダクマ（車エビのような淡水エビ。河川が汚濁したりコンクリート堤に変わって殆ど見られなくなった）に私は大喜びした。

時間は十一時半より二時間である。二十六人乗りのマイクロバスで病院を十一時に出発する。青島着十一時半。登山に半時間、食事と休けいで半時間。下山に半時間。そして一時半に病院着という行程。小雨くらいは決行する。

参加者が例え四〜五人に減っても続ける。この行軍はグループワークと同じく集団心理療法としての意味あいを持っている。しかし運動のための時間、レクリエーションの時間と考えてもよい。

バスで山の下までつくと、まず輪を描いてラジオ体操を始める。そこで外来通院の新しい参加者紹介をしたりする。

初対面で声をかけるのに緊張する子も、一緒に山に登るという行動を共にすることによって緊張がとけて会話が始まる。

山頂について汗をふき弁当をひらくと、思いもかけず開放された心ができ上がって、病棟内ではできなかった子供達同士の自己分析の会話が始まったりする。

・・・・・・・・・・・・・・・・・・・・

「次が、思春期自己確立葛藤症。この病名はあなたが作ったんだけど、広がらなかったなあ。これから広がり始めるかな?」

と整然とした口調で読んでいった。

・・・・・・・・・・・・・・・・・・・・

思春期自己確立葛藤症

〈症状形成および治療への理念、家庭と学校〉

イ　症状は抗議の意思表示

思春期は性ホルモンの発動という生理現象によって明確に子供と大人を境する。陰毛、腋毛、月経、射精、すべて自分が今まで体験したことのないものである。女性の体は丸みを帯び人の視線を気にし始める。男性の体はいかつくなり闘争的になる。今まで見上げるだけであった大人が、肩をならべはじめ、やがて見下ろすことができるようになる。

大人への批判が始まる。親が与えてくれた居住屋の中からの脱皮が始まるのである。今までは批判することなく従うだけであった。あるいは親の言うことに間違いがあるはずがないと思っていた。ところがこれからは自分の頭で考え、納得がいかなければ反抗し対立することになる。

しかし自信に満ちあふれて主張するかと思えば、急激な絶望と落胆、無力感に陥るなど、まだまだ大人への依存の中にある。いわば思春期は〈行きつもどりつの子供から大人への脱皮の過程〉であるということができるであろう。

多かれ少なかれ、すべての人間にとって思春期の病的過程は避けることのできないものであるが、しかし健康であれば〈必ず自ら解決することもできるはずのもの〉である。

その過程を通して彼の人格が形作られていく。

ところが私が自己確立葛藤症と呼ぶ群は、葛藤の悪循環のウズの中に巻き込まれて自ら解決するだけの余裕を失った状況におかれているのである。

彼等は人々（親、先生、友達、一般社会）から顰蹙をかうような行動（不登校、暴力、非行）をなさなければならない自分自身をはがゆく思っている。しかしそれらの行動は、彼らの精神構造がバランスを崩さないためには避けられない道程なのである。

そこまで彼等をたどりつかせたものは、生まれてこの方の彼らの周辺の人々である。なかでも家族がその大半の決定要因と考えてよい。ほぼ三〜四歳頃までに、〈思春期に発芽する症状の殆どの種子はでき上がっている〉といってよいであろう。

学校教育ができるのはその発芽を防ぐこと、あるいは出たものを早めに刈りとることくらいなのかもしれない。しかし報償懲罰的な発想の教育ではそれはむしろ悪い方向へ追いやられるだけである。症状をぶつけることで彼等は、彼等をここまで追いやった周辺の人々（特に両親）に対して抗議をしている。

こんな人達が自分の親だと思いたくないので、「アンタ」「オバサン」「親の一方の方」などと表現したりする。彼等は自分の青春はつまらない親のために潰されてしまった……俺の一生をどうしてくれるのだ……と抗議する。

しかしそれは、親はどうにかしてくれるのではないかという依存心の反映でもあるのである。殻から抜け出ようともがいている。しかしその中の安楽さから出て行くのもこわい。親は良かれとしたことで子供から攻撃されるのが理解できないでいる。……だから彼等はますますぶつかっていく。

ロ　親の存在

思春期自己確立葛藤症の種子は三〜四歳までにできあがるのではないか、と記述した。種子を植えつけるのは親であるが、葛藤の悪循環のウズと表現したものも親と子の間に投げ返される力をエネルギーとしている。親が子供に与える影響についてここでもっと詳細に記述しておこう。

人間にとって親の存在は絶大に大きいものである。動物の子供は生まれた時から自分の力で哺乳し歩くことができる。ところが「ヒト」の子は、母親の手に抱かれて乳首まで口をもっていってもらわないと自らの命を保つことができない。歩くに至ってはほぼ一年かかるのである。

この時期の母親の心理状態の信号は乳児の心の受容器に続々とぶち込まれていく。〈泣けば遅からず乳房をふくませてくれる母親〉、〈そうしてはくれるが心のこもっていない母親〉、〈泣いても泣いても放っとかれることの度重なる母親〉。その中から信頼・不信、安心・不安、満足・不満、柔和・粗雑などの心理ができていく。

やがて乳児の目はものを識別し始め、口もとには痙笑が始まる。口腔内を真空にして母親の乳首から乳汁を吸いとるという行動は反射運動である（これぞ「ヒト」が親から教わらずしてもっている動物としての本能）。指を口に入れても、ハシを口に入れても、同じ行動が見られる。反射運動が乳汁を吸うためにそうするのだという意思運動に変わるのは、知能がもっと発達してからである。

痙笑が本物の笑いに変化していくことの事象とは並行して発達するのであろうが、そもそも「ヒト」という動物が人間に変化していくのはまさにこのことなのだと思う。「ヒト」の筋肉群のうち一番活発に動き始める筋群が哺乳のための筋群であるわけであるが、活発に働いた筋肉は満腹してすやすやとねむった乳児の口の周りでピクピクと軽い痙れんを起こす(運動の選手がよくおこすコムラガエリは筋肉の痙れんなのであるが、疲れた筋肉は痙れんをおこすという性質をもっているのである)。その痙れんはいかにも笑っているように見えるので痙笑と表現される。

この痙笑を見て母親はほほえみを返す。いかにも笑いを返すように見えると、「ホラ、本当に笑った」と父親もさらに笑みをたたみかける。目で対象を認知する、耳で声を認知する……という機能ができ上がらないと、自分に笑いかける親の行為を認知できないはずであるが、それら一連の機能は、親と子のくりかえす混沌としたやりとりの積み重ねのうちにでき上がってくるのであろう。

ここで一番大きなエネルギーを吸収する窓口は痙笑なのだろうと思う。この通路から「ニンゲン」の心が吹き込まれていく。子供が生まれたことをいかによろこんでいるか……いかに夫婦が愛しあっているか……いかに親の心が歪んでいないか。全てが伝わっていく。

そして彼等が親と子だけの関係の世界から兄弟、従兄弟、近所の友達、学校の先生と拡がっていく人間関係の中で、どう相手を受け入れていくか、という心の原型ができあがるのである。

ハ　器の成長

兄弟関係の問題も大きい。複数の兄弟が共に葛藤症に陥ることもあるが、むしろ逆のケースが多い。内向的で引っ込み思案のお兄ちゃんの妹が、全く逆に活動的で快活であることが多い。それはお兄ちゃんが反面教師になるということが大きいのであろうが、両親から痙笑の窓口を通して刺戟を受け入れる心の感光紙の素質に、いくらかの個体差があると想定することも自然であろう。

体型・顔貌・知能等の染色体に基づく伝達は、父母双方からの二種類ずつの遺伝子の組合せによって決定されることがわかっている。心が肉体から投影される影であることをおもえば、まさに心の感光紙の個体差は、顔貌の個体差そのものだと言ってよいのであろう。子供が一〜二歳を超すと、かなり大きな兄弟間の力動が働いてくる。それは自分を攻撃し自分から親を奪うものである。

親と子の間に第三者が入ってくるわけで、社会の原型ができるのであるが、となりの友達とちがうところは、自分の親の所有をめぐって争わねばならないということである。となりの友達とはケンカをすれば遊びに行かなければよい。ところが兄弟ではどちらかが勝つか負けるか最後まで決着をつけなければならない。そして諦念するということを学習していく。あるいは他の事象では勝つんだぞという形で代償するものを求めていく。そこで根性の強さ・弱さ、素直さ・意地っ張り、楽天性・悲観性、などが明確化されていく。

叔父・叔母、近所の友達も子供が成長していく過程でいろんな影響を与えてくれるであろう。しかし兄弟関係の影響と同じように、それらは両親から開発された認知能力を通して吸収されていく体験でしかないといえる。学校教育もしかりである。

焼物に例えて言うと、三〜四歳までに粘土はこねられ大体の器の質と形はでき上がる。その器の中にいろいろの体験という液体が注がれ、吐き出されながら器は成長していく。しかし器は思春期まではやや硬く両親がこねて作ったままの形を保っていて、体験は器の表面に色として触質として跡を刻むだけである。ところが性ホルモンの発動により器は軟化を始める。両親が与えた形の窮屈さを打破しようともがき苦しみ始める。

私はこの時期の体験は色調や触質の変革だけではなくて、形や質の変化までなし得るのではないかと想定する。もちろんそれは微々たるものであるにしても。

一方現実適応できない素質や突き出た部分はチョン切られていく。その痛みが思春期自己確立葛藤症なのである。

やがて器は硬化して改善への可能性を失い大人になっていく。いわば葛藤症の叫びは再調整のための最後のチャンスの叫びなのだと思う。

二　学校の持つ意味

この時期に学校の果たす役割は実に重大である。子供達にとって学校こそが社会である。子供達は学校に行くことが義務であるから登校するわけではない。そこに行ったら友達がいるから、友達と同じように読み書き、計算ができるようになりたいから行くだけのことなのである。

人が集まれば競争はつきものである。学力、体力、容貌、人気、全てが比較競争させられる。自分の家庭の中では思いもしなかったことを知り体験していく。

友情が生まれる。敵愾心が生まれる。体格の成長と平行して体験が積み重ねられ精神の発育が進むのであるが、その殆どは幼稚園、小学校、中学校という学校集団の中で得られていくと言って良いであろう。そこで学習し獲得した彼の収穫が思春期における彼の脱皮のエネルギーとなる。

先に「三～四歳頃までに思春期に発芽する症状の殆どの種子はでき上がる。学校教育ができるのはその発芽を防ぐこと、あるいは発芽した芽を早めに刈りとることくらいなのかもしれない」と書いた。それが可能でなければ人類に文化の積み重ねはないということであろう。渋柿が甘柿に改良されるように。

学校とは何かという問は国家とは何かという問と重畳する。学校は何か役に立つものを教える場所である。技芸学校、自動車学校、進学予備校などその原形といってもよいであろう。小学から中学、高校、大学とつづく教育課程は、明治政府の富国強兵という政策の一環として構築されてきた。根本的目的は国家の役に立つ人間を作ろうということであったわけである。

国家が健全であれば全てそのままでうまくいく。ところが国家が一塊の軍国主義あるいは共産主義のごとき独善思想政党に支配されてしまうと、国家は国民と対立し始める。国民への弾圧、圧制が始まる。国家に対して反対を唱える国民の声は抹殺されてしまうのである。

そういう状況下で、国家の役に立つ人間を作るための義務教育過程はおぞましき姿を呈することになる…

…ということは想像していただけるであろう。

国家は、人間が生存のために共同の作業を始めた時に誕生し始めたと言ってよい。治水工事、道路・橋などの新設・維持、田畑の滝漑、疫病・火災・犯罪等の防止、外敵の防衛等々の必要性から国家は自然に生まれて来た。

原国家はおおらかなものであったろうが、規模が大きくなるにつれて国家権力者が国民から遊離していく。そして国民を支配し始めて封建国家、君主国家ができていく。国民から出てくるごく自然な要求も制圧されていく。

その手段として国民を見張る警察・軍隊が育成されていく。政治の変革の歴史を見ると、軍隊は外国との戦争よりかむしろ国民の方に銃口を向けていたのだと言ってよい。国民はしかし国家権力と闘ってきた。圧制が強まることで国民のエネルギーはますます蓄積されていき、敗北をくりかえしながらも国民は国家の構造を変えてきた。

そして議会制民主主義が確立されてきたわけである。まだ世界の各地で戦争がおこり、飢饉があり、クーデターがおこっている。いずれの日にか世界連邦の誕生が可能かもしれないが、まだまだ国家体制の維持は必要である。

時々衆愚政治に堕する危険があるにしても、議会制民主主義が最善の体制なのであろう。

しかし私は、教育と医療の二つは、可能な限り国家から独立したものであるべきだと考える。議会における多数決でもって再軍備教育をするかどうかを決定するとか、老人医療の切りつめを決定するとか、絶対あってはならないことと思う。それはヒットラーのユダヤ人対策の決定と軌を一にすると言っても言い過ぎではないであろう……国家の維持のために良心を犠牲にするという意味において。

医療は厚生省の官僚統制が着々と進行中であるが、まさに国家が国民の命綱を握ることになるわけである。医師会が利害を離れて厚生省と対決しないといけないのであるが、アメとムチの政策に翻弄されて、赤ん坊のようにひねられている始末である。

それはさておき、教育の国家からの支配はどうであろう。私は、教育への文部省統制をはねのけるには、教育委員の公選制に立ち返るしかないと思う。それで全て解決ではないが、そこへ立ち返らないと始まりもないと思う。

昭和三十一年の公選廃止を契機に、教育行政は文部省直轄への道を歩き始めたのである。日教組が教育二法改悪阻止と叫んでいた頃、私はまだ中学生であったが、戦後の農地改革をはじめとする民主化運動の息吹の中で、その闘争は実現可能な勢いを感じさせていたと思う。

ところが、日教組もその後負け続けに負けて、今や国民の支持を得るには遠いところへ行ってしまった感がある。ここで日教組論を始める気はないが、現在の結果は日教組の運動が政治的偏向の中にあまりに深入りしてしまったことに基因すると言ってよいであろう。

都市部の学校の日教組組織率は三〇％を割っているという。残り七〇％の人達が新しい教育運動を始めてくれるのであればそれでもよい。ところが警察官や兵隊さんのように、上司からの命令を待っているだけの先生達が増えているようである。

教育委員の公選制を廃止して任命制にするという成果をかちとって以来勤務評定、主任制度等々、文部省の目論見は着々と実現されてきたのだと言ってよいのだろう。

文部省は国家に役立つ人間を作る場として学校を規定している。ところが、住民の側からしてみれば、学校は、
①近所の遊び友達も行くから行く場所であり、
②文字をおぼえたり、買い物の計算ができるようになりたいから行く場所であり、
③歌ったり走ったり楽しいところだから行く場所であり、
④就職に有利だから行く場所なのである。

いわば〈伸び伸びとした社会人に成長するまで、そこに学校があるから行くところ〉と定義してよいであろう。そうであれば学校の運営に関してはその地域住民が決定すべきだと思うのである。

国民は決して国家が健在であることの有難さを忘れてはならない。法律に従い納税を始めとする国家の諸々の要求には応じなければならない。しかし国家はいかなる国民にも一つの考え方を押しつけてはならないはずである。

川の見える丘の上の一軒の農家の一家族を考えてみればよい。あるいは都会のスラムの中の生活保護を受けて生活している一家族でもよい。

税金を納めたり、福祉事務所の窓口にお金をもらいに行ったりする以外に、国家のことを考えることは殆どない。

生まれ、生活の知恵が発達し、友達ができる。恋愛し、子供ができ、働いていくうちに、やがて子供は自分と同じように恋愛し子供を作っていく。そして自分が父母を葬ったように自分も又子供達に見とられて土に返っていく……それは野に咲く花のごとしといってよいであろう。

国家は可能な限り〈国民一人一人の生活の自由を侵さない〉ということを原則とすべきであろう。そのためには教育、医療といった生きることの根幹にあたるものは地域住民の裁量にまかせるべきである。

東京都中野区の教育委員が準公選になったのは昭和五十六年だったろうか。この運動が全国に拡がることを期待したのであるが、殆どその動きを耳にしない。私は日教組が今一度生き返るためには「教育委員の公選制再現」という課題を第一にかかげて、運動を教育の問題にしぼることであると思う。そして政党レベルを超えた運動にしなければならない。

37　宮淑子さんとのお別れ

「もう少し読みたいけど、あなたのホームページに載っかっているからそっちで読んでもらうかな？　しかし、本からワード転載したのは誰なの？　誤植がちょっと多過ぎる。訂正して欲しいなあ。パソコングループの患者さん達に頼んどいて！

だけど三十代のあなたの心意気が十分読み取れる本。宮さんがこの本を読んで遠い宮崎まで来たくなったのがよーく判るわ。

それからほぼ三十年付き合ったのね。

宮さんの旧姓は塩沢。結婚して、子供もできない儘に離婚するんだけど、名前は塩沢に返らないで〈前夫の宮の名前〉のままで通すのね。

前夫は宮淑子さんの反対を押し切って、〈アメリカ大陸をオートバイで横断したい〉という自分の夢を実現するの。そして淑子さんの待っている筈の家に帰って来るんだけど、そのまま離婚となったんだ。

『私を無視して自分の考えを押し通す人はダメ』と宮さんは自説を曲げなかったんだな。なのに宮の姓は残したんだ。心から好きだったんだよ。

その後、何人かの男性と仲良くするのね。隠すことなくあなたは、それぞれの男性のことを聞かされてるよね。

『子供を作らないと、人間として生きたことにならない』なんてあなたが言って、彼女を怒らせたこともある。『その言葉は女性への許し難き偏見です。絶対に許せません』などと返されたりして。ちょっとした大喧嘩。

だけど、直ぐに仲直り。ことある毎に会ってきた。しかも、お互いの奥にまでは踏み込まないための柵をしっかり守って。だから三十年も続いたのよね。

亡くなったのは四月四日だけど、二月には新宿の何時もの店「クイ」でシャンソンの夕べをしたんだよね。誕生月ということで、常連の岐阜の友達も駆けつけてくれたんだ。

そう、癌ということを大方には隠してたんだ。隠すために毎月開いていたシャンソンパーティを休むわけにいかなかったんだな？　彼女らしい！

既に彼女の体力はかなり落ち込んでた。あなたには〈立って歌うのをきつく感じ始めている〉のが読めたんだ。

そこで、『座って歌ってもいいと思うよ。座ってごらん』と進言した。そしたら彼女は素直に受け入れたんだよね。

三月末には東京女子医大病院に入院することになる。あなたは往診の時間を割いて、妹さんと二人だけの病室を訪れたんだ。

そして、シューベルトを歌ったんだよね。

ベッドに横たわったままの宮さん。仰向けの姿勢から、うつ伏せに反り返りながら、あなたを両眼で睨みつけて、『歌って!!』と命令されたのね。

あなたは上着を脱いで、『至福』を歌うんだ。ドイツ語で歌ったんだけど。

〽天国に行きたい。
だけど君が好きだと言ってくれたら、
天国なんかに行きたくない。
この地上に、ずーっと一緒に此処に居たい。

という歌。

歌いながら「とんでもない歌を選んでしまった」と悔やみながら、最後まで力を込めて歌ったの。

そしたら彼女は笑顔で、『もう一曲』と要求したのね。そこで今度は、石川啄木の『初恋』を歌ったんだ。

高々と歌い上げるところだけはピアノに手伝ってもらっている気分になって、力いっぱい心を込めて。そして最初の二行を繰り返して重く締めくくると、
宮さんは涙をためて、

「ありがとう」という小さな言葉を出したの。あなたは気付いたのかな？

その翌日、こちら側に見えたの」

そう言って、鳥は両方の羽を揃えて、じっと私に目を据えていた。

「残りの時間を無駄にせずに頑張りなさい。世界の殺戮兵器の全廃を目指す運動の下準備くらいはできるはず」と言っていたのかな？

その言葉は「納豆くらい混ぜなさい。お箸にねばねばが纏わり付くまで」という命令と同じくらい逃げられない言葉に感じられた。

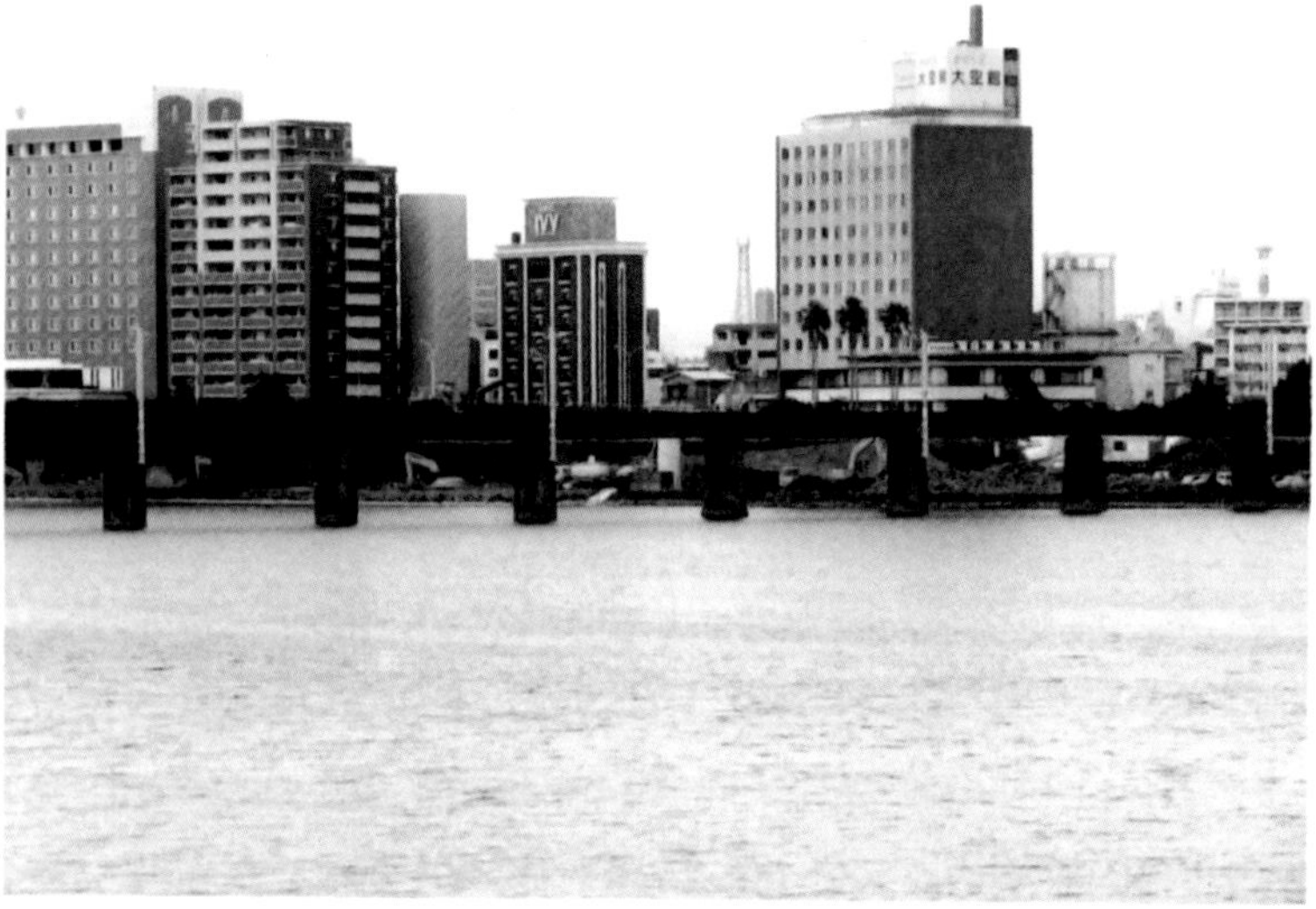
ivy

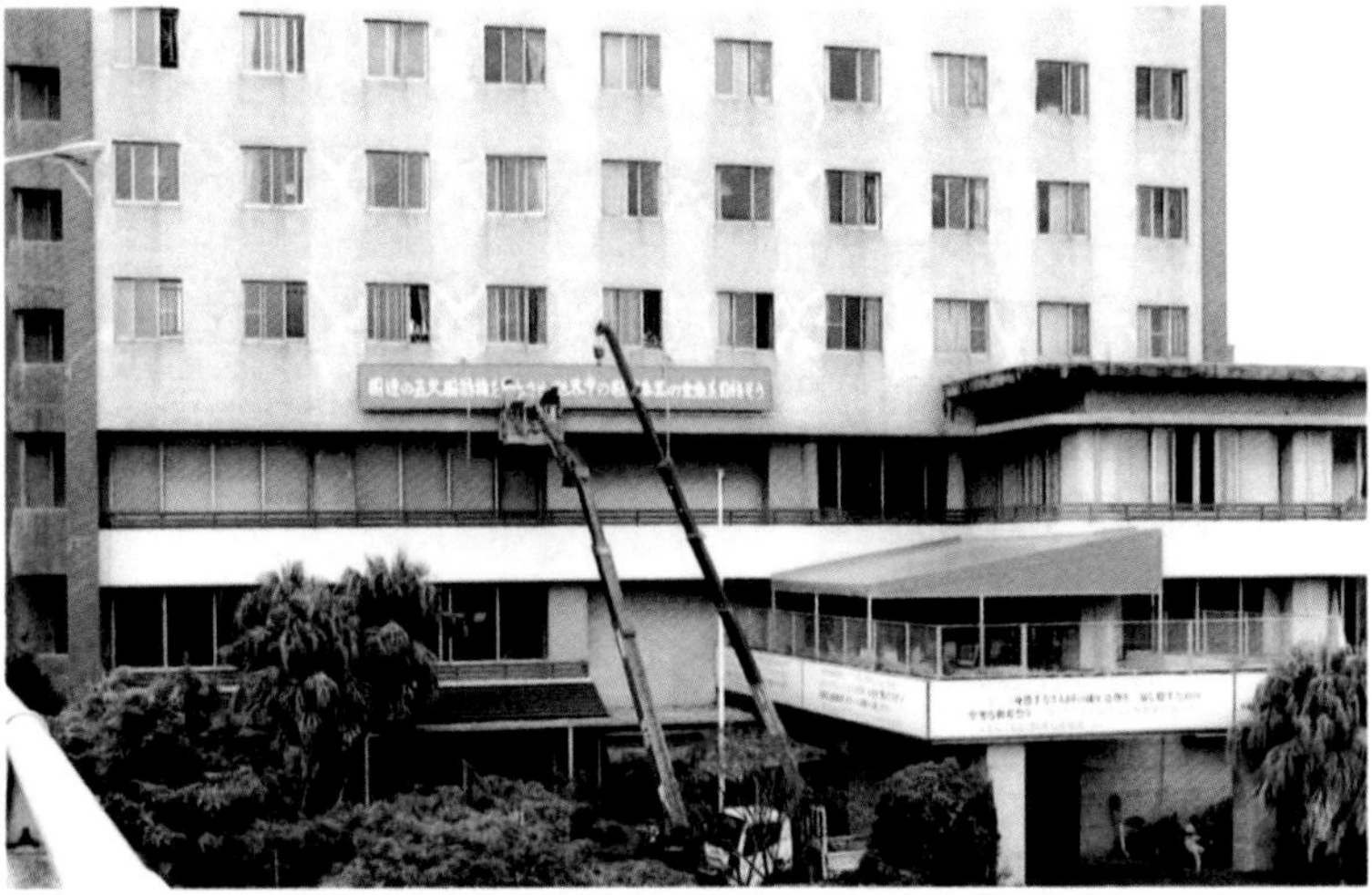

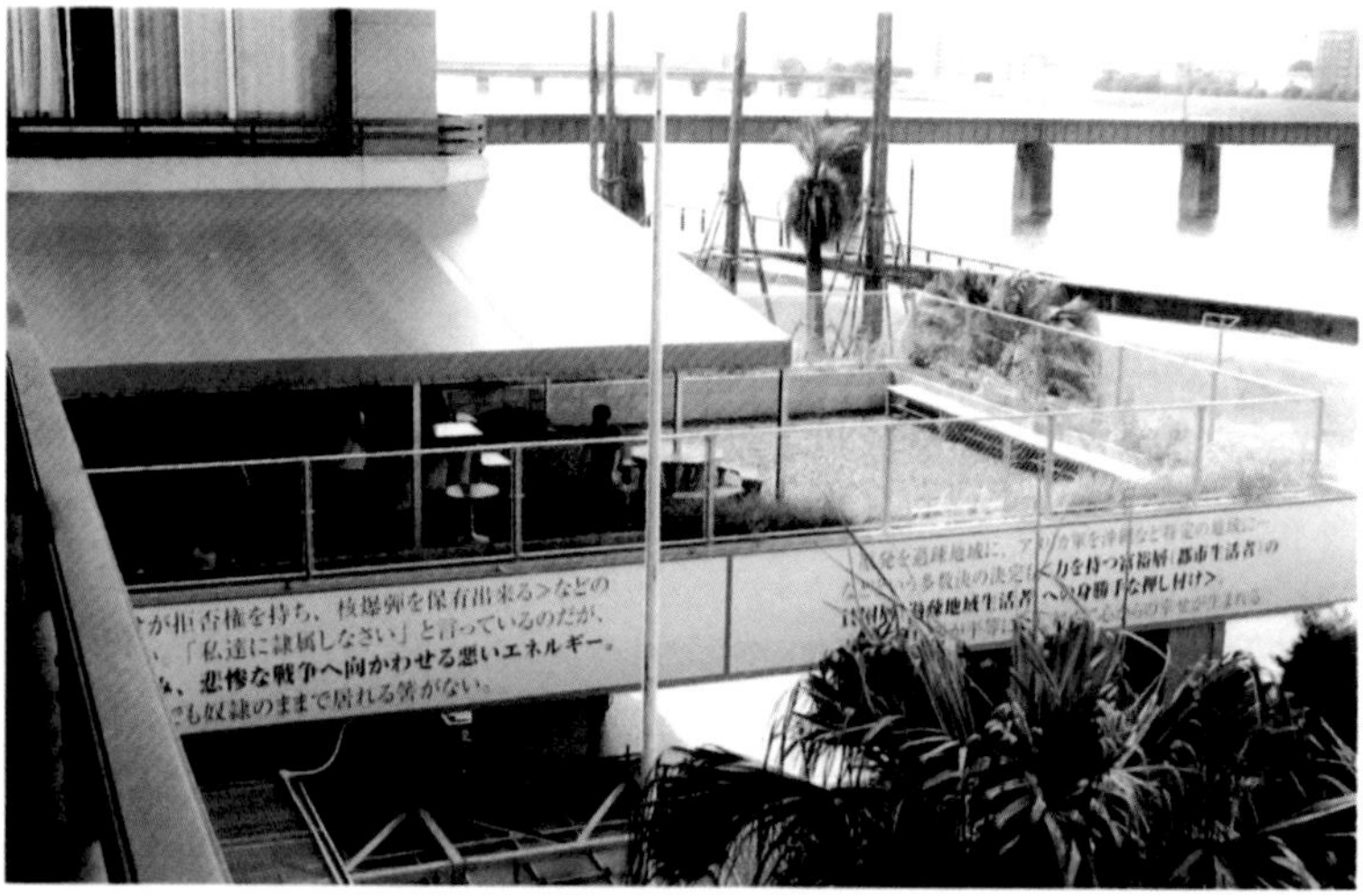
が拒否権を持ち、核爆弾を保有出来る＞などの
「私達に隷属しなさい」と言っているのだが、
悲惨な戦争へ向かわせる悪いエネルギー。
も奴隷のままで居れる筈がない。
＜力を持つ富裕層（都市生活者）の
身勝手な押し付け＞。

国連の五大国特権を廃止させ世界中の殺戮兵器の全廃を目指そう

〈五大国だけが拒否権を持ち、核爆弾を保有できる〉などという体制は許せない。「その他の国は隷属しなさい」と言っているのだが、それはテロを生み、悲惨な戦争へ向かわせる悪いエネルギー。

人間が何時までも奴隷のままでおれる筈はない。

原発を過疎地域に、アメリカ軍を沖縄など特定の地域に……などという発想も〈力を持つ富裕層（都市生活者）の貧困層（過疎地域生活者）への身勝手な押し付け〉。

全ての人間が平等になり、初めて心からの幸せが生まれる。

そうなって初めて、オリンピックを心の底から楽しめる。今のままでは、無様で身勝手な五大国の威圧関係を「騙し隠すための卑劣な似非祭り」。

多くのマスコミはこの〈**詐欺犯罪行為へのとんでもなく軽薄な共犯者**〉。

健全な子供ほど「力で抑え込もうとする親や大人」に徹底的に反抗する。大人の側が変わらなければ、家族・社会は崩壊へ向かう一方。

この子供達は「五大国特権は国連の容認され難き汚点」と叫び続けるだろう。

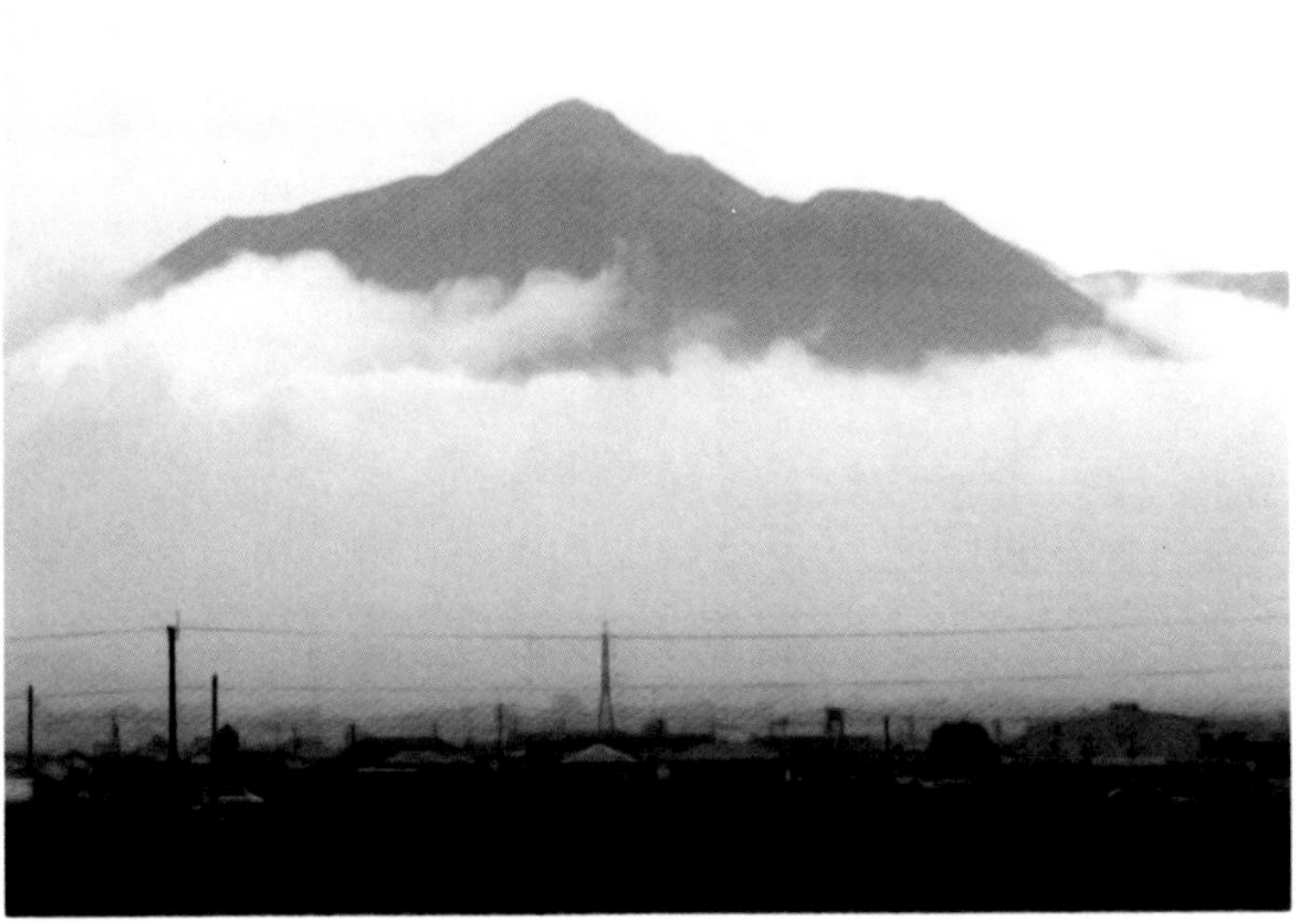

【私の今までの出版・その他】

『診察室から・より良い医療より良い宮崎』　36歳　1979年：宮崎／鉱脈社
『思春期病棟』　41歳　1984年：宮崎／鉱脈社
『若草病院デイケア日誌』　45歳　1988年：東京／日本評論社
『葛藤する思春期』　46歳　1989年：東京／日本評論社
『家族がひらく』　48歳　1991年：東京／日本評論社
『ＨＰでの活動内容の公開・メール交換の始まり』　56歳　1999年4月（若草、水野昭夫で）
『現代のエスプリ・訪問カウンセリング特集号』　61歳　2004年：東京／至文堂
『ＮＨＫラジオ深夜便』　63歳　2006年：3月と4月
『脳電気ショックの恐怖　再び』　64歳　2007年：東京／現代書館
『自立支援アパートと往診家族療法』　71歳　2014年：東京／ルネサンスアイ

著者略歴

水野　昭夫（みずの　あきお）
１９４３年　宮崎県都城市に生まれる
１９６１年　宮崎県立泉が丘高校卒業
１９６７年　国立鹿児島大学医学部卒業
１９７３年　精神保健指定医の資格取得
１９７５年　精神科診療所を開業
１９８０年　１６４床の精神科病院を開業
１９９４年　医療法人如月会を設立して、その理事長となる。
現在　医療法人如月会を辞めて大空クリニックを経営

一羽の鳥
2013年春～2016年夏

2023年3月31日発行

著　者　水野昭夫
発行者　向田翔一

発行所　株式会社22世紀アート
〒103-0007
東京都中央区日本橋浜町3-23-1-5F
電話　03-5941-9774
Email: info@22art.net　ホームページ：www.22art.net

発売元　株式会社日興企画
〒104-0032
東京都中央区八丁堀4-11-10 第2SSビル 6F
電話　03-6262-8127
Email: support@nikko-kikaku.com
ホームページ：https://nikko-kikaku.com/

印刷
製本　株式会社PUBFUN

ISBN：978-4-88877-163-4

乱丁・落丁本はお取り替えいたします。